自我保健纵横谈

是明启 著

是明启医学科普文选

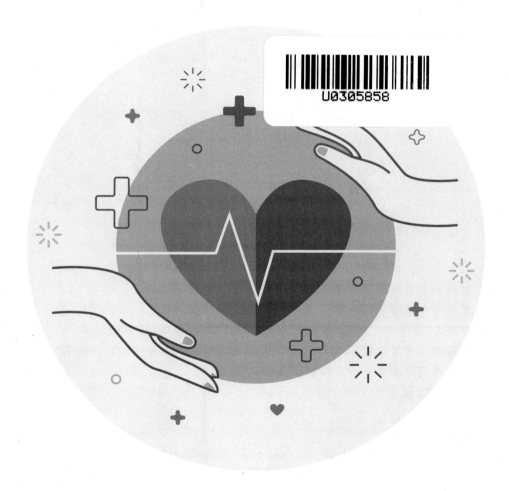

郑州大学出版社

图书在版编目(CIP)数据

自我保健纵横谈：是明启医学科普文选 / 是明启著. —郑州：
郑州大学出版社，2019.9
ISBN 978-7-5645-6683-8

Ⅰ. ①自… Ⅱ. ①是… Ⅲ. ①保健—基本知识 Ⅳ. ①R161

中国版本图书馆 CIP 数据核字(2019)第 173964 号

郑州大学出版社出版发行

郑州市大学路 40 号

出版人：张功员

全国新华书店经销

河南承创印务有限公司印制

开本：710 mm×1 010 mm　　　1/16

印张：23.5

字数：386 千字

版次：2019 年 9 月第 1 版

邮政编码：450052

发行部电话：0371－66966070

印次：2019 年 9 月第 1 次印刷

书　号：ISBN 978-7-5645-6683-8　　　定价：68.00 元

序

科普医学,防病治病,健康人生

是明启:"作为医学专业人士,有义务把医学科普知识传递给患者。文章发表出来,很多患者通过我的文字认识我,更信任我,乐意与我沟通交友。科普宣传不仅是科学知识普及,也是医患交流的平台。"

是明启医师上高中时,就对写作产生了浓厚的兴趣。1985 年大学毕业后,他在业余时间不断创作,醉心墨香,坚持写作 30 多年。灵感来了,爱写几首诗歌,和文友交流。但是,更多的业余时间,他把精力投入到医学科普文章创作上,陆续在《健康报》《大众健康》《老人春秋》《中老年保健》《祝您健康》等上百家报纸、杂志上发表医学科普文章 3000 余篇,2016 年,还获得了"河南省科学技术普及成果奖"。

"写作提升自己,也温暖他人。"

这是作者是明启医师与我交谈的话语。

"是明启主任不仅是好医生,也是医学界的科普作家,是一位诗人,他能把晦涩、难懂的医学专业知识写得通俗易懂,诙谐幽默;文学方面,把诗歌写得清新灵气,字词入心,获得不少赞誉。"

"是主任是我们医院多才多艺的代名词,是我们的好老师。"

上述所言,是认识是明启医师者对他本人真诚的评价。

我和是明启医师在专业上是同道者,在交友中是知心人。数十年来,我经常到他工作的医院会诊,也和他多次在学术会议上交流,我了解到他在临床一线诊治病人精心,管理服务有方,不仅在神经内科专业上医术精湛,在临床重症救护、介入治疗、康复治疗等方面为医院、为专科建设也添加了浓墨重彩的一笔。

是明启医师是焦作煤业集团中央医院神经内科主任，郑州大学硕士研究生导师，他把医术、艺术、科普完美地结合起来，用医学之手诊治病人，用文学之笔感化读者。他常说"当医生，就要做一名好医生"。他思有所行，30多年来不仅救治病人无数，还在百忙之中挤时间笔耕不辍。这次，他从自己已发表的3000多篇医学科普文章中精选出来300余篇，内容涉及面广，从常见病、多发病到少见、疑难的医学相关内容，筛选后精编成著，呈献给广大读者。文字通俗易懂、深入浅出，内容丰富、科学性强。

《自我保健纵横谈》一书，既有知识性、学术性，又具实用性、可读性。该书付梓，必将启迪广大的读者，令读者学有所用。我也在此向是医师致贺、恭喜，是为序。

郑州大学第二附属医院神经康复科　主任　教授

河南省康复医学会脑血管病康复分会　主任委员　刘合玉

2019年6月于郑州

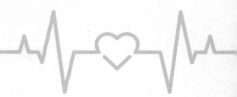

前　言

现代社会中,随着生活节奏的加快,各种各样的疾病也接踵而来,人们对身体保健的需求变得越来越强烈,不仅渴求有健康的日常生活,更迫切想有一个健康的身体。

作为一名医生,不仅要给病人治病,还要向病人解释病情,回答病人提出的各种问题。作为病人和家属,他们也希望获得更多的医学知识,避免进入误区。比如,有些病人,不论头晕、头昏,颈部疼痛、僵硬,还是肩手麻木,都坚持认为自己得了颈椎病,要求按颈椎病检查和治疗,如果医生不按颈椎病治疗,病人会不信任医生。这个时候我也会问病人,颈椎在哪里? 怎么肯定就是颈椎病? 并向他讲解交流颈椎是什么。尽管这样,面对面与病人之间的交流,也只能使少部分人获益。

我想,如何开展科普宣教,才能够使更多的人获益? 1985 年大学毕业,当医生不久,我就认识到这一点。30 多年来,我把大量的业余时间,用于写作医学科普文章。文章发表后,不断有读者在百里之外、千里之外,打电话向我咨询,甚至带着刊有我文章的报纸、杂志找我进一步探讨。病人的疑问更加促使我继续写作科普文章。我在这种过程中也有了深刻体会:医学科普文章有大量读者。

最近 20 多年来,医学有了突飞猛进的发展,检测设备和治疗手段不断革新。病人和家属对疾病有了更深入的认识。因此,科普文章的写作也必须与时俱进,及时介绍医学进展,满足病人及家属的需要。

30 多年来,我写的科普文章,种类繁多,涉及各个专业,散发在 100 多种报刊上,一部分文章也可以在网上查到。2015 年,我有了把发表的文章重新读一遍，选出部分文章著成一本书的想法。2016 年年底，我的文章获得"河南省科学技术普及成果奖"，我出书的想法就更为迫切。

本书名为《自我保健纵横谈》，包括内科、外科、肿瘤、五官、妇儿、美容健身、药膳食疗、心理八个方面，涉及常见病、多发病，既有疾病诊治、预防，又有心理、生理问题释疑，内容深入浅出。全书突出"自我保健"这个主题，通过阅读，能使读者在自己的努力下，进行自我强身，增强体质，减少疾病；一旦患病，能够尽早发现，及时治疗，早日康复，将疾病带来的损害降至最低限度；讲究实用，力求做到易读、易懂、易操作。总之，书籍出版后，期望对读者有所裨益，更希望本书成为读者身边的一本简易医学工具书，有时间读一读，有疑问查一查。

虽然我多年来认真而细致地进行医学科普，但有些知识对于我来说也只是了解个皮毛，尤其是专业之外的知识。由于才疏学浅，有如井蛙醯鸡，书中难免存在缺漏或错误之处，祈盼广大读者不吝赐教。

是明启

2019 年 6 月 24 日

目　录

内科疾病防治篇

外科疾病防治篇

妇儿疾病防治篇

五官疾病防治篇

肿瘤疾病防治篇

美容健身防治篇

食疗药膳祛病篇

心理自我调整篇

内科疾病防治篇

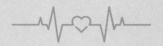

无症状高血压更危险

在高血压门诊看病的患者多是常年坚持治疗的老病号，或是症状非常明显，已有并发症的患者。早期高血压患者较少到医院求诊，这主要与患者对高血压的危害认识不足、保健意识不强、不愿服药有关。高血压因人而异，早期可能无症状或症状不明显。不少人在身体检查时发现血压增高，却因无症状而漠视它，走进了不服药的误区，致使血压一直处于高水平。而持续高血压会损害心、脑、肾等重要脏器，最终出现冠心病、中风、肾衰等严重并发症。

一般来说，大约有 50% 的早期高血压病人完全没有任何症状，但没有症状的高血压多表现为血压升高缓慢而持久，患者对血压升高已不敏感。无症状型高血压多见于 60 岁以上的老年人，这部分人群由于身体机能减退，对疾病的反应不敏感，因此没有明显症状，而血压首次测量时就已经很高了。无症状型高血压因病情隐匿，相对于有症状高血压而言危害更大，一出问题就是大病。特别是在秋冬季节气候冷暖交替时血管收缩，有动脉硬化史、凝血机制障碍以及有出血倾向（如年轻时月经量过多、曾患过胃出血以及常有鼻出血、牙龈出血）的无症状高血压患者更容易出现俗称"爆血管"之类的中风等危重疾病。

其实，无症状型高血压并不是完全没有症状，只要在生活中多加注意，还是可以发现一些细微的征象。以下三类人群一定要多留意血压的变化：一是家族中有高血压病史的中老年人；二是近期偶尔出现头晕头痛，症状轻微但无其他病史者；三是有疲劳感，如突然出现四肢乏力、疲倦、睡眠质量变差等，但不能用其他原因解释的人。

对于高血压，早期预防和及早治疗是关键。防治高血压的方法并不复杂，主要是改变不良生活方式，坚持吃低盐、低脂肪食物，戒烟限酒；控制体重，多进行适当的运动，保持乐观向上的态度。有家族性高血压病史的人更应定期检查。确诊高血压病后，一定要到正规医院就诊，遵医嘱长期服用药物。高血压是一种慢性病，不论有无症状，均应认真治疗，持之以恒。若高血压症状较为严重时，应做心电图、尿常规、眼底及心脏彩超等检查，以判断有无心、肾、脑损害及血管硬化情况，如有必要，还要进行血管造影和 CT 检查。

（《保健医苑》2007 年 10 期）

老年高血压治疗更应注意的事项

　　高血压是老年人的常见病,患了高血压,就要进行治疗。一般说来,高血压的治疗方法不外乎非药物治疗和药物治疗。所谓非药物治疗,就是生活方式的干预,如适量的运动、充足的睡眠、低盐高钾饮食等。对于药物治疗,更应注意以下事项。

　　(1)服药得来的低血压与自然状态的低血压有区别。血压高本身是人体的自我调节结果,为了保证供血,身体就会自动地把血压调高一点以避免缺血的器官失去功能。这时如果生硬地以药物降压,等于剥夺了身体的自救功能,血压虽然降低,但供血不足问题没有解决甚至还会加重。因此,高血压如果没有特殊情况,不能让血压快速下降,如过去经常使用的舌下含服硝苯地平使血压快速下降的方式就不可取。

　　(2)血压具有一定的波动性,必须根据血压水平调整治疗方案。如不注意,血压过高会诱发脑出血;血压过低又会引起心绞痛和脑梗死等。此外,某些药物长期服用还可能会引起血钾、血糖等的变化。因此,血压达标也要定期复诊。高血压患者的降压方案首先要做到“血压达标”,即老年人血压控制在150～160/90mmHg以下,中青年人为140/90mmHg以下。

　　(3)对于舒张压的控制,我国现行的高血压指南认为,如患者有闭塞性冠心病、糖尿病或年龄大于60岁,舒张压应维持在60mmHg以上.对于老年高血压且伴脉压差大的患者,降压治疗可导致很低的舒张压(<60mmHg)。因此必须警惕,并仔细评估各种不良反应,尤其那些与心肌缺血共存的不良症状和体征。对于舒张压<60mmHg的患者,若收缩压<150mmHg可不用降压药物;若收缩压处于150～179mmHg之间,可在密切观察下小剂量应用降压药。

　　(4)血压在1天中有两个高峰期,即上午6时～10时和下午4时～8时,夜间睡眠中血压最低,差值可达40mmHg,起床走动后血压升高。老年人由于血管硬化,24小时内血压变化更明显,血压在清晨急速上升可达50mmHg,医学上称为“血压晨峰”。血压晨峰引起心血管系统压力升高,增加心血管事件风险。因此,大多数患者可以在早起后立即服第1次降压药,如果需要服用第2次降压药则应在下午5点之前。少数患者血压节律发生变化,可以进行24小时动态血压监测,然后选择最佳服药时间。换季要考虑调药。

（5）血压会随着季节变化而发生改变。冬季气温降低后，人体耗氧量增加，为了维持体温，心率会改变，心脏收缩功能增强，并通过刺激人体内血管收缩来增加血管阻力，从而引起血压升高。到了夏季，随着气温升高，人体血管扩张，血压水平也会相应降低，部分患者的血压甚至可接近正常。若高血压患者在夏季血压过低可适当减少服药剂量，但切不可突然停服降压药。有些患者在自行停药一段时间后，血压反弹升高，又要再继续使用药物降压，这样一来，不仅达不到治疗效果，而且由于血压较大幅度的波动，会引起心、脑、肾严重并发症。因此调药最好找专业医师予以指导。

（6）在治疗高血压时，除了改掉可以引起高血压的生活习惯，还要同时治疗血管硬化、血液缺氧等问题。有活血化瘀作用的中药如丹参、三七之类，虽然不能直接把血压降下来，但可以改善组织的缺氧状态。用中医理论说，就是去除了血液中的瘀滞，身体得以自然地处于低血压状态。

（《健康生活》2016 年 11 期）

初服降压药　老人防跌倒

高血压病人在服用降血压药时可能忽视了一个问题，就是服药可能会增加跌倒的概率，这并非危言耸听。

2015 年美国高血压学会年会上的一项研究报告指出，一项纳入了 9000 多例医疗保险受益人的分析显示，使用降压药可使患者在未来 15 天内发生严重跌倒的比例增加 36％。但使用降压药与 15～90 天之间的跌倒事件并没有明显关系。在 1～14 天内加用其他类药物也会增加跌倒风险。他们分析了 90127例因严重跌倒损伤而提出索赔的患者数据，跌倒损伤包括骨折、脱臼与脑损伤。受试者包括初始用药 15 天内或 15 天后发生跌倒的患者（初用组），还包括加用其他类药物（加药组）或增加用药剂量（加量组）的患者。跌倒事件与药物使用间的关系均与受试者基线特征、降压药种类或初始用药种类无关。受试者发生严重跌倒损伤事件后的 90 天累积死亡率升高，以加药组为最高（16％），其次是加量组（15％）。

为何刚开始服用降血压药的老年人易跌倒，这主要是由于刚开始服用降血压药时，掌握不准剂量，剂量小了起不到降血压作用，剂量大了又会降压过快，快速下降的血压影响脑灌注，脑血流量下降就会导致头晕、走路不稳，急剧的血压下降也可能会导致晕厥。

所以,老年高血压病人刚开始服药一定要听从医生建议,特别是第一次服药时,由于机体一时不适应,可能会产生心慌、头晕等不良反应,甚至感到服药后症状加重,此称首剂综合征。容易引起上述综合征的药物主要是β受体阻滞剂、血管紧张素转换酶抑制剂。初服降压药采取小剂量服法可防止这种现象。还要注意睡前不要服药,因为入睡之后,新陈代谢降低,血液循环减慢,血压也会有一定程度下降。如果睡前服药,2小时后药效达到高峰期。此时血压下降,血流变缓慢,血液黏稠度升高,极容易导致血栓形成,如果醒后突然站起,更容易出现直立性低血压。最后要注意的是,如果血压不降更不能随意加大剂量或随意合用其他降血压药。

(《健康周报》2015 年 7 月 21 日)

ED,男性特有的高血压预警信号

勃起功能障碍(ED)是指阴茎持续不能达到或者维持勃起以满足性生活。ED 比过去用的"阳痿"一词更确切。

ED 病因直到 20 世纪 70 年代前仍被视为与雄激素减少、自然年龄老化和心理因素有关,20 世纪 70 年代后由于勃起生理和病理研究的进展,人们认识到心理因素虽然确实可以引起 ED,但对大多数男性来说,ED 与许多疾病(高血压,糖尿病,心血管疾病)、药物、外伤及手术等有关。

研究发现,一些微小动脉变化,可以极早地预示高血压发生。悉尼大学保罗·米切尔等人调查了生活在悉尼西部两个不同地区的 3654 名老年人。5 年后,他们发现那些确诊患有高血压的患者,之前都曾出现过 ED。

当男性发现自己不能获得或维持充分的勃起以进行满意的性生活时,就可能患了 ED。简单地说,勃起就是阴茎充血的一个过程。性兴奋时,阴茎内动脉扩张,流入阴茎的血流增加,疏松的海绵体大量充血,使之变得硬粗。如果阴茎小动脉出现功能障碍,充血就不能完全,勃起程度就会减弱,这是病理性勃起功能障碍的成因之一。阴茎内的血管非常细,有一点病变,就会导致异常。所以,ED 是男性特有的无声的高血压预警信号。

与正常人相比,高血压患者的 ED 发生率较高。希腊一项调查发现,在原发性高血压患者中,ED 患病率达 35.2%,显著高于无原发性高血压对照组的 ED 发病率 14.1%;伴有轻、中、重度 ED 的人群比例均显著高于对照组。而美国哥伦比亚高血压中心门诊的调查显示,在高血压患者中,23.1% 的人有高血压并发症,如心脏病(18％)或/和心衰(2.1％)和/或中风(11.7％)。在这些伴有并发症的高血压患者中,83.3％的人同时有ED。这说明,ED是高血压心血管并发症的指标,是高血压患者心血管并发症的独立风险因子。

在治疗上,高血压伴有ED的患者不要擅自服用助性药物,应采取综合有效的方法将血压维持在理想水平,以利于性生活的正常进行。伴有动脉硬化的高血压患者应积极地进行对症治疗,以改善生殖器局部的血液供应。此外,高血压患者除了要保持良好的心态外,还要综合评估自己在精神紧张状态下血压的变化程度。此外,为了安全地进行性生活,高血压患者还应注意以下几点:①性生活的时程、力度要适当。②在餐后不要立即进行性生活,以免加重心脏负担。③酒后应禁止性生活。④血压过高或伴有严重心脑血管病变的患者,应立即停止性生活。

(《医药与保健》2010 年 3 期)

副市长死于心肌梗死的教训

倪天增是上海市副市长,逝世的日子是 1992 年 6 月 7 日。

为迎接东亚运动会,北京举办了桥牌双人赛和网球名人邀请赛,1992 年 6 月 7 日上午倪天增同袁伟民打了 8 分钟网球,就感到身体不适,大汗淋漓,他强支撑着走向 50 米远的休息室,口吐白沫倒在休息室沙发上,万里的保健医生赶来急救,但由于大面积心肌梗死,送到友谊医院之前,倪天增的心脏就停止了跳动。

其实,在他逝世的 2 周前,就出现胸闷疼痛的症状,而他自以为是气管炎,加上工作太忙太累,没有在意。如果当时能引起警觉,早到医院检查,及时治疗,或许就不会去世。

心肌梗死又叫心肌梗塞,是冠状动脉闭塞,血流中断,使部分心肌因严重的持久性缺血而发生局部坏死。发作时的典型症状是突然发生胸骨上段或中段之后压榨样疼痛,伴有胸闷窒息感,胸痛逐渐加重,数分钟达高潮,经休息或服硝酸甘油可缓解。若持续不缓解,可能就是心肌梗死。不典型的症状为上腹部或左心前区压痛,不剧烈。有的仅有放射部位的疼痛,如咽喉发闷、下颌疼、颈椎压痛。还有的患者仅感觉胸闷、气短、疲倦。老年糖尿病患者甚至仅感胸闷而无胸痛表现,这些症状常被患者忽视,延误病情。

专家们指出,对于中老年人,不论过去有无高血压病、高脂血症、肥胖或糖尿病,出现下面的情况,应想到心肌梗死的可能。

（1）出现无原因的疲劳、胸闷或突然心绞痛发作频繁，程度加重、时间延长以及近期出现心律失常等。

（2）夜间突然心慌、气短、不能平卧、不断咯出泡沫样带血痰。

（3）突然不省人事、摔倒在地。头晕、无力、心跳缓慢（每分钟30～40次）、心律不齐。

（4）原发性高血压患者突然血压下降、极度虚弱、出冷汗、面色苍白、神志恍惚。

（《康寿福音报》1995年1月24日）

从克林顿总统做冠脉搭桥术谈起

一向自以为健康的美国总统克林顿，在刚过58岁的时候，突然出现胸痛，医院立即给他做了冠状动脉造影，结果发现他患有严重的冠状动脉狭窄，需要做冠状动脉搭桥手术治疗。

冠状动脉搭桥手术是一种有效治疗冠心病的外科方法，它通过取一段自身的正常血管，吻合在主动脉和冠状动脉狭窄病变远端之间，以使主动脉的血液通过移植血管顺利到达冠状动脉狭窄病变远端，达到恢复缺血心肌的正常供血，解除心绞痛、防止严重并发症发生的目的。在临床工作中，经常遇到朋友提出："为什么要接受心脏搭桥手术？心脏病手术为何越来越多？都有哪些心脏病需要手术？"因此，有必要做一个简单的介绍。

目前治疗心脏病的手段主要分为三种：药物治疗、外科治疗和介入治疗。

通过口服、注射或其他途径使药物进入体内，以改善心脏功能消除疾病，这种从功能上起到治疗作用的手段称为药物治疗。如果心脏已经出现形态结构上的病理变化，单纯药物已无法使病理解剖的变化逆转至正常，只有通过手术方法来矫正或修复病变，这种手术方法就是外科治疗。多年来，心脏病的两种基本治疗手段就是药物治疗和手术治疗，二者相互补充却不能相互替代。随着医疗技术的发展，人们开创了另一种治疗途径，即不用直接切开心脏施行手术的创伤性方法，能达到药物治疗达不到的目的。这种方法主要是采用经皮穿刺心导管技术，将导管送入血管或心腔的指定部位，进行局部治疗或矫正局部结构，或在局部注射药物。因此在心脏领域，这种经血管进行治疗的手段既不同于内科药物治疗，也不同于传统的外科治疗，它形成了独立的第三种治疗手段，称为介入治疗。

　　各类心脏病治疗手段的选择是随着技术进步而不断调整和改变的，心脏外科的技术进步扩大了适应证范围。同样道理，近年来介入治疗出现并迅速发展，非外科手术的适应证范围也相应扩大，在某些病种上介入治疗已可以取代外科手术。

　　属于心脏外科治疗的病种主要有：各种先天性心脏病、瓣膜病、冠状动脉搭桥术、大血管疾病、心脏肿瘤及先天性和大动脉瘤的介入治疗（封堵、支架）等。

　　先天性心脏病在心脏外科中占重要地位，心脏先天畸形的矫治仍以手术治疗为主。在我国最常见的先心病是室间隔缺损、动脉导管未闭、肺动脉狭窄等，重症紫绀型心脏病以法乐氏四联症居多，只有一小部分畸形的矫治逐步被介入治疗所取代，例如未闭动脉导管封堵术、肺动脉瓣狭窄扩张术、房间隔缺损封堵术、室间隔缺损封堵术等。

　　心脏瓣膜病目前仍以外科手术为主，只有单纯二尖瓣狭窄无心房纤颤、无严重钙化的病例可采用介入治疗。但这种治疗尚不能完全取代外科手术。

　　大血管疾病仍以手术治疗为主，但近年来也不断推出各种介入治疗方法，使主动脉内腔与动脉瘤完全隔开而不必行手术切除瘤体。

（《健康周报》2005 年 1 月 18 日）

植入支架不等于冠心病治愈

　　患了冠心病，最传统的治疗方法是药物治疗。但是，当药物治疗作用有限时，就需要开发新的治疗方法，几十年前搭桥手术应运而生，现在支架治疗大行其道。由于支架治疗冠心病相对风险较小，因而为越来越多的患者所选择，其中有些患者认为，只要植入支架撑开了冠状动脉狭窄段，就彻底消除了冠心病的隐患，于是把医生的嘱咐忘在脑后，直到病情再次加重时，知道错了但为时已晚。

并非所有患者都适合支架治疗

　　植入支架有较严格的适应证，并非所有的冠心病患者都适合。一般而言，对于左主干病变、三支病变，多发、多处、弥漫病变或者主要血管分叉处的病变，医生会建议采用外科"搭桥"手术。这些病变如果一味地强求植入支架，病人容易出现生命危险。一方面是手术中容易出现问题，或者病人有不适合放支架的适应证；另一方面是患者存在弥漫性冠脉病变，若要完全解决问题，绝非两三个支架就能解决问题。要知道,安放支架个数并非越多越好。

要结合患者的具体情况决定放不放支架。一般认为,冠脉造影发现病变引起 70％以上的狭窄时才应该放支架,50％～70％属于一个边缘地带,50％以下的狭窄则不考虑放支架。对于稳定性心绞痛,近年国际上有大规模的研究证明,内科药物治疗的效果相当不错,因此并不一定要放支架。

术后各种监测更重要

血压、心率、血糖 许多冠心病是由高血压、糖尿病引起的,因此术后对高血压、糖尿病不能掉以轻心,血压至少控制在 140/90mmHg 以下,糖尿病患者在 130/80mmHg 以下,舒张压不宜低于 60～70mmHg;心率在 55～60 次/分为宜;空腹血糖至少在 7mmol/L 以下,最好在 6mmol/L 以下,餐后 2 小时至少在 10mmol/L 以下,最好在 8mmol/L 以下。如果血压、血糖控制不好,再狭窄机会就大大增加。

血常规 开始 1 个月左右复查 1 次,以后根据情况 2～3 个月复查 1 次。主要观察血小板数量,因为阿司匹林和氯吡格雷都对血小板有影响;也要观察白细胞数量,若血红蛋白减少明显,要注意有无失血等原因。

血脂 不论有无血脂增高,大部分病人都要服用他汀类药物,他汀药物除了降脂以外,还能改善内皮功能、抑制血管炎症、稳定和逆转动脉斑块、降低 C 反应蛋白(心血管疾病预示因子和危险因子)、减少血栓形成、改善总体血管功能,恢复心室自律功能等。血脂主要观察他汀类药物是否服用到位,一般低密度脂蛋白在 1.8～2.0mmol/L 为宜,甘油三酯应＜1.7mmol/L,高密度脂蛋白＞0.9mmol/L。

心电图、心脏彩超 如有胸痛、胸闷、心慌等症状一定要复查心电图,没有者半年左右复查 1 次;如有陈旧性心肌梗死、心力衰竭,半年左右复查心脏超声,没有者 1 年左右复查 1 次即可。当然,病情变化时除外。

冠脉造影 一般没必要常规复查,但如有胸闷胸痛症状,建议复查。支架内病变冠脉 CTA(即多排 CT)看得不清楚,因而建议直接做冠脉造影。

术后防再狭窄很重要

植入支架解决的仅仅是冠状动脉局部的狭窄或闭塞,改善心肌血液供应,减少心肌梗死、心力衰竭或心源性死亡等,但对于冠心病的动脉粥样硬化进程并不起作用。因此,即使这一段狭窄植入支架后永久不再狭窄,其他地方也有可能出问题。由于动脉粥样硬化是全身动脉系统的进展性疾病,不仅发生在心脏冠状动脉,也可以发生在脑动脉、肾脏动脉,主动脉和下肢动脉等。因此,对抗动脉硬化治疗是个长期过程。冠心病患者无论是否植入支架,都应对动脉粥样硬化积极进行干预。

即使放了支架，并非就万事大吉，术后出现再狭窄是个大问题，目前还没有很好的解决办法。因此，支架术后患者必须在医生指导下，长期坚持服用抗血小板药物治疗，以最大限度地防止血栓形成，确保心脏血管持久畅通。有的支架内血栓可能在支架植入术后1年甚至更长时间后出现，一旦患者提前终止抗血小板治疗，形成血栓的风险就会大幅度增加。而一旦形成支架内血栓，治疗难度会明显加大，若就医不及时可危及生命。

（《家庭医学》2013 年 2 期上）

轻度冠脉狭窄需不需要治疗

许多中老年人出现胸闷、心绞痛等症状，经过心脏血管造影检查，会发现血管有不同程度的狭窄，如果严重狭窄，需要在血管内放置支架或者做冠脉搭桥。有些人会问，如果血管轻度狭窄怎么办？需不需要治疗？

冠状动脉狭窄分四个级别，一级狭窄在 25％以下，26％～50％为二级，51％～75％为三级，最严重的四级就是 75％以上的狭窄，100％狭窄就是完全闭塞。

一般认为，狭窄小于 50％为轻微病变，不引起缺血症状，除非并发冠状动脉痉挛或血栓形成。大于 90％为重度狭窄，不仅可导致严重缺血，还可以引起狭窄血管供血区心肌功能不全。目前，多数专家主张仅对大于等于 70％的狭窄进行血管成形术，小于 70％的狭窄可用药物治疗。越来越多的研究发现，很多急性心肌梗死常由非阻塞性冠脉斑块突然破裂所致。根据冠脉狭窄程度确定治疗策略具有一定主观因素。这是一个相对概念，并不意味着 50％以下的冠脉狭窄就绝对安全。

还有一种观点认为，急性心肌梗死是在易损斑块破裂、继发性血栓形成的基础上堵塞冠状动脉管腔所致。目前普遍认为这种易损斑块绝大多数表现为轻、中度管腔狭窄。轻、中度管腔病变比解剖上及功能上重度管腔病变引发急性心肌梗死的风险更高。所以，轻度冠脉病变不等于没有病，很多患者仍需要接受治疗。

此类患者的最佳治疗策略仍是加强生活方式干预与各种心血管危险因素的防控。应根据患者具体情况，例如有无高血压、高胆固醇血症、糖尿病、吸烟、肥胖等危险因素，确定是否需要药物干预。

（《长寿》2015 年 4 期）

学会和房颤"友好"相处

房颤又称心房颤动,是指心房内产生每分钟达 350~600 次不规则的冲动,心房内各部分肌纤维极不协调地乱颤,从而丧失了有效的收缩。有些房颤患者有心慌感,有些人没有感觉。房颤大多数发生于器质性心脏病,以风湿性心脏病二尖瓣狭窄为最常见,占房颤发病原因的 61%~70%,其次为冠心病。

学会和疾病"友好"相处很重要,对于房颤患者而言,需要注意以下几点:

1. **关注心脏警示信号**　房颤不一定有症状,但潜在卒中风险很高。如果有眩晕、虚弱、气短、胸痛等症状,知道自己有心脏病的患者,就更应该注意,尤其当感觉"心脏漏跳了一拍"时,要及时就医。

经常数脉搏和心率,掌握病情变化,房颤时心室率控制标准为静息时 60~80 次/分,运动时 90~115 次/分。定期查心电图,以明确心律失常情况。房颤病人往往有先兆(前驱症状),如心悸感,摸脉有"缺脉"增多,此时应及时就医,可防患于未然。

2. **糖尿病和高血压是房颤"帮凶"**　房颤会增加 5 倍脑卒中风险,而且 50% 以上患者会致残致死。糖尿病和高血压还会增加这种风险。因此要注意血糖和血压。高血压患者要使血压保持在合理的水平,减少血压波动。糖尿病患者通过运动、控制饮食、服用药物等方法使血糖达标;冠心病患者要控制好血脂,防止心肌梗死发生;心衰患者要及时控制心衰。如果有严重心脏瓣膜病,需要及早考虑手术治疗。

3. **饮食方面**　不吃或少吃高脂肪、高胆固醇食物,如动物内脏、动物油、肥肉、蛋黄、螃蟹、鱼子等,过饥过饱会加重心脏负担,加重原有的心律失常。少吃盐,尤其有水肿的患者。

摄入富含维生素 B、C 及钙、磷的食物,以维持心肌营养和脂类代谢。应多食用新鲜蔬菜及水果,以供给维生素及无机盐,同时还可防止大便干燥(用力解大便可增加血栓脱落机会)。

4. **戒烟限酒**　不论是吸烟,还是被动吸"二手烟",均会增加房颤发生发展风险。即使适量饮酒,也会导致房颤发生:与不饮酒者相比,每天饮酒 1 个单位,可使房颤的相对风险增加 8%,每天饮酒 2 个和 5 个单位,房颤的相对风险分别增加 17% 和 47%。其机制可能与酒精缩短心房的有效不应期,或者在易感人群影响迷走神经张力有关。还有研究提示,饮酒和房颤存在线性关系,大量酒精会产生心肌毒性,同时可导致心律失常,诱发房颤。

5. 注意抗凝　无论是阵发性还是永久性,都要每天坚持服用抗凝药。虽然长期服用抗凝药可能有出血的副作用,但与房颤引发的中风后果相比,服用抗凝药的益处更大。

6. 少喝咖啡、可乐　限制或避免饮用含有咖啡因的物质诸如茶、咖啡、可乐以及一些非处方药,谨慎应用某些治疗咳嗽或者感冒的药物,因为这类药中可能含有刺激物,易促发心律失常,服用这类药物前应当询问医生或仔细阅读说明书。

7. 规律的活动锻炼　规律的活动可以强心健体,不过要注意不要太过剧烈,太剧烈会引发房颤。另外,如果经常不运动者准备开始锻炼身体,也要注意循序渐进。如果不知道该如何安全运动,可去请教一下医生。

(《大众卫生报》2016 年 12 月 27 日)

从布什患"心房颤动"谈起

1991 年 4 月底,美国总统乔治·布什突然感到异常疲劳,呼吸短促,这一现象很快就消失了。布什总统以为是工作过分繁忙所致,未引起注意。过了几天,这一现象再次出现,66 岁的布什总统感慨地说:"咳,我真的变老了。"经专家们进一步的检查会诊确认,布什的心房颤动并非冠心病所致,而是甲状腺功能亢进症造成的甲亢性心脏病。

甲状腺功能亢进症是常见的内分泌疾病,患病时间长者症状多较典型,老年、儿童及一些特殊类型患者可以不典型。表现为易激动、多言、神经过敏、思想不集中、焦虑、烦躁、失眠等;有些人表现为怕热、多汗、皮肤红润、食欲亢进、体重下降、消瘦、肌无力、腹泻等,可以影响到全身多个系统。甲亢性心脏病是由于过量的甲状腺激素对心脏的直接刺激作用或间接影响而引起的一系列心血管系统病变。甲亢性心脏病可发生于任何一个甲状腺功能亢进患者,年龄越大,病程越长,心脏病的发生率越高,可以有下面几种表现。

心房颤动　发病率约 10%,多为快速房颤,常为阵发性,心室率经常在120 次/分以上。大约 75% 的病例在甲状腺机能恢复正常后,3 周内心房颤动恢复窦性心律。部分病人可以房颤为唯一症状而就诊,因此,对新近发生的房颤都应行常规甲状腺功能检查以排除甲亢。

心律失常　除心房颤动外，窦性心动过速发生率约为 82%～100%。无论在安静或在睡眠时均有心动过速，与病情严重程度相一致，少数人可发生心动过缓、房室传导阻滞、病态窦房结综合征、阿斯氏综合征等。这些少见情况常发生在甲状腺功能亢进恢复正常时或治疗后。

心绞痛及心肌梗死　心绞痛发生率约 10%，心肌梗死较少见。一般认为本症不是冠状动脉硬化的结果，而是暂时性血管痉挛、心肌氧的供求不平衡或血栓栓塞后管腔再通或微循环障碍所致。

心力衰竭　多见于年龄较大者，心房颤动多为心力衰竭的诱因，以右心衰竭较多，尤其是心脏增加额外负荷时（如严重感染、应激或使用 β 受体阻滞剂不当时）发生。

甲亢性心脏病的治疗关键在于积极治疗甲状腺功能亢进症，疾病本身控制后绝大部分心脏病可减轻或恢复正常；疾病本身控制不佳，心脏病容易复发，时间越长越难恢复。服用抗甲状腺药物一定要坚持服够疗程，有心脏病的症状出现时，应在医生指导下应用治疗心脏病的药物。

此外，对无法解释的心动过速、原因不明的阵发性或持久性心房颤动以及原因不明的心力衰竭、心绞痛对症治疗无效时，应想到甲亢性心脏病的可能，做甲状腺机能检查。

（《家庭医学》1991 年 10 期）

房颤患者如何用抗凝药预防脑栓塞

心房颤动（简称房颤）是常见的心律失常之一，房颤的并发症之一是脑梗死，这是由于房颤时心室会发生快而不规则的跳动，导致血液中的一些物质淤积在心房壁上形成血栓，血栓脱落后会随着血液进入体循环，从心脏"流窜"到身体的其他部位，一旦进入脑血管，就有可能阻塞血管，引发脑卒中，抢救不及时就会危及患者的生命。

如果对房颤患者不进行抗凝治疗，发生脑梗死是迟早的事情。因此，房颤患者必须采取措施来预防脑梗死，同时，对于不明原因的脑梗死，也要积极检查，明确有无房颤。

对于"服用阿司匹林能预防房颤性卒中"的观点，专家指出，阿司匹林并不属于抗凝药,而是一种抗血小板药,它通过抑制血小板的聚集发挥作用。过去很长时间以来,众多的房颤患者口服阿司匹林预防卒中。但是,越来越多的证据表明,阿司匹林预防房颤性卒中的作用是有限的,在老年患者中,阿司匹林治疗房颤发生出血的风险要远大于其预防卒中的获益。因此,对大多数房颤患者来说,应用阿司匹林无效或作用甚微,且风险大于获益。

华法林是目前房颤患者抗凝最常用的药物,但是,华法林起效慢,作用消除需时长,个体差异大,并且其抗凝作用易受多种食物和药物影响,具有一定出血风险,需要频繁监测凝血功能并及时调整药物剂量。在应用中,必须严格把握适应证,规避禁忌证,正确选择使用剂量,定期进行监测。

由于华法林维持剂量的个体差异很大,所以一定要做到剂量个体化,即根据患者具体情况用药,剂量的精确对取得疗效和降低不良反应很重要。华法林的治疗分初始阶段和维持阶段。在治疗的初始阶段,应用华法林的流程为:用药前常规测定凝血酶原时间,并推算出国际标准化比值(INR)及患者的其他情况服第 1 个剂量。首次使用华法林的患者,平均稳态剂量为每天 4～5 毫克。对于 60 岁以上的老人,年龄每增加 10 岁,华法林剂量应降低 8％。剂量可从每天 2 毫克开始,第 1 周至少测 3 次,1 周后改为每周 1 次,直到第 4 周。待检测结果达目标值且稳定后(连续 2 次在目标范围),每 4 周测 1 次。

第 1 次监测比值＜1.5 者,应将日剂量增加 0.5;若比值＞1.5,可以暂时不增加剂量,根据第 7 天后监测结果而定,如果国际标准化比值与第 3 天测量值无明显变动,可以将每日剂量增加 1 毫克,在监测过程中通常按国际标准化比值对剂量适当调整,每次增减 0.5～1.0 毫克。对于偶尔出现的比值波动,只要不低于 1.5 或超过 3.5,可以继续观察,至 3～7 天后继续复查后再作调整。如环境、饮食、身体状况发生变化,可根据情况及时监测,再根据监测结果调整剂量。

(《家庭医学》2016 年 5 期)

他汀治疗斑块　何时才能停药

他汀类药物主要是用于降低胆固醇而起到预防疾病的作用,研究发现,应用他汀类药物能降低冠心病事件发生的相对危险性 30％～35％,除了能显著降低胆固醇和低密度脂蛋白胆固醇,还能轻度升高高密度脂蛋白胆固醇并降低甘油三酯。它们的调脂作用主要是通过减少胆固醇合成、增加低密度脂蛋白胆固醇受体使胆固醇和低密度脂蛋白胆固醇降低。近年来发现他汀类药物还具有调脂作用以外的心血管保护作用，尤其对降低急性冠脉综合征（急性心肌梗死、不稳定型心绞痛等）有良好作用，其机制与稳定斑块、减少炎症细胞聚集、改善血管内皮功能、防止平滑肌细胞增生和内移、抗血小板聚集、降低纤维蛋白等有关。

　　但是，不断有人问，他汀服用到何时为止？还有人说我的胆固醇都降到正常好长时间了，甚至有人说我的胆固醇都低于正常值了，还用再吃吗？胆固醇低会不会产生新的副作用？

　　对于冠心病患者，他汀与阿司匹林是最基本的两种治疗药物，只要没有禁忌证，所有患者均应长期服用。我们知道，冠心病和脑梗死的根本原因是动脉粥样斑块形成，而胆固醇是形成动脉粥样斑块的主要原料，没有胆固醇就没有动脉粥样硬化斑块，也就不会有心肌梗死和脑梗死。他汀可以显著降低"坏胆固醇"即低密度脂蛋白胆固醇，预防新发斑块，并避免已有的斑块进一步增大。与此同时，他汀还能使斑块变得更稳定，不易破裂（斑块破裂是发生急性心肌梗死和脑梗死的主要原因）。因而对于已经发生冠心病和脑梗死的患者，长期服用他汀非常重要。这些患者不仅需要服药，还要注意监测治疗效果，其中最主要的监测指标就是低密度脂蛋白胆固醇。这些患者的低密度脂蛋白胆固醇需要降低到 1.8mmol/L 以下，擅自停药可以显著增加发生心肌梗死和脑梗死的危险。

　　关于低密度脂蛋白胆固醇最低可以降到多少，目前还没有一致意见。多数专家建议，只要这项指标不低于 1mmol/L，就不需要停药或减量。若该指标太低，可咨询医生，不应自行调整治疗方案。

　　他汀治疗过程中不可忽视生活方式干预，应复查血脂，若低密度脂蛋白胆固醇等血脂参数达标则即继续治疗，但仍须每 6 个月至 1 年复查 1 次。如该指标持续达到目标值以下，每年复查 1 次即可。他汀治疗开始后 4～8 周复查血脂及肝功能与肌酸激酶。若无特殊情况，逐步改为每 6～12 个月复查 1 次。如开始治疗 3～6 个月胆固醇仍未达到目标值，则调整剂量或药物种类，或联合药物治疗，再经 4～8 周后复查。达到目标值后延长为每 6～12 个月复查 1 次。

瘦人为何也患高脂血症

有不少人认为,高脂血症是胖人的事情,如果自己比较瘦,就不会患高脂血症。然而,事实不是这样,在中青年人体检中发现,不少瘦人同样患高脂血症。

遗传因素和生活环境、生活方式是高脂血症产生的主要原因。前者也称为原发性高脂血症,发病有家族性特点。后者又称为继发性高脂血症,瘦人如果受到以上两个因素的影响同样也会出现高脂血症。例如有一种病叫"家族性高胆固醇血症",这是一种常染色体显性遗传病,病人虽然不胖,甚至很瘦,但是血脂水平却非常高。这是由于病人的细胞膜表面的低密度脂蛋白受体出现异常或缺失,导致体内低密度脂蛋白的清除发生障碍,最终导致总胆固醇和低密度脂蛋白胆固醇水平"超标"。

烟中的尼古丁能增加血液里的游离脂肪酸含量,使血液黏稠度增加,并对血小板有刺激作用,加速血液凝固,阻碍血流通畅,为胆固醇在血管壁上的沉积创造条件。烟是高脂血症的重要危险因素,而许多瘦人也是吸烟大军中的一员,他们患高脂血症也就不足为奇。

专家建议,40岁以上男性及绝经后女性或者合并高血压、糖尿病、冠心病等危险人群,应定期化验血脂。瘦人千万不要认为高脂血症是胖人的"专利"而对血脂掉以轻心,定期化验血脂非常必要,以便早查早治。当高脂血症确诊后,首先应进行饮食调整,改善生活方式。在此基础上,再进行药物治疗。

(《医药养生保健报》2005年12月19日)

胆固醇过高过低都不好

人们都知道,人体血液中胆固醇如果过高,会造成动脉粥样硬化,而动脉粥样硬化又是冠心病、心肌梗死和脑卒中的主要危险因素。但血液中的胆固醇如果过低,对身体也会造成损害。

　　正常生长发育需要三大营养素,即蛋白质、脂肪和碳水化合物,其中脂类主要包括甘油三酯、磷脂和固醇类三类,胆固醇就是固醇的一类,也是最重要的一种固醇。它是细胞膜的重要成分,对于维持正常的细胞功能有着重要作用。胆固醇是维持人体正常新陈代谢不可缺少的原料,是抗老防衰、延年益寿的重要物质,也是体内多种激素的重要原料,如类固醇激素、维生素 D、胆汁酸的重要原料。可以说,细胞离不开胆固醇,机体离不开胆固醇,人体内一旦没有胆固醇,不但谈不到健康长寿,就连正常的生理代谢和生命过程都维持不下去。

　　人在婴儿和童年时期缺乏胆固醇,日后的智力会受到影响。因为胆固醇是神经元细胞膜和神经鞘膜的重要成分,而后两者是智力发育的物质基础。人在青年时期长期吃低胆固醇饮食,会引起难治性贫血。研究表明,老年妇女血液中胆固醇含量过低,癌症和冠心病的发病率升高。研究认为,低胆固醇更易致出血性脑中风,原因在于缺乏胆固醇时血管的脆性明显增高,特别是在有高血压情况下。有些学者甚至认为:"不要过于害怕胆固醇偏高,而应当防止胆固醇过低。"资料显示,机体内胆固醇过低的人,患结肠癌的机会是胆固醇水平正常人的 3 倍,其他癌症的患病率也大大提高。

　　胆固醇主要存在于动物性食物中,动物的内脏和脑中最高,而鱼类和奶类中的含量较低,比如每 100 克猪脑、羊脑、鸡蛋黄和鸡蛋(含蛋清)分别含胆固醇 2571 毫克、2004 毫克、2850 毫克和 585 毫克。人体内胆固醇的来源主要有两个:一是内源性,即由肝脏合成,这部分约占总胆固醇的 70%;另一部分是外源性,即来自食物中的胆固醇,大约占 30%。如果食物中胆固醇长期摄入不足,体内便会加紧合成,以满足人体的需求。

　　可见,人体胆固醇绝不是可有可无,而是必须保持在一定水平,以使生理过程顺利进行。那么,人体每天究竟摄入多少胆固醇为宜呢?每日胆固醇的摄入量为不超过 300 毫克。同时,人们在日常饮食中要科学用膳,注意做到:

　　第一,尽量选用低胆固醇的食物,比如各种植物性食物,还有禽肉、乳品、鱼、蛋清等;

　　第二,避免高脂肪、高胆固醇的食物,尤其是富含饱和脂肪的食物,如猪油及各种动物油、脑、鱼子、蟹黄等;

　　第三,多食用富含膳食纤维和植物固醇的食物,如各种绿色蔬菜可以帮助降低胆固醇。

　　在适当摄取富含胆固醇的动物性食物时,可增加富含磷钙的大豆制品、蘑菇类等的摄入,以减少胆固醇在血管壁的沉积,维护血管功能。

(《开卷有益:求医问药》2008 年 1 期)

心脏起搏器的小知识

早在 18 世纪,瓦沙利等医学家在意大利科学年会上发表了一项最新研究成果——采用直流电刺激断头尸的心脏,使停止跳动的心脏重新复跳。直到 1952 年,海曼采用心脏起搏器使一位病人停搏 15 分钟的心脏再次起搏后,人工心脏起搏技术才受到医学界的重视。近十几年来,心脏起搏技术在国内外得到更加广泛的应用,起搏器的研制趋于小型化。器械安全、使用寿命、起搏效能等方面都有了显著提高。1988 年,一位病人安装了一个核动力起搏器。这个起搏器使用了微量的钚,它可以持续应用 20 年。

根据在体内留置的时间,起搏器可分为临时起搏器和永久起搏器。临时起搏器适用于可逆性的心动过缓。即心肌炎病人出现严重的房室传导阻滞,在心肌炎得到控制后,心动过缓会自行纠正。但在病重期间,为防止出现心脏意外事故,就要植入临时起搏器,帮助病人度过危险期。另外,临时起搏器还用于防止病人手术前后发生心动过缓,或在手术中对危重病人进行心脏保护。临时起搏器的放置时间一般为 1~2 周,最长不超过 1 个月。

永久起搏器一般适用于不可逆的心动过缓,即心跳缓慢或有传导阻滞,伴有头晕、乏力甚至晕厥的患者。有时,尽管病人没有什么症状,但心率很慢(<40 次/分)或传导阻滞很重,阻滞的部位很低,也要安装起搏器。有时为了疾病治疗需要,或治疗药物可能导致心率进一步下降,也需要安装起搏器,如单纯由心动过缓导致的颈动脉窦性晕厥、长 Q-T 间期综合征等疾病。有些病人尽管有心动过缓,但没有症状,究竟有无以上严重的心动过缓或传导阻滞,需要密切观察,必要时再安装起搏器。

植入心脏起搏器后早期(24 小时内)应采取平卧位,尽量少活动。刚植入的第 1 周,植入侧手臂不要高过头或剧烈活动。植入后的 3 周内,植入侧的手臂避免做剧烈活动。在手术 1~2 个月后,上肢活动可高举过头,以能摸到对侧耳垂为佳。出院后可以根据自己的体力进行体育锻炼,只要不感觉过分疲劳、心慌气短,避免剧烈的右上肢活动即可。

生活中,避免用起搏器植入侧的手臂负重,如原发性心脏病严重,水温过高可能对病情不利,所以需避免热水浴;保证所有的常用电器接地,避免接触漏电设备;驾驶摩托车或乘坐剧烈颠簸的汽车时,可能对起搏器有影响。总之,具体做法听从医生的建议。

植入起搏器早期,患者可能会有不适应,需经常找医生随访。通常是安装半年内,每 1 个月随访 1 次,半年后 3 个月随访 1 次,1 年后半年随访 1 次。起搏器快到预计寿命期时,应增加随访次数。另外,还应坚持基础心脏疾病的治疗。

(《健康周报》1998 年 1 月 6 日)

跳高名将猝死的教训

许多体育运动员奋力拼搏,在国际大赛中夺得了奖牌,创造了世界纪录,为祖国争得了荣誉,为发展我国的体育事业做出了贡献,在体育运动史上写下了光荣的一页。然而,在跳高方面,几位跳高健将却表现得叫人很失望。其中,四川跳高运动员胡建洪,猝死赌场。

胡建洪 18 岁那年就在第 5 届全运会上获跳高第 5 名,若能刻苦训练,不受外界影响,肯定能取得好成绩,展示自己独特的风采。然而,胡建洪在个人生活方面没能严格要求自己,渐渐染上了赌博劣习。1988 年汉城奥运会前挑灯"酣战",经过几个小时的斗牌,胡建洪猛然从座位上跃起,双手用力推倒自己面前的"牌墙",振臂大呼:"自摸、辣子、杠头开花。"他一边将赢来的大把钞票搂在怀里,一边发出阵阵刺耳的狂笑,岂料笑声未绝,他突然手捂胸口,仰面倒下,猝死于赌场上。

猝死,已引起医学界的广泛重视,平素健康或有严重器质性疾病而病情稳定的人,在数小时、数分钟、数秒钟内乃至来不及出现症状就突然死亡。发病突然,出乎意料,抢救困难。

猝死的病因,当以冠心病占首位,少部分人是由于急性心肌梗死死亡,多数人是由于冠状动脉痉挛、心肌急性缺血,造成局部电生理紊乱,引起严重心率失常,特别是心室颤动死亡,而心室颤动只能维持 2～3 分钟即完全停跳,发生死亡。

有些青年人会说,冠心病是中老年人的病,与自己无关。其实不然,近年来研究表明,只有新生儿的冠状动脉是正常的,到 5 岁时有 2/3 的儿童已有不同程度的冠状动脉粥样硬化,15 岁时已很少有完全正常者,年龄越轻,冠脉侧支循环形成越不完善。这就是说,冠心病实际上是一种长期的潜在性病变,并没有绝对的年龄界线,某些青壮年,平素"健康",实际上为隐性冠心病病人,在某种诱因下,完全可能猝死。

近年来,打麻将的人越来越多,而参与赌博的情况也越来越严重,打麻将赌博时,精神紧张,情绪不稳定,输赢之后大喜大悲,不肯罢休。焦急、忧虑、烦躁等情绪波动,再加上吸烟空气瘀滞,导致体内神经内分泌系统的正常平衡失调,影响心脏,发生猝死。

赌场上发生的另一种急症是中风,最近几年也屡见不鲜,严重时也会很快死亡,这是由于打麻将赌博时,情绪影响内分泌变化,高级神经功能失调,血压持续升高,脑血管收缩,收缩的脑血管不断受到血液的猛烈冲击,使脑动脉的某一分枝发生闭塞或破裂,造成脑梗死或脑出血,于是偏瘫、失语、昏迷不醒等症随即出现。一位上年纪者,在麻将桌上赌博 5 个小时后,弯腰拾牌时右侧肢体瘫痪、口歪、不能说话,到医院做 CT 检查后诊断为脑出血。另外,青年人搓麻将时发生中风现象也在增加,据统计,15～30 岁的脑血管病有 49 例,占某地区整个住院病人的 3.2%;35 岁以下青少年脑出血 32 例,大部分是在情绪变化、活动时发病,死亡率为 15.63%。有个青年在大学期间是高才生,工作后在一次赌博时发生脑出血,检查后确诊为脑血管畸形,要不是抢救及时,险些送命。

从跳高名将胡建洪猝死的教训中我们应该懂得,打麻将只能作为一种娱乐消遣活动,时间不可过长,否则百害而无一益。

(《大家健康》1991 年总 39 期)

从贾母之死谈不良精神刺激与猝死

在《红楼梦》这部古典长篇小说中,有不少关于生老病死、医疗保健的描写,细读起来,颇有独到之处,尤其是对贾母之死的描写,给我们不少启示。

贾母因给宝钗过生日,心里高兴,"略多吃了些",致使"胸口闷",两日不进饮食,胸口膨闷不关,服中药消疏,三天不见疗效,以后病情日重一日,又添了腹泻,后来稍有好转,听到迎春病危的消息,心情悲戚,病势又增,一时思念湘云,湘云却因丈夫病重未能来见,不久贾母便病情加重而死。

由此可知,贾母之死,与其精神上受到不良刺激有密切关系,如果没有听到迎春病危、湘云丈夫病重的消息,思念湘云时湘云能很快来到贾母身边,贾母就有可能不会这么快去世。

不良精神刺激引起猝死的事例在现实生活中并非鲜见,早在 1976 年,心身医学专家就指出,紧张刺激可使高级神经中枢发出冲动而改变心肌兴奋性,从而引起猝死。几年前,美国的《发现》杂志也发表文章指出,20% 的心脏骤停者在 24 小时之内有过剧烈的心理压力,新近丧偶者猝死率要比同年龄夫妻双在的人高 40%。

现代人的精神压力越来越大,精神因素是猝死的第一诱因,不少人因疲劳、熬夜、压力大等,使交感神经长期处于高压状态,从而极易出现冠状动脉痉挛、心律失常而猝死。冠心病病人,平时可能没有任何症状。甚至有些病人,冠状动脉粥样硬化造成血管狭窄已达 95% 以上,仍没有任何症状,可能安静时心电图还正常,但这种病人猝死的危险更大。

"交感风暴"是指人在遭遇极度精神压力和心理重创的情况下,神经系统失去平衡,本来就不受意识支配的交感神经"疯狂"起来,释放出大量儿茶酚胺(就是肾上腺素类神经递质),使人过度兴奋,血压极度升高,导致脑血管破裂出血(中风),或破坏心脏电活动的稳定,以致发生心脏跳动过速(室速)、心室纤维颤动(室颤)等恶性心律失常,甚至猝死。所以,交感风暴又称心室电风暴、室性心动过速风暴、心脏猝死风暴。也就是说,交感风暴是险象环生的信号,是引发突发昏厥、中风、心梗、猝死的重要原因。

因此,生活中一定要避免给自己和他人造成不良精神刺激,高血压、冠心病病人更应注意不可悲喜过度,遇到不顺心的事要正确对待,不要让情绪的变化成为致命的杀手。

(《健康导报》1995 年 2 月 14 日)

老年人夜尿增多的诊治

夜尿多是指夜间尿量或排尿次数的异常增多。一般来说,健康人每 24 小时排尿约 1.6 升,正常人排尿次数昼夜比,青少年为 3∶1 或 4∶1,中年为 1∶1,70 岁以上的老年人为 1∶3。如果夜尿量大于 1 天总尿量的 1/2,或昼夜排尿次数比值减少都为夜尿多。伴随夜尿量的增多,夜尿的次数也增多,轻者起夜 2～3 次,重者可达 10 次以上,往往导致患者睡眠不足、精力减退、食欲不振、焦虑烦躁、精神萎靡。

要查出原因

老年人如果出现夜尿增多的情况,首先不可盲目认为是衰老的表现,要引起重视,检查是否与某种疾病有关。

许多疾病可以引起夜间尿量增多,例如,高血压、动脉硬化。由于肾动脉硬化,肾脏血流减少,血液供应不足,使得肾脏稀释浓缩功能逐渐减退,尿量增多,尤以夜间尿量增多最为突出。值得注意的是,夜尿增多常为肾功能减退的早期症状,此时查血尿素氮、肌酐均正常,只有检查早期肾功能受损的敏感指标才能发现异常。又如,老年人患有心衰、肝肾功能减退时,日间活动容易出现水肿,多以下肢水肿为重,夜间平卧入眠时,下肢静脉、淋巴回心血量增多,肾脏血流量也增多,生成原尿增多,加之肾脏稀释浓缩功能不能进行正常调节,从而出现夜尿增多。再如,有些肾炎、糖尿病患者,当出现肾功能障碍时,也会出现夜尿增多。再者,老年男性因前列腺增生肥大,压迫刺激膀胱颈部,使膀胱收缩,从而出现尿频,尤其以夜间排尿次数增多最明显;老年妇女子宫脱垂,膀胱颈周围组织松弛,膀胱膨出,也可引起夜间尿频、尿多。

要及时治疗

对于夜尿增多,如果经过检查确认是由某种疾病引起的,一定要治疗疾病,如前列腺增生是老年男性的常见病,确诊后就要治疗前列腺增生。如果不能确定由疾病引起,下面几种方法对治疗夜尿增多有较好的作用。

(1)消除诱因:如睡前不喝茶、咖啡或少饮水。因糖尿病、肾病水肿而需服用利尿剂的,应在晨起时一次性服用,而不要在下午或晚上服用。治疗便秘的药物应在睡前服,使病人保持晨起有一次排便。静脉输液应尽量避免下午或睡前进行。适当服用安定类药物或中药,改善患者的睡眠质量。必要时可配合抗焦虑药物治疗。

(2)热水泡脚:老年人应该养成睡前用热水泡脚的习惯,水浸到小腿1/2处为好,水温尽量热,泡脚时尽可能地按压每个脚趾与脚底的"涌泉穴",时间以15分钟为好。

(3)按摩穴位:①揉关元穴。关元穴位于人体前正中线的任脉上,在肚脐下3寸(同身寸,即每个人自身大拇指的宽度为1寸,下同)。可以用一手的中指在穴位上按揉,以穴位点甚至整个腹部有酸胀感为最好,每次5分钟,宜睡前进行。关元穴还可与曲骨穴配合着同时进行按摩。曲骨穴也在任脉上,人体的前阴上方可摸到一个骨头,即耻骨联合,曲骨穴就在耻骨联合上缘。按摩时,可用食指中指分别按摩关元、曲骨,两穴正好相隔2寸,每次5分钟。②揉腰眼。腰眼穴位于后腰部,与两侧髂嵴相平,人体正中线旁边3.5寸各一个。按揉时,可以坐在凳子上,两手握拳,背在腰后,用拇指突出的关节按住腰眼,做旋转用力按揉,以酸胀为好,每天环揉50次。还可加上擦腰动作,即用两手手掌心紧按腰部,用力上下擦动,动作要快速有劲,直到发热为止。

(4)食疗:①取上等陈香菇、红枣各40克,冰糖20克,鸡蛋2个,一同放入容器内蒸熟。每天早上吃1次,连吃7天,即可见效。②取糯米300克,用瓷碗盛装,加水放入锅内用明火蒸熟,再拌入约 20 克冰糖,继续用文火蒸 5 分钟。连吃 7 天,即可见效。③冬虫夏草,每天 3～6 个,泡水代茶,泡数次后嚼服虫草。④枸杞子 9 克、覆盆子 9 克、桑葚子 9 克、金樱子 9 克,泡水代茶。⑤芡实 50 克、黑芝麻 15 克、炒薏米 50 克、桂圆(去皮)10～20 个煮粥。

(《老人春秋》2013 年 1 期上)

从刘备之死谈慢性腹泻

蜀章武二年,即公元 222 年,昭烈帝刘备为报义弟之仇,兴兵伐吴。起初,夺关斩将,势如破竹,后遇劲敌陆逊,在彝族一战,"七百里连营"被烧殆尽,于是退守白帝,一筹莫展。此时刘备又悔、又恨、又忧,终日闷闷不乐,病了起来,时值公元 223 年 2 月,至 4 月病情更加严重,此时他自知病入膏肓,不久于人世,就请来诸葛亮,临终托孤,并立下遗诏。晏驾时,享寿 63 岁。

刘备遗诏的开头几句是这样写的:"朕初得疾,但下痢耳,后转生杂病,殆不自济……"用现在的话就是说:"起初得病,只是腹泻,后来又出现了其他症状,越来越重,难以治愈了。"从现代医学的观点来看,刘备患的可能是慢性腹泻。

腹泻分为急性和慢性两种,当腹泻的病程超过 2 个月时,就叫慢性腹泻。慢性腹泻的原因非常复杂,不一定由肠道炎症引起,有时有些疾病在早期的表现不典型,可仅表现为慢性腹泻。

糖尿病　是常见的内分泌疾病,由胰岛素绝对或相对缺乏引起,主要表现是多饮、多食、多尿、体重下降。糖尿病引起的腹泻与其导致的胃肠道自主神经病变有关,腹泻呈顽固性、间歇性,发作或为几天至几周,间歇期或数周至数月。腹泻昼夜均可发生,约 5% 的腹泻病人同时有脂肪泻。

甲状腺功能亢进症　是由于甲状腺激素分泌增多引起的一种高代谢疾病,主要表现有心慌或心动过速、怕热、多汗、食欲亢进、消瘦、体重下降、疲乏无力、情绪激动、眼球突出、甲状腺肿大等,由于肠道蠕动快,消化吸收不良而大便频繁甚而慢性腹泻,一般大便呈糊状,含较多不消化食物。

以腹泻为首发表现的肝癌　肝癌患者抵抗力降低,肝脏解毒功能下降,肠黏膜在有害化学物质的刺激后产生肠毒素,促使肥大细胞增殖,释放组织胺,使肠黏膜变性水肿、通透性增加,对水分的重吸收减少,分泌增加,致大量水分排入肠腔内引起腹泻。

大肠癌　多发生在中年以上,位于左结肠者常为环状生长,产生不同程度的

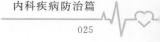
肠梗阻,伴有排便习惯改变。当肿瘤有糜烂、溃疡、坏死时,可表现为腹泻、血便和里急后重;位于直肠者主要表现为血便、排便次数增多、排便不畅和里急后重。

克隆病 又称节段性肠炎,发病年龄主要在 20～40 岁,起病缓慢,以腹痛、腹泻开始,逐渐加重,大便稀或水样,常无脓血。病变肠段的炎症、蠕动增加及继发肠道吸收不良是引起腹泻的主要原因,多为间歇性发作,病程后期呈持续性。溃疡性结肠炎女性多于男性,起病可急可缓,症状轻重不等;腹泻系炎症刺激使肠蠕动增加及肠内水、钠吸收障碍所致,轻者每日排便 3～4 次,或腹泻与便秘交替,重者排便次数频繁,粪便多为糊状,混有黏液、脓血,本病可有结节性红斑、虹膜睫状体炎、关节炎等肠道外症状。

引起慢性腹泻的原因还有很多,如慢性胰腺炎、胰腺癌、肠道神经官能症、药物等。可见,出现慢性腹泻不可掉以轻心,应当进行认真的检查。只有查清病因,才能得到正确的治疗。

(《家庭医学》1999 年 7 期)

从桥本龙太郎之死谈肠道缺血

2006 年 7 月 1 日,日本前首相桥本龙太郎病逝,享年 60 岁。桥本龙太郎 6 月 4 日因腹部疼痛住进东京国立国际医疗中心,诊断为肠道缺血,并接受了肠切除手术。术后,他一直在重症病房接受治疗,6 月 30 日,桥本龙太郎病情加重。

肠道缺血绝大多数发生在中老年人身上,是指供应肠道血液的血管因某种原因发生阻塞,致使肠道的血液来源减少或丧失,不能供肠道的生理活动所需,肠壁发生淤血、水肿或溃疡,严重者还发生坏死、出血、穿孔和腹膜炎。可使肠道血管受阻的原因很多,对中老年人来说最主要的是动脉粥样硬化。

根据肠道缺血程度,本病通常分为 3 个临床类型:即坏死型、狭窄型和暂时性缺血型。

坏死型 发病急、进展快、病程短、预后差,是肠道血管急性严重缺血所致。主要特点是:急性腹痛,常突然发生,呈阵发性加重,有时呈绞痛,部位多在左下腹。大便异常,可有血便或腹泻,腹泻物中有时可见坏死肠黏膜,有恶心、呕吐、腹胀等症状,严重时可休克。

狭窄型 发病较慢,进展较缓,病程较长,预后相对较好,是肠道慢性缺血所致。主要特点是:有反复发作史,腹痛常有诱因,多因进食或过饱诱发。一般在进食后 15～20 分钟开始腹痛,持续 1～3 小时。患者因腹痛常不敢进食,因而体重减轻,活动过度亦可诱发腹痛,但也有无任何诱因发生腹痛者,可并发不完全性肠梗阻和吸收不良综合征。

暂时性缺血型　病情轻,预后好,是肠道一过性缺血所致,数日后可自愈。钡灌肠或纤维结肠镜检查,无异常发现或仅有淤血、水肿,几个月后复查则恢复正常。

肠道缺血病情来势凶猛,后果严重。由于早期诊断比较困难,因而容易造成误诊。因此,凡 40 岁以上中老年人,特别是患有动脉硬化、多发性动脉炎、结节性动脉炎及血管闭塞性脉管炎等血管病史者,如出现反复的餐后腹痛、肠功能障碍、体重下降三大症状时,应考虑到肠道缺血的可能,须及时到医院检查治疗。对于腹痛急性发作且逐渐加重者,应尽快做手术治疗,切不可犹豫拖延,治疗不及时会加重病情而危及生命。

肠道缺血重在预防。主要应注意饮食节制,不可暴饮暴食,少进食含脂肪高的食物;平时多参加体育锻炼,运动可使血管扩张,增加血管弹性,促进血液循环,避免发生血管栓塞。对原有血管病史者,应积极治疗,防患于未然。

(《健康指南》2006 年 8 期)

两个脑梗死病例带来的启示

老王和老刘是一对好朋友,他们年龄相同,同在一个厂工作,同一年退休,同住一个单元。两人没事时就在一起聊天、下棋、看报。半年前,报纸上说溶栓能治疗脑梗死,老王不信,老刘相信,为此两人还争论了 1 个多小时。

3 个月前,两人正在下棋时,老王出现瘫痪,老刘要老王立即去医院,如果是脑梗死,就可以做溶栓治疗,老王不去,说到医院治疗花钱太多,就到附近的卫生所治疗,治疗 1 个月,没有一点起色,这才到医院治疗,经 CT 检查证实,老王患的就是脑梗死,但溶栓时机早已错过,只能进行常规治疗,老王在医院又治疗了 1 个月,病情有了好转,但已不能完全恢复,留下了后遗症,生活不能自理。在整个治疗过程中,老王总共花了 8000 多元。

无独有偶,老王刚出院,老刘又出现了偏瘫,老刘叫来儿子,要儿子把自己送到市医院治疗,儿子叫来了 120,不到 3 小时就到了市医院。做 CT 检查诊断脑梗死,医生认为老刘目前的情况适合溶栓治疗,征得老刘的儿子同意后,使用尿激酶进行溶栓,结果不到 30 分钟,老刘瘫痪的肢体开始恢复功能,两天后完全恢复正常,治疗 7 天出院。在医院总共花了 3000 元。

老王和老刘,同属脑梗死,结果却不同,一个花钱多,没有治愈,留下后遗症,一个花钱少,完全恢复正常。

　　脑梗死是中老年人的常见病,过去由于认识水平及医疗条件的限制,绝大多数治疗效果不好。近年来发现,脑梗死发生后,脑细胞的坏死在早期是可逆的,如果在早期能够及时地将血管再通,恢复血液供应,脑细胞可恢复正常,如果持续时间过长,即使恢复血液供应脑细胞也会不可逆地死亡。目前,将脑梗死发生后6小时内定为溶栓的时间窗,即在发病6小时内将血栓溶解,将脑细胞从死亡的边缘抢救过来,因而有些专家将发病后6小时称为黄金6小时。

　　从上面两个病例我们可以得到这样的启示,瘫痪后一定要争分夺秒,及时赶到医院,做CT检查,确诊脑梗死后不失时机地溶栓。当然,不是每一个能及时赶到医院的脑梗死病人都可以溶栓,还有一些条件限制,如除了6小时的时间窗,还需要经头颅CT证实没有脑出血、3周内没有消化道出血和尿血史、2周内没有大的外科手术史等。但不管怎样,只有及早到达医院才是脑梗死溶栓的前提。

(《健康》2002年2期)

四招治疗脑梗死

　　我国急性脑梗死的基本治疗模式,多年来仍然停留在依赖于药物的选择和应用阶段。患者从住院到出院,始终处于被动接受药物治疗的状态。由此产生了一系列严峻的问题:

　　泛用疗效并不确切的药物,耗费大量钱财,却没有得到科学的治疗。

　　长期卧床,营养障碍,继发各种感染。

　　住院期延长,增加医药费用。

　　对脑梗死后期患者缺乏合理安置,导致治疗缺乏连续性。

　　近年来,脑梗死的治疗发生了很大变化,疗效有了很大提高,治愈率升高,复发率下降。现在将这些新进展和新技术的使用介绍如下。

治疗的最佳场所:卒中单元

　　什么是卒中单元,不仅很多老百姓没有听说过,更严重地说,在医务人员中,如果不在神经科工作,其他专业的医生和护士也不一定知道,因为卒中单元这个词的出现只是近几年的事情。

　　如果对卒中单元这个词陌生,我们先看一个例子就明白了。在过去,许多人结婚以后没有房子住，就住在单位的职工宿舍，十几平方米的一间房子，人住在房间里，做饭在走廊，使用的是公共厕所，所住的房子就叫宿舍。后来，情况有了改善，单位分了房子，不管房子有多大，不管是一卧一厅还是三卧二厅，里面有了卫生间和厨房，就叫作单元房，因为住的地方有了相应的配套设施。

卒中单元就相当于一个独立的单元房，它是一个集脑卒中患者诊断、治疗、护理、营养、物理康复、心理治疗以及医学科普教育为一体的，独立的或相对独立的综合性病区。它的基本目标是营造让患者"主动接受治疗"的医疗环境，预防一切可能的并发症。在卒中单元里除了神经科医师和护士外，还有一支接受过专业训练的、辅助治疗为主的医疗队伍，其中包括物理治疗、职业训练、语言训练、神经心理等。

在工作比较完善的卒中单元里，还指导患者以及家属共同参与整个治疗计划，为患者出院后在家里自我训练或患者转到社区医疗中心做积极准备。

效果最快的药物治疗：溶栓

一旦患脑梗死，最快的最见效的治疗是什么？现在我们知道，这种方法就是溶栓治疗。

超早期溶栓治疗是脑梗死治疗的关键。在发病后 6 小时内进行溶栓治疗，那么瘫痪的肢体就可能完全恢复正常；相反，假如错过了这个时机，那么瘫痪肢体的恢复将十分困难，甚至遗留下终身瘫痪的后遗症。

脑梗死的溶栓治疗有两种方法，一种是通过静脉输液的方式将溶栓药物输入血管，药物随血流到达血栓部位。另一种方法是介入溶栓或者叫动脉溶栓，介入溶栓是在脑血管造影监视下的实时溶栓，可明确血管栓塞部位、有无侧支循环建立、是否伴有血管狭窄及溶栓后血管是否再通等情况。与静脉溶栓比较，介入溶栓的治疗时间窗可以适当延长；溶栓药物用量相对较少，全身不良反应少；血管再通率提高。最近几年，一些医院还开展了机械取栓，适用于大血管闭塞的病人。

血管狭窄的治疗：支架

脑梗死治疗的重点应当是脑血管。在过去甚至现在的很多医院，由于条件及认识的限制，并没有进行脑血管方面的检查。如果脑血管狭窄在中重度以上，不治疗容易导致脑梗死。

患了脑梗死，常规应该做颈部血管彩超或经颅多普勒（TCD）检查，或者做CTA 或 MRA 检查，发现有血管狭窄，应当进一步做脑血管造影。脑血管造影虽然是一种创伤性检查，但在脑血管病的诊断治疗和术前评价中，有不可替代的作用。

支架的植入是在脑血管造影的支持下进行的,应用特殊的导管导丝将支架送到狭窄部位,再将支架撑开,就可以将狭窄的血管恢复到正常血管的粗细。近年来,支架在不断改进,也更加安全,在局麻下还可以与医生谈笑风生地进行交流,将自己的不适和感觉的变化及时告诉医生。

近几年来支架保护伞的应用,使得安全系数得到了更大提高。手术中在放支架之前,先把伞撑起来,这样即使手术时有一些小的栓子掉下来,也会被过滤伞兜住,不会跑到血管其他部位。

不可忽视的重要手段:康复

康复治疗实际上是一个系统工程,就是采取各种措施,使患者残存的功能得到最大限度发挥。包括家庭设施的改善,患者着装的改善,使患者能够最大限度地利用残存的功能,回到社会中去。

康复治疗分为急性期康复和恢复期康复。在急性期康复主要是为了避免并发症,避免废用综合征,在急性期要保持关节活动度,保持一个良好的体位,在恢复期主要是利用各种器械,让患者进行主动锻炼、被动锻炼。这样能够使患者尽量开发出潜在的功能。

及早进行科学合理的康复训练,对降低脑血管病致残率、减少并发症、提高患者生存质量至关重要。国外最新观点认为,脑血管病康复应从急性期开始,甚至在发病后第 2 天就可以配合康复训练。

(《家庭医学·新健康》2008 年 10 期)

体检,不妨加上颈动脉彩超

现在,人们对健康管理越来越重视。但是,体检中心的体检项目都是套餐,没有针对性及个体化,套餐内可能会列入一些并不重要的项目或不需要定期体检的项目。将颈动脉检查列为体检项目,对于 50 岁以上的中老年人来说是很重要的。

颈动脉检查为何重要

颈动脉是人体向颅内供血的主要动脉,正常时它供给脑组织 85% 的血液。在这条血管上有一个分叉,由于血流动力学的方向改变,所以在分叉的地方特别容易形成动脉粥样硬化斑块。斑块会使得血管腔越来越狭窄,最后甚至会出现堵塞。一方面斑块会造成脑部供血不足,另一方面这些斑块脱落后形成血栓,随着血流漂向脑内,阻塞血管导致脑梗死。研究显示,大部分的缺血性卒中与颈动脉狭窄有关。

发现颈动脉狭窄怎么办

关于颈动脉狭窄的治疗,一般来说遵循以下几点:

1. 有临床症状患者需重视　对于有临床症状的患者,首先要对自身的血管尤其是颈动脉高度重视。可以通过超声或者 CT 血管造影,对颈动脉狭窄程度做出判断。对于颈内动脉狭窄 50％ 以上、有临床症状的患者,或狭窄大于 70％、有高危因素和家族史的患者,均应采取外科干预治疗,这样可以有效减少脑缺血性卒中和偏瘫事件发生。

2. 轻度狭窄患者需要控制病变　对于颈内动脉轻度狭窄患者,可以通过规律服药、适当锻炼的方式来控制病变进程,需要每半年复查一次血管超声。对于中、重度狭窄患者,可以通过颈动脉内膜切除术切除增厚的内膜及斑块,或者通过颈动脉支架植入进行治疗,都可以获得很好的效果。

3. 有严重并发症需选择治疗方式　对于明确伴有严重并发症的患者,如心衰、冠心病伴有不稳定心绞痛、半年内新近发生心梗或肺部疾病,采取颈动脉支架植入治疗比颈动脉内膜切除术治疗有明显的优势。另外,具有一定解剖上的困难及再次手术的患者也应采取支架植入治疗。对于有症状,或颈动脉迂曲严重、钙化病变严重、溃疡型斑块严重、颈动脉直径较细或支架后再狭窄的患者,除非确有禁忌,否则颈动脉内膜切除术应是首选。

4. 早发现早治疗很重要　不管怎么说,早期发现早期治疗才是最重要的。中年以上的男性以及绝经后的妇女,长期患高血压、糖尿病、高血脂及吸烟、肥胖的人易患颈动脉狭窄。这些人易出现动脉内膜的深层脂肪变性和胆固醇沉积,形成粥样硬化斑块及各种继发病变,使动脉管腔狭窄甚至闭塞,其中颈动脉是常受累的部位。另外,冠心病或下肢动脉硬化闭塞症的病人也应警惕是否同时患有颈动脉狭窄。因此,有上述情况应进行检查,了解颈动脉情况。

(《大众健康》2016 年 2 期)

小中风更要立即就医

某医院一位中层干部,在家正做饭时,突然出现一侧肢体无力,就急忙下楼去医院,刚下楼肢体无力又恢复正常,就认为没事了又回到家里,谁知第 2 天又出现同样一侧肢体无力,同时又出现对侧一眼看不见东西,就到眼科治疗,眼科把他转到神经内科,诊断为脑梗死。按理说,医院的工作人员具备一定的医学知识,应该能够察觉疾病的蛛丝马迹。事实证明,无论是谁,在大病小征兆面前"轻敌",都会引起严重的后果。

中风,众所周知是攸关性命的"大病",但当"中风"前面加上一个"小"字,多数人的警惕性就会打个折扣,认为小中风,就是轻微中风,治不治没关系,还有的人认为不治疗就恢复了有啥可大惊小怪的,结果是小中风惹出了大麻烦。

小中风即通常说的"短暂性脑缺血发作",由小的血栓阻塞脑部血管引起,由于血栓较小,堵住血管后很快溶解或者被血流冲走,堵塞的血管再通,症状很快就没有了。小中风的症状通常都会在几分钟之内恢复正常,因而会被很多人忽视。

小中风是脑血管病的一个重要类型,也是脑梗死发生前重要的预警信号,提示这个患者处在脑血管病的危险状态。如果不能够及时识别和处理,有很多病人在出现一过性脑缺血以后的 24～48 小时之内,会重复发作,在 7 天之内演变为脑梗死的比率是 8％～10％;在 3 个月之内有 10％～20％的病人会演变为脑梗死。再换个说法,小中风就类似于我们知道的心脏病之一——心绞痛,开始时出现几分钟难以忍受的心前区疼痛,疼痛出现几次后就有可能出现不缓解的疼痛,持续几个小时或以上,就是发生了心肌梗死。

因此,出现一过性的肢体无力、麻木、言语不清、视物不清等情况,一定要及时就医,病情稳定后要做相应的检查,检查一定要全面(尤其是在血管方面),如心脏彩超、脑血管造影、CT 血管成像等,不可以掉以轻心。发现问题后该做啥治疗就做啥治疗,更要重视复查。

(《家庭医学》2016 年 11 期上)

高温天气更应预防中风

传统观念中,寒冷天气是中风的高发季节。但最近几年来的统计数字表明,在夏天,尤其是高温天气,中风的发病率也在增高,许多大医院的神经内科病房会反复出现中风病人爆满加床的情况。

　　高温天气使中风患者增加的主要原因是,当气温上升到 32℃ 以上时,人的体温主要靠出汗来调节,大量出汗将严重消耗体液,若不注意及时补水或补水不足,血液会浓缩,血小板易于凝聚,血流会变慢,易形成血栓,血栓若堵住了大脑的动脉,就会发生缺血性中风。另外,夏天出汗虽然能使体温散失,但皮下血液循环量比平时高 5 倍。尤其对于老年人来说,这"额外"的血液循环不仅会使血压不稳,还会因血容量不足和血黏度增高诱发缺血性中风。

　　可见,在高温天气的日子里更应注意中风的预防。主要措施如下:

　　控制血压　35 岁以后,高血压发病率就有较大幅度的增加。青壮年时期是高血压预防的主要阶段,通过各种健康教育,改变人的行为方式,避免食盐摄入过多,改善肥胖,调节紧张情绪等诸项措施,可达到预防高血压的目的。如果高血压通过上述方式不降,就应当正规服用药物。

　　合理膳食结构　血脂不仅与脑中风发生有关,而且与高血压发生也有联系。膳食脂肪摄入应限制在总热量的 30% 以下,其中饱和脂肪酸、多聚不饱和脂肪酸和不饱和脂肪酸应各占 1/3 左右。同时,胆固醇的摄入量应限制在300mg/天之内,碳水化合物可占总热量的 50% 或以上。食物应以谷物、豆类、蔬菜、水果等高碳水化合物、高纤维、低脂食物为主,少进食肥肉、动物内脏、蛋黄、全乳制品,食用适量的家禽、瘦肉和鱼类。

　　戒烟和减少饮酒　酒精可直接作用于脑血管平滑肌引起血管痉挛,还可通过使血小板增多导致脑血流调节不良、心律失常、高血压、高血脂,这些均可增加脑血管病的发生概率。动脉内有反应过强性内皮细胞,烟雾中的一氧化碳可以使这种细胞肌球蛋白收缩,血管通透性升高,加速动脉硬化,增加发生卒中的危险性。

　　参加适当的体育活动　体育活动对控制体重、增强心脑血管功能具有极大好处。但应尽量避免到高温下活动,以防因腹泻而导致体内水分大量丢失。夏季多饮水是防止血液黏稠度增高、预防血管栓塞最简单有效的方法。老年人每天需饮水 2000～2500 毫升,可饮白开水或淡茶水,每天分次多饮水。

　　防止复发更重要　脑梗死和脑出血的复发率约 15%～30%,复发的原因与血压不稳定有关。国外做过对一组中风病人恢复后 4 年的随访,其中高血压控制良好组复发率为 16%,控制尚好组复发率为 32%,控制不好组复发率为55%,所以中风以后不能放松治疗,尤其是容易引起中风复发的诱因,必须特别当心并予以控制。

(《健康导报》2005 年 8 月 1 日)

从日本首相小渊惠三患病谈混合性中风

当地时间 2000 年 4 月 2 日 22 时 30 分左右,日本官房长官青木干雄紧急召开记者会,宣布首相小渊惠三在 4 月 2 日凌晨因过度疲劳、身体不适而住进东京顺天堂医院,目前正在接受检查,状况尚不清楚。4 月 3 日上午,日本代理首相、官房长官青木干雄再次召开紧急发布会,证实前一天入院治疗的小渊惠三是因为"过度疲劳"引发脑梗死,目前已陷入昏迷状态,脑部出现出血症状,不得不借助人工呼吸器来进行呼吸。

日本首相小渊惠三在这么短的时间内,既发生了脑梗死,又发生了脑出血,并不是巧合,从医学的观点来看,这种情况叫混合性中风。

中风即通常说的急性脑血管病,是目前致人类病死的三大原因之一。按照传统观点,将其分为出血和缺血性两大类,两者是截然相反的,也就是说不会同时发生。然而,随着新技术的应用,研究者发现脑梗死与脑出血这两种疾病,确实可以同时或先后发生在同一病人身上,这就出现了混合性中风的概念,即同一中风病人经头颅 CT 检查发现同时或短时间内(48 小时以内)脑血管出现出血和梗死。这种情况的出现是由于出血和梗死有同一病理基础,即高血压动脉硬化。

混合性中风的治疗不同于单独的脑出血和脑梗死,两者同时存在不仅使脑部损伤加大,病情加重,而且也会相互影响。如对脑出血使用止血药物会使血管中的血栓进一步加大,梗死面积相应增大,对脑梗死使用扩张血管或抗凝血药物会加重脑出血。因此,如果有混合性中风,在没有检查之前就盲目地按照脑出血或脑梗死进行治疗,必然会使病情恶化。

有高血压动脉硬化的中年老人突然出现肢体麻木、瘫痪、言语不清、视物不清、眩晕等症状时,不论病情轻重,不应盲目治疗,均应立即到医院进行有关检查,如果是单纯的脑梗死或脑出血,对其进行相应的常规治疗即可,如果是混合性中风,治疗就复杂,这时应当分析脑梗死和脑出血谁比较严重,就暂时以谁为主,但需要各方兼顾,千万不能顾此失彼。

(《健康》2000 年 10 期)

中风患者不能转运是认识误区

　　得了中风,患者需要救治,当地的卫生所或医院不具备抢救治疗的条件,怎么办? 首要的任务是应当转到更好的医院,然而,我们在工作中发现,当一些患者需要转到上一级医院时,家属怕路上有危险,不让搬动,甚至有的医生也认为不能转运,结果浪费时间,耽误治疗,最后发展到不可收拾的地步。

　　过去,确实存在交通不便利等因素,给转运造成困难,如有的村庄离县城较远,虽说只有十来里,但交通不便路不好走,没有任何较快的交通工具,更谈不上救护车了。现在,交通绝大多数便利,几十里的路程要不了多长时间,如果及时转院,病人会得到及时而合理的治疗。

　　举个例子,脑出血是危重疾病,发病后如果出血较大,就可能需要手术治疗,如果在较小的医院治疗就没法手术,到上级医院治疗才是上策。可是,有的病人在基层医院拖着五六天了,家属就是不转。还有的在医院里到几十米远的CT室复查个 CT 也不去。

　　再如,蛛网膜下腔出血是死亡率更高的脑血管病,发病后绝大多数表现为头痛、呕吐,其主要原因之一是颅内动脉瘤,这个动脉瘤如果不及时手术,随时可能再出血,俗称人脑内的"定时炸弹",由于有些人不愿转院,想等过了急性期再转,结果有的等不到时间就又破了。2014 年,著名演员赵本山在上海期间动脉瘤破裂,先在一家条件不太好的分院治疗,由于及时转院及时治疗,完全康复,到春节又登台演出。如果不转院,后果会如何就不好说了。

　　脑梗死发生后,溶栓最好在脑卒中发生的 6 小时以内进行。因此,如何在最短的时间内将病人转运到医院,成为脑卒中成功救治的关键。任何环节的延误都可能使受损的大脑细胞失去存活的机会,造成功能残疾。

　　急救人员到达抢救现场后,会对患者的意识水平、血压等基本生命体征、发病经过、临床表现进行简单而有效的评估,初步判断患者是否发生了脑卒中。一旦怀疑患者发生了脑梗死,要尽可能快速、安全地将其转运到最近的医院或卒中中心。也就是说,此医院最好能在患者发病 6 小时内进行溶栓或取栓治疗。当然,如果到达此医院需要超过更长时间的车程,就应选择转运到最近的医院进行救治。最终目的是在患者发病后尽可能短的时间内对其进行积极、有效的治疗,恢复受损脑组织的血流,挽救尚未坏死的脑组织,最大限度地保留脑功能,从而恢复患者的社会功能。

(《健康报》2015 年 11 月 19 日)

中风患者应加强心理康复

在中风后的治疗和康复过程中,有一种情况还没有被足够的认识,那就是中风患者抑郁症的发生率非常高,抑郁症又严重地影响了中风的康复。

中风后的心理变化

对于中风患者来说,中风的打击是极大的,躺在床上意味着自己不能再像过去那样正常生活,治疗疾病要给家庭增加巨大负担,一家人还要停下工作护理自己,自己又会觉得低人一等。因此,中风患者的心理变化可想而知。研究证明,中风患者的心理变化要经历下面五个阶段。

(1)震惊期:中风之后,中风患者,特别是事业正处于上升期的中青年人,对突发而来的中风缺少心理准备,致使骤然处于身体休克和精神恍惚之中,表现出感情上的麻木、震惊,这一阶段可以持续数小时或数天。

(2)否定期:当事者不相信自己患了这么严重的疾病,经抢救脱险后有一种"死里逃生"的庆幸,但对自己的病情和可能终身残疾的后果缺乏认识,希望哪一天早上醒来或有一剂神奇的药物就能使残疾迅速消失。

(3)抑郁期:经过一段时间治疗,患肢功能未见改善,病人一旦明白自己有可能落下残疾时,表现为痛苦悲哀,心情压抑,焦虑烦躁,对所有的人或事物都失去兴趣,不愿同熟人接触。这一阶段持续数周或数月。

(4)对抗独立期:主要表现为拒绝合作或抗拒治疗,生活上能干的事情比如洗脸、吃饭或上下床等,也要依赖陪护而不愿自己动手。参加康复训练不积极,不愿意出院等。

(5)适应期:表现为承认自己的残疾现实,并积极配合家人和医院,采取各种措施适应残疾,寻求减轻痛苦的方法,在家中不再处于被动依赖的地位。

身心康复训练

中风患者应当了解自己的病情,了解什么是中风、中风发生的原因、带来的后遗症、最好和最坏的治疗结果以及相关的康复知识,尤其是加强心理治疗和心理康复,这可以给中风患者自己和亲人带来战胜疾病的力量。

(1)制订每天的日程,从锻炼到娱乐,一份排得满满的日程可以使人觉得生活有奔头。

（2）建立近期和远期目标，将医疗和功能训练分成许多能够实现的具体目标。每当患者在预计时间内完成一个步骤，就会为下一个目标准备积极的心态和跃跃欲试的情绪，这样可以帮助患者重新建立自信心。

（3）定期安排户外活动，自然风光、娱乐活动以及繁忙的外部世界，会使人感觉到并没有因为疾病或照顾病人而与世隔绝。

（4）进行自我监督，在亲人帮助下，患者可以对自己的言行进行监督。

（5）寻求群体支持，中风后遗症使患者与病前的社会群体之间产生深深的界沟，任何开导和鼓励都无法改变这一现实。然而，世界上有许多同病相怜的人，病友们在一起互相开导，互相鼓励，交流对未来的设想，可以减轻彼此心中的恐惧、孤独和痛苦。

（6）无论对患者还是亲属，心理障碍都会影响健康，妨碍甚至抑制康复治疗的进程。所以，一旦出现明显的心理障碍，应该马上请医生通过药物和心理治疗及时纠正。

（《中国中医药报》2005 年 10 月 26 日）

毕加索患有偏头痛

不久前，一位名叫费拉里的荷兰籍神经病学家得出了一项重要的研究结论，他认为世界著名的现代派画家毕加索之所以能够绘出众多抽象画，主要是因为他当年患有一种叫偏头痛的疾病。

费拉里说，他经常接触一些患偏头痛的人，并要求他们将病发时见到的影像画下来，随后他偶然发现毕加索的画作与那些患偏头痛的病人绘出的画像十分相似，特别是毕加索 1937 年后创作的一系列构图奇特的画作，如《哭泣的女人》《玛丽——泰莱丝》等作品，这些画作的共同点就是画中人像呈现垂直不对称。为了进一步验证设想，费拉里将毕加索的一些较少人知道的画作，与患偏头痛的病人绘出的图像放在一起，结果就连艺术史家和精神病学家也难以分辨。

偏头痛来源于古代埃及对一组头痛综合征的描述，是一种反复发作，搏动性的剧烈头痛，常累及一侧头部，也可双侧受累。表现为发作性的偏侧搏动性头痛，伴恶心、呕吐及畏光，间歇期后可再次发病。在安静、黑暗环境内或睡眠后头痛缓解。在头痛发生前或发作时可伴有神经、精神功能障碍。最常见于青年或中年女性。研究发现,偏头痛往往在两次月经之间的排卵期或月经来潮之前出现,而处于这一时期的女性体内雌激素含量远较平常要高得多。除了上述生理因素外,许多生活不良习惯也可成为偏头痛潜在的隐患。

某些食品能引起偏头痛发作,这些食物包括奶酪、某些酒类(红酒、雪莉酒、苹果酒和苦艾酒等均含一定量的酪氨酸)、火腿肠汉堡包、含单宁酸(鞣酸)的食品饮料、各种果脯类食品、隔夜饭菜等,另外,情绪、气候、药物、高原环境、屈光异常等也是诱因。预防偏头痛的最好办法就是避开这些常见触发因素和改变生活方式。

偏头痛的治疗包括两个方面:对症治疗及预防性治疗。对症治疗的目的在于消除、抑制或减轻疼痛及伴随症状。预防性治疗用来减少头痛发作的频度及减轻头痛严重性。如果头痛发作频度低小,疼痛程度轻,持续时间短,可考虑单纯选用对症治疗。如果头痛频繁发作,疼痛重,难以忍受,在对症治疗同时,给予适当的预防性治疗。

不论是对症治疗还是预防性治疗,均包括两个方面,即药物干预及非药物干预。对症治疗可选用非特异性药物治疗,包括简单的止痛药,非甾体消炎药及麻醉药。对于轻、中度头痛,简单的镇痛药及非甾体消炎药常可缓解头痛的发作。常用的药物有对乙酰氨基酚、阿司匹林、萘普生、吲哚美辛、布洛芬、颅痛定等。

(《医药经济报》2010 年 3 月 15 日)

从里根之死谈阿尔茨海默病

2004 年 6 月 5 日,美国前总统罗纳德·里根结束了与阿尔茨海默病长达 10 年的斗争,与世长辞。这个消息让全世界再次将目光聚焦于阿尔茨海默病这个严重威胁人类健康的疾病。

阿尔茨海默病是 1906 年由德国医师阿尔茨海默最先描述,并以他的名字命名的。1 例 55 岁的女性患者,在生前已多年遭受严重的记忆、语言和社交能力在内的认知功能障碍的折磨。阿尔茨海默在其大脑标本中发现了一些特殊结构并对其进行了描述,这就是我们现在熟知的老年斑和神经元纤维缠结。阿尔茨海默猜测,这些异常结构可能是导致这种疾病的病因,也可能是这种疾病所造成的结果,或者既是因又是果。时至今日,老年斑和神经元纤维缠结在阿尔茨海默病诊断中仍具有不可替代的重要意义。

20世纪70年代,神经病学研究揭示了阿尔茨海默病不同于一般衰老的神经病理学和生物化学改变。20世纪80年代,随着各国阿尔茨海默病学会和国际性组织——世界阿尔茨海默病学会(ADI)的相继成立,"阿尔茨海默病是一种疾病,而非单纯的自然性功能老化"这一概念被越来越多的人所接受,虽然年龄仍被认为是阿尔茨海默病的危险因素之一。1994年,ADI宣布每年的9月21日为世界阿尔茨海默病日。同年11月5日,美国前总统里根公开承认自己为阿尔茨海默病患者。

脑组织的衰老、萎缩、变性是阿尔茨海默病发生的基础。外界因素的作用,如感染、中毒、遗传、精神刺激等引起的机体代谢紊乱、功能减退也会导致阿尔茨海默病的发生和发展。大量临床病例证实,引起阿尔茨海默病的危险因素还有20多个,包括女性、高龄、丧偶、低教育程度、低收入家庭、饥饿、止痛药成瘾、长期使用抗酸药、性格内向、出生时母亲年龄较大、有头部外伤史等。

阿尔茨海默病病人记忆力明显下降,往往几小时或者几分钟之前发生的事就忘了,如刚吃完饭就说没吃,出了家门就找不到回家的路,不认识自己的亲人,不知道年、月、日,甚至连自己的名字也忘了。由于记忆力差,他们忘了把东西放在什么地方就疑心被别人偷走,有的还会产生被害、疑病以及认为自己变穷了等等不符合现实的想法,并且对此坚信不疑,也不能以亲身体验和经历加以纠正。病人工作效率和质量降低,经常出错,不能圆满完成以前熟悉的工作。阿尔茨海默病者的性格可能变得和过去完全不同,兴趣范围缩小,即使是以前很爱做的事情现在也兴趣索然,话多且内容重复,生活规律出现改变,起居无常。对人不热情,对亲人漠不关心,无故焦虑不安,郁郁寡欢,情绪变化不定,哭笑无常,爱激动,常为一点小事而吵闹。活动明显减少,举止幼稚似孩童,严重者一般生活也不能自理,穿衣如厕都需人照顾。许多人都曾饱受阿尔茨海默病的折磨。里根生命的最后日子,不能自行穿衣、进食,并丧失说话能力,而且完全丧失了记忆力。

阿尔茨海默病的诊断主要依靠临床表现、CT、核磁共振以及精神状态简易速检表或长谷川痴呆量表来评价。本病一旦确诊,男性平均存活时间2～6年,女性为2～3年。从疾病的第一征象出现开始,多在4～5年内死亡。

阿尔茨海默病的防治被称为"国际性难题",难就难在病人就诊意识淡,病因不明确,早期诊断难,有效药物少。所以,对它的治疗,主要是针对发病原因做各种不同途径的探索。

目前对阿尔茨海默病的治疗主要从三方面入手:一是激活脑细胞代谢,间接抑制痴呆发展;二是维持现存的脑功能;三是减轻因痴呆而产生的症状和并发症。由于各类型痴呆都导致脑血液量降低,所以脑血管扩张剂和脑细胞代谢促进剂成为基础药物,以改善脑血流,预防脑梗死和促进代谢。维生素 C 和维生素 B 的联合应用,也可大大减轻阿尔茨海默病的躁动兴奋和激越状态。

为防止脑细胞过早衰退,就要有意识地勤用脑,善用脑,使脑部血管处于舒张状态。每天坚持背诵文章、诗词或背诵数字,每天坚持伸展手臂、转动手腕、抛球接球、玩健身球等。国外研究发现,咀嚼功能与大脑中枢相互关联,咀嚼时通过下颌关节运动,使脑循环畅通,加强大脑皮质的活化,从而预防脑老化致阿尔茨海默病。所以,老年人缺失牙齿后应尽早镶上假牙以恢复咀嚼功能,预防阿尔茨海默病的发生。

(《健康生活》2005 年 3 期)

慈禧的面肌痉挛现代可治愈

慈禧太后操纵清朝政权达 48 年之久。这位视权如命的女人,为了显示其权势与高贵,十分注重仪表的修饰打扮。然而,有一种面部奇特的病症却使她时时不得安宁,这便是慈禧所患的面肌痉挛。

面肌痉挛也叫面肌抽搐症,主要表现为一侧面部肌肉不自主、阵发性的跳动,开始时很轻,症状不明显时可能仅自己感到面部肌肉跳动,别人看不出来,然后逐渐加重,直到表现为明显的面肌抽搐。一般在中年以后起病,女性多见,劳累、紧张、谈话等可使症状加重,严重时眼不能睁开,抽搐时无法自行控制,入睡后症状消失,以一侧面肌受损多见,双侧者少见。据清宫医案分析,慈禧早在光绪十四年即患有此病,直到死也没有彻底消失。

慈禧患此痼疾颇损"老佛爷"的尊容,御医想尽了办法也没有治好。其实,面肌痉挛不仅在古代十分难治,在医学十分发达的今天,也是治疗的难题。常用的方法有药物治疗,如各种镇静、安定、抗癫痫药物可减轻症状,用无水酒精注射于面部神经可暂时中断神经的传导,但都不理想。近年来的研究发现,肉毒杆菌毒素 A 和微血管减压术可达到较好的效果。

肉毒杆菌毒素 A 为厌氧梭状牙孢杆菌属肉毒杆菌产生的一种蛋白神经毒素,这种神经毒素的分子是由两种单元蛋白质组成的复合蛋白质,一种是对神经有极强毒性的神经毒素,另一种则对神经有某种安定作用。如果把这种复合蛋白质的两个单元蛋白质拆开,则其就丧失了神经毒性,反而显示出神经安定作用,用于抑制周围运动神经末梢释放乙酰胆碱,从而缓解肌肉痉挛。从其用于临床以来,很快以其特有的效果成为治疗面肌痉挛的第一线药物,明显地减少了手术的数量,因而具有效果显著、不良反应低、药效维持时间长、治疗无痛苦、方法简单、重复治疗效果好的优点。

微血管减压术是使用显微外科手术,将压迫于面神经根部的血管用涤纶片隔开,术后80％症状即可消失,另15％在数天内抽搐消失。国内有专家对253例面肌痉挛行微血管减压术后进行了远期随访,发现影响患者主观满意度的重要原因是复发,其复发率为4.3％,复发病例绝大多数发生于术后3年内。在这些复发的病例中,尽管客观上患者术后面肌痉挛未彻底消失,留有轻微抽搐或伴有轻度并发症,但痉挛程度缓解,又改变了术前痉挛不能为药物控制的状况,因而客观上患者仍对手术的效果满意。

(《健康必读》2005 年 5 期)

梵高自杀与神经梅毒

文森特·梵高是荷兰最伟大的画家,被誉为印象派的典型代表人物之一。他留下的 800 幅油画、700 幅素描,在他去世后的一百年内价格都涨到成千上万美元,仅一幅《加塞医生肖像》去年就卖到了 8250 万美元。

1890 年 7 月清晨,梵高开枪结束了自己 37 岁的人生旅程。画家梵高为何自杀,多年来一直是一个谜。过去人们普遍认为,梵高生前患有癫痫,在发病时曾经割下自己的一只耳朵,造成长期的耳部感染,非常痛苦,在不能自制的情况下自杀了。

最近,美国匹兹堡大学的艺术史学家阿伦·谢恩提出了一个与众不同的新见解,梵高自杀并非由于癫痫造成的痛苦,而是在理智与亲情支配下的以死相谏,希望以自己的生命唤起同胞兄弟提奥·梵高对其晚期梅毒的重视。

谢恩掌握的资料说明,由于光顾妓院,提奥患了梅毒,梅毒侵犯了提奥的神经系统,使他常常出现幻觉、麻痹和心理变态,梵高不愿看着弟弟走向死亡,以自己的死迫使提奥重视治疗自己的疾病。

梅毒是性病的一种,95％以上通过不洁性生活感染,有些人患梅毒后恐惧、害怕,有些人却认为没有什么,注射几支青霉素就会痊愈。还有些人根本不治,故意危害他人。其实,梅毒螺旋体不仅可侵犯皮肤和黏膜,还可侵犯骨骼、心脏及神经系统,常致残废,甚至危及生命。

梅毒螺旋体在感染人体 1 个月以后甚至延至 30 年,均有可能侵入神经系统,导致神经梅毒。早期多无症状,大多数在晚期才出现症状,由于侵犯神经系统部位的不同,临床症状也多种多样。

梅毒性脑膜炎 多在感染后 3～20 年发病,侵犯颅底脑膜,有头痛(后头痛多),颅神经功能障碍(复视、眼睑闭合不全等)。

血管神经梅毒 多发病于初染梅毒后 5～30 年,但也可见于感染后数月之内即发病。青年患者发病距初染间隔时间较中年者短,并常为青年卒中患者的主要病因之一。

脊髓痨 常在感染后 15～20 年发病,症状有感觉障碍(皮肤有冷或热感,有麻木,烧灼感,痛、温觉减退等)。皮肤干燥脱屑、肌肉萎缩,眼肌麻痹(斜视、复视、眼睑下垂等)以及性欲减退、阳痿、肌肉松弛等。

麻痹性痴呆 为梅毒螺旋体进入脑实质引起的一种慢性脑膜脑炎,约在感染后 10～25 年发生本病,有头痛、注意力不集中、神经衰弱、精神分裂症(精神淡漠、纵欲、夸大妄想、痴呆、欣快等)以及中风样表现(抽搐、偏瘫、失语等,数日可愈)等。

因此,劝君洁身自爱,不要追求婚外性生活,感染梅毒后一定要及时彻底治疗,反之会发生多种并发症,尤其是神经梅毒。如果有梅毒史的人日后发生上述神经系统疾病表现,应想到神经梅毒的可能,及早检查。

(《健康天地》1992 年 5 期)

癫痫治疗问答

1.癫痫患者都要用抗癫痫药物治疗吗 继发性癫痫应尽量查出原因做病因治疗。并非每个癫痫患者都需要用药,一般来说,半年内发作两次以上者,一经诊断明确,就应用药;首次发作或间隔半年以上发作一次者,可在告知抗癫痫药可能的不良反应和不经治疗的可能后果的情况下,根据患者或家属的意愿,选择用或不用抗癫痫药。

2.选用药物的原则是什么 根据癫痫发作类型、癫痫及癫痫综合征类型选择用药。首选疗效好、副作用小、价格低且供应充足的药物,昂贵的进口药物可作为备用药。药物联合治疗(即:两种药物同时应用)不要选用同类药物。

3.在哪种情况下需停换药 凡是出现过敏性皮疹、精神障碍、红皮病、造血功能障碍、肝功能明显损害时应立即开始逐渐减量。最后完全停用此药,对症治疗,且需更换抗癫痫药物。

4. 怎样进行换药治疗　开始服药 3 周内如果发作或发作频繁不应更换药物。每种药物服用一个月仍无效时方可考虑更换药物。发作不能控制并有副作用时亦应更换药物。换药时不能突然停用前药,正确的方法是前药逐渐减量,后药同时服用,逐渐增加到有效剂量,换药交替时间应有 5～7 天的过渡期。

5. 何时停用抗癫痫药　应遵循缓慢和逐渐减量的原则,一般说来,全面强直性阵挛发作、强直性发作、阵挛性发作完全控制 4～5 年后,失神发作停止半年后可考虑停药,但停药前应有缓慢减量的过程,一般不少于 1～1.5 年无发作时方可停药,有自动症者可能需要长期服药。

6. 哪些情况下不能停药　①脑电图有发展倾向者;②青春期的病人要继续服药至青春期以后;③脑部器质性疾病未根除者;④考虑到复发会引起治疗困难者。

7. 服药期间应注意什么　首先,要明确治疗目的、服药方法,遵守医嘱,不要随意减量、增量或更换药物。其次,注意毒副作用的出现,定期到医院复查,定期化验血常规及肝肾功能。最后,保持生活规律,不饮酒,避免过度疲劳、精神紧张、饮食过饱等。

8. 什么情况下需外科手术治疗　患者经过长时间正规单药治疗,或两种抗癫痫药物达到最大耐受剂量,以及经过一次正规治疗的,联合治疗仍不见效,可考虑手术治疗。目前认为,癫痫病灶切除术必须有特定的条件,基本点为:①癫痫灶定位须明确;②切除病灶相对局限;③术后无严重功能障碍的风险。

(《家庭生活指南》1991 年 1 期)

对癫痫认识的十个误区

1. 癫痫全是遗传所致　癫痫由遗传所致的只占 25％～30％,也即 70％～75％的病例与遗传无关。国外有人报道,13 名癫痫病人的 353 个子孙中,只有 11 人患癫痫,可见遗传因素在癫痫病的发生上不是主要的。所以,给病因未明的癫痫病人戴上遗传因素的帽子是不恰当的。

2. 癫痫无原因可查　癫痫病人中查不到明确病因的只占少部分,即便是这一部分,也多是由于受当地医疗条件限制,病因暂时未找到而已。随着 CT、核磁共振等医疗设备的应用,大多数癫痫病人可以查到患病原因,如脑内血肿、炎症、寄生虫、肿瘤、畸形等。因此,癫痫病人在治疗前一定要查明原因。

3.**癫痫病人不宜结婚** 一般来说,继发性癫痫在原发性疾病彻底治愈后可以结婚;如不能根治,可在病情相当稳定后再考虑结婚。至于原发性癫痫,经过治疗,症状已经控制,连续 4 年以上不发病,智力正常,对方又能理解,也可以结婚。

4.**四肢抽搐才是癫痫** 典型的癫痫大发作表现为意识丧失、四肢抽搐、咬牙瞪眼、口吐白沫等。但癫痫发作类型很多,有些仅表现为短暂失神、头痛、眩晕、呕吐、腹痛、嗅觉异常、记忆丧失等。如不仔细检查,可导致误诊。

5.**饮食不会诱发癫痫发作** 癫痫病人饮食要有规律,且不可过饥过饱,或饥一顿饱一顿。主要是因为饮食过饱可使体内血液循环重新分布,胃肠血液循环量增加,导致脑贫血时间延长;而饥饿过度又可降低血糖,均可影响大脑的功能,致使癫痫发作。

6.**癫痫病人可以吸烟** 烟草中有上千种有害有毒物质,其中一氧化碳、尼古丁、氰化物等均可使血液黏滞度增加,供氧状况不良,致使大脑缺氧,诱发癫痫发作。所以,癫痫病人勿吸烟。

7.**癫痫发作与精神刺激无关** 研究表明,当人受到不良的精神刺激后,大脑皮层的兴奋和抑制过程便失去平衡,出现以兴奋为主的失控状态,癫痫病灶便异常放电,并向大脑皮层扩散,依其扩散的程度不同而表现为不同类型的癫痫发作。所以,癫痫病人应避免不良的精神刺激。

8.**抗癫痫药可随意换用** 随便停药或换药,易导致癫痫发作或发作癫痫持续状态。正确的方法是:两种药物需重叠使用一段时间,即新用药物剂量渐增,原用药物剂量渐减,重叠期一般 5～7 天。

9.**癫痫病人用药剂量不可变** 鉴于人体代谢和排泄药物的速度有差异,抗癫痫用药应从小剂量开始,逐渐加量,直至达到理想的剂量,即能完全控制发作而又没有或很少有不良反应。如遇到发热、疲劳、睡眠不足、妇女经期异常等情况,药量可暂时酌加。

10.**抗癫痫药可引起智能低下** 研究认为,癫痫病人的智能障碍是多种因素共同作用的结果,如发作类型、发作频率、初发年龄、文化程度、服用抗癫痫药时间等,但一般认为最重要的是发作频率,尤其是全身强直性阵挛大发作的频繁发作对智能影响最大,而抗癫痫药一般认为影响最小。可见,因怕服药后引起智能低下而拒绝服药是不正确的。

(《解放军健康》1999 年 3 期)

手颤原因有哪些

　　震颤是人体某一部位节律性的、不自主的运动,明显的震颤肉眼就可以发现,小幅度的震颤可能需要通过敏感的记录仪测知。震颤可以是神经系统正常时出现的生理性震颤,可以是疾病过程中的唯一症状,也可能是疾病的症状之一。

　　1.生理性震颤　多因情绪激动、过度劳累、体质虚弱等因素所致,通常影响双手,但也可累及身体任何部位,主要表现为姿位性震颤,一般不影响日常生活,不需治疗。

　　2.静止性震颤　是指安静和肌肉松弛的情况下出现的震颤,表现为安静时出现,活动时减轻,睡眠时消失,手指有节律性地抖动,呈"搓药丸样",常见于帕金森病。

　　3.意向性震颤　小脑的主要功能是维持人体活动的协调与稳定,一旦发生病变,易发生"意向性震颤",表现为肢体有目的地接近某个目标时,在运动过程中出现的震颤,难以完成特定的动作。手抖得厉害,尚伴有走路蹒跚、说话口吃等。

　　4.姿势性震颤　在随意运动时不出现,肢体和躯干保持在某一姿势时才出现,多以上肢为主,常见于特发性震颤、慢性酒精中毒等病。

　　5.书写性震颤　主要表现为握笔写字困难,但从事其他手部精细动作时手并不颤。一般认为这种情况是由于大脑皮层功能失调,治疗上应以心理疗法为主,并增强体育锻炼及局部功能锻炼,必要时可配合安定、谷维素等药物治疗。

　　6.药物性震颤　是药物在发挥药理作用时出现的副作用,如抗精神病药、钙拮抗剂等可以引起,只要停用有关药物,震颤会很快消失。

　　7.癔病性震颤　癔症是由精神因素如生活事件、内心冲突、暗示或自我暗示,作用于易病个体引起的精神障碍。癔病患者发生震颤,常表现为多变与不规则性。多局限于一个肢体而较粗大。如果制止其患肢的震颤运动,震颤可转移至身体的其他部位。静止时或运动时都可出现。

　　8.甲亢性震颤　甲亢性震颤多局限于手指,很细微,两手平伸时才明显。常伴有心动过速、出汗、消瘦等代谢率增高的症状。此种情况需要化验甲状腺功能,治疗其原发疾病甲状腺功能亢进症。

　　所以,出现手颤(震颤)时,要查明原因,根据具体疾病进行相应治疗。

(《卫生与生活》2005 年 10 月 17 日)

新郎何以下肢瘫痪

小黄做新郎了,心里别提有多高兴,结婚这一天,宴席间互相劝酒,就多喝了几杯。第 2 天醒来,双腿不能动弹,妻子一看小黄下肢瘫痪可吓坏了,赶快叫来家人把小黄送进医院。医生对小黄进行了检查,对小黄和他妻子说:"你患的是周期性麻痹,今天就可以叫你走路回家。"经过补钾治疗,下午真的走路回家了。

周期性麻痹是一种与代谢障碍有关的、呈周期性发作的瘫痪性疾病,有低血钾型、高血钾型和正常血钾型 3 种,最多见的是低血钾型。低血钾型周期性麻痹的发病机理,主要与钾离子细胞内转移直接有关,其结果是血清钾降低,细胞膜趋极化,引起神经细胞应激性下降,导致骨骼肌松弛性瘫痪。

周期性麻痹的发病年龄以 20～30 岁多见,男性明显多于女性,发病时间以晨起或夜间醒来最多见,发作诱因以过劳、饱餐、受凉、饮酒多见,起病急,瘫痪两侧肢体对称,下肢重于上肢,严重者可引起四肢完全瘫痪,呼吸肌麻痹,心律失常,危及生命。小黄就是由于新婚之日劳累过度,又饮了酒诱发。

第 1 次出现瘫痪,化验是低血钾时,不能仅考虑周期性麻痹,如果没有家族史,是在高热使用退热药后或剧烈运动时大汗淋漓,很可能就是一过性的低血钾,补充钾盐完全恢复后,以后就不再发病。还要注意有无甲状腺功能亢进症、慢性肾小管性酸中毒、棉酚中毒等。其中以甲亢合并周期性麻痹最多,当周期性麻痹症状较重而甲亢症状不典型时,由于病人常多诉周期性麻痹症状,而临床上亦有典型的周期性麻痹体征,故对甲亢易造成漏诊。

周期性麻痹的治疗主要是补钾,日常生活中应注意下面几点:

1. **注意饮食卫生** 平时注意不吃腐烂变质食品,防止胃肠道感染引起的呕吐腹泻。因为呕吐腹泻会影响食欲,摄钾必然减少,同时又会失去钠钾,使血钾降低,诱发此病。

2. **消除诱发因素** 如在日常生活中,应养成规律的生活习惯,避免饮酒、高糖饱餐饮食、劳累过度、剧烈运动,患感染性疾病及外伤时应积极治疗。

3. **注意检查和治疗** 在发作间隙期多吃富含钾的食品,如橘子、香蕉等,每当感到口渴、出汗、肢体酸痛无力时,应化验血钾及做心电图检查,发作频繁者要每日口服氯化钾 3～6 克,严重时要住院治疗,以免造成严重后果。

(《家庭医学》1998 年 11 期)

咳嗽晕厥综合征是怎么回事

老申今年 62 岁,是退休老工人,咳嗽、咳痰已有 20 年,近年来加剧伴气喘。去年年底在一阵咳嗽后晕倒,约 1 分钟后清醒,由于醒后没有不适感觉,也没有伤着,就没当回事。可今年又有 4 次类似发作,老申到医院检查,大夫见老申胸廓前后径增大,肋间隙增宽,用听诊器在两肺底听到湿性啰音,拍胸片示两肺纹理增粗,做心电图正常。大夫告诉老申:"你患的是慢性支气管炎、肺气肿伴咳嗽晕厥综合征。"

咳嗽晕厥综合征是在剧烈咳嗽后发生短暂的意识丧失,但能很快恢复的一组临床综合征,原因很多,心、脑血管血流动力学的改变,精神因素的影响,都是引起这个综合征的最基本原因。近年研究认为,由于咳嗽时胸腔压力骤增,压力使颈动脉窦反应过敏,因而导致脑组织供血不足。不少学者认为,咳嗽引起的意识障碍,是因胸腔内压力增加,引起大静脉回心血量减少,进而影响左心室排血量,导致动脉压下降,脑血管灌注量不足,所以出现脑缺血症状。也有人认为胸腔内压力上升直接引起颅内压升高,或者大脑震荡,结果都使脑血管灌注量减少,而出现全脑供血不足。

咳嗽晕厥综合征的发病基础是老年性慢性支气管炎、肺气肿、支气管哮喘等慢性疾病,发作时多数为坐位或立位,急促阵咳后头晕、视力模糊,突然倒地意识丧失,历时几秒到几分钟,自行清醒,无后遗症。发作次数少则几年 1 次,多则一日几十次。

咳嗽晕厥综合征的防治在于消除咳嗽原因,预防肺部疾患恶化,控制体重,戒烟、忌酒。对剧咳、频咳,尤其是刺激性干咳者,要用消炎、祛痰、镇咳等药物治疗。出现连续性咳嗽时,要寻找安全场所,最好先取卧位以避免晕厥发生时造成意外。还要注意,痰黏稠不宜咳出时不要过分用力咳嗽,最好避免单独外出。

咳嗽是人体的保护性机制,咳嗽所致晕厥发生的时间具有不确定性,有咳嗽晕厥综合征病史的患者尽量避免从事高危工作,如患者预感到要咳嗽时,要停下工作取倚靠坐位或卧位,避免发生严重摔伤,晕厥发生时,在场的人应保持冷静,立即让患者平卧,头部稍低以增强脑部供血,解开患者衣领并使头偏向一侧,以防舌后坠堵塞气管,如短时间内意识不恢复,要送医院诊治。

(《大家健康》1990 年 4 期总 33 期)

胰岛素 该用就用

糖尿病的发病率呈现逐年增多的趋势。对于糖尿病的治疗,有运动疗法和饮食疗法、药物疗法,但更多的人必须要接受药物治疗,在药物治疗方面,有口服药物和注射胰岛素两种。

然而,在治疗糖尿病时,如果医生说需要使用胰岛素治疗,就常常听到有人说,不能用胰岛素,用了会成瘾。因而有些人只口服药物治疗,明知道口服药物没有效,也不用胰岛素。

口服降糖药要降低血糖,最终需要依赖胰岛素的存在,无论是协助胰岛素作用,还是促进胰岛素分泌,都不能没有胰岛素的参与。因此,仅使用口服降糖药治疗的前提是:患者的胰岛细胞必须有较好分泌胰岛素的功能。

口服降糖药主要应用于 2 型糖尿病患者。大部分 2 型糖尿病患者确诊时,胰岛素的分泌仅为正常人的一半,随着时间的推移每年以 3%～4% 的速度下降。所以口服降糖药在开始治疗 5～10 年疗效较好,但随着病程的延长,逐渐需要补充外源性胰岛素,甚至需要以胰岛素为主来控制血糖。

是否使用胰岛素要根据病情决定。对于 2 型糖尿病患者,很多情况下只需短期使用,如妊娠分娩、外科手术前后,出现急性糖尿病并发症和各种感染等。此外,人们新近发现,在 2 型糖尿病的早期,使用一段时间的胰岛素,能使已经受损的胰岛细胞得到休息,功能得以恢复。

如果由于自身胰岛素分泌不足,口服降糖药不能有效控制血糖,则可能需要长期加用或单独使用胰岛素。有部分患者经过一段时间的胰岛素治疗后,可以停用,恢复口服降糖药治疗。

糖尿病本身就是终身疾病,控制好了并发症就出现得晚,控制不好并发症就出现的早。既是终身疾病就要长期治疗,如果知道自己的病必须用胰岛素治疗,不听医生建议,只会出现不好的结果。请记住,不是用了胰岛素会成瘾,而是身体要求,该用时一定要早用。

(《医药经济报》2009 年 1 月 22 日)

糖尿病易并发心脑血管病

人艺著名表演艺术家李婉芬塑造过"虎妞""大赤包"等一系列艺术形象，给观众留下了永久的记忆。李婉芬生前患有严重的糖尿病、脑血栓、心脏病，2001年11月14日与世诀别。

一位朋友不解地对医生说："李婉芬咋患了这么多病呢？"其实，李婉芬所患的脑血栓、心脏病，皆由糖尿病引起。

糖尿病是常见的内分泌代谢疾病之一，常见的症状是三多一少，即多饮、多食、多尿和体重减少，化验时表现为血糖升高和尿糖阳性。糖尿病在其发展过程中，会发生各种各样的并发症，尤其是心脑血管疾病。

糖尿病合并高血压的患病率可高达 40％～80％，约为一般人口中高血压的4～5倍，女性糖尿病患者高血压患病倾向更大，糖尿病患者高血压患病率随年龄增加而上升，其患病率高峰年龄比非糖尿病患者提前10倍。

糖尿病患者所患的脑血管病主要是缺血性脑血管病，即以脑梗死占绝大多数，其发生主要与糖尿病患者凝血功能异常、血黏度增高、血管内皮损伤、血小板黏附力和聚集力增强有关。脑梗死发生后出现的症状有瘫痪、言语不清、半身麻木、饮水呛咳等，严重者很快进入昏迷状态，如果糖尿病患者没有糖尿病史而发生脑梗死，发病后又没有到有条件的医院进行检查，不适当的输注葡萄糖会发生高渗性昏迷，而此会以为是脑梗死本身的病情加重，导致判断失误。

有人对61例老年糖尿病患者进入随诊，发现糖尿病患者冠心病的发病率也较非糖尿病患者高，有22例并发冠心病，8例发生心肌梗死，8例中有3例无典型的心绞痛。

糖尿病患者应当注意预防和及时治疗心脑血管疾病，患了糖尿病后，不仅要坚持饮食控制，长期口服降血糖药物或皮下注射胰岛素，定期化验血糖和尿糖，根据血糖和尿糖情况调控药物用量，以便使血糖稳定在正常范围，从而推迟并发症的发生，还要定期化验血流变、血脂、糖化血红蛋白、同型半胱氨酸、尿酸，测量血压，做心电图检查，依据各种检查，在医生指导下服用相应的药物，不可迷信广告、道听途说，随便服用不可靠的药物。当有心脑血管疾病的症状或先兆时，一定要及时医院诊治。

（《家庭中医药》2002年1期）

久患牙周病应警惕糖尿病

我的邻居李老师,最近一年多来反复出现牙龈肿痛,刷牙时出血,看了好几个牙科医生,治疗效果都不好,二月前,一位内科医生建议李老师做个体检,结果发现糖尿病。经过治疗,血糖恢复正常,李老师的牙周病再也没犯。原来她的牙周病是糖尿病导致的。

美国密歇根大学牙科系的 George Taylor 教授认为,这两种疾病之间有复杂的联系:糖尿病患者易患牙周病。反之,后者也可影响糖尿病的治疗。研究发现,2 型糖尿病患者患牙周疾病是非糖尿病患者的 3 倍。为研究牙周疾病对糖尿病的作用,Taylor 教授比较了有轻度(或无)牙周疾病与有更严重牙周疾病的糖尿病患者的血糖控制情况,发现后者血糖控制差是前者的 6 倍左右。

口腔疾病和糖尿病的交汇点在糖尿病的并发症上,糖尿病的并发症遍布全身,导致牙周病的原因主要是牙菌斑,更精确地说是牙菌斑中的细菌。口腔内的牙菌斑是无所不在的,患有糖尿病的人抵抗力较差,一旦感染,伤口就不易愈合。因此患者只有控制好血糖,才有利于牙周病的控制。

糖尿病患者唾液分泌量会减少,相对来说对口腔内杂物的清洁效果也会降低。因此,有糖尿病的患者,其牙周病也会比较严重。专家指出,如果能尽早找牙科医师治疗,加上平常维护好口腔的清洁,糖尿病患者的牙周情况仍然可以保持在很好的状态。

另外,有一种非常少见的幼年型糖尿病患者,其牙周病非常严重。由于此类糖尿病不易控制,因此患有此症的病人应尽快找牙科医师配合治疗牙周病。

传统上认为,牙周病大多是因为长期口腔卫生不良所导致,但若是口腔清洁状况良好,却还有明显的牙龈发炎肿胀、牙齿松动,且经过治疗常常复发的人,最好做一下糖尿病筛选,借此可以早期发现自己是否罹患糖尿病。

已经患糖尿病者,若不做好糖尿病的病情控制,往往会伴随较严重的牙周病,比如严重的牙龈发炎、较深的牙周囊袋、快速的骨头破坏以及较常发生的牙周脓肿,因此糖尿病控制的好坏,对治疗牙周病显得非常重要。

(《祝您健康》2007 年 9 期)

糖尿病患者运动时的注意事项

糖尿病治疗的方法有药物疗法和非药物疗法,其中非药物疗法非常重要。合理的饮食加上运动,血糖就会明显下降,可以不用或少用降糖药。但是,运动时需要注意方式、方法,且运动的强度也有严格要求,如果稍有不当,非常容易发生危险,因此糖友们要特别注意。

(1)糖尿病患者必须严格掌握运动疗法的适应证,否则将适得其反。运动疗法的适应证有:单用饮食疗法的 2 型糖尿病患者,或糖耐量异常,或同时口服降糖药的 2 型糖尿病患者,特别是肥胖者;1 型糖尿病患者在胰岛素控制后,病情稳定者;空腹血糖在 13.9mmol/L 以下者。此外,血糖过高、过低都不宜运动。

(2)糖尿病患者的运动要注重采取低冲击力的有氧运动,其中最简单也最适合中老年患者的运动项目就是散步。散步时,还可搭配其他类型运动,以增添情趣和效果。除散步之外,其他较适合的温和运动还有太极拳、柔软体操、气功等。

(3)糖尿病患者应避免在太热和太冷的天气运动,要养成每天睡前及运动后检查双脚的习惯,看看足下有无受伤、破皮或长水泡。外出运动应携带识别卡,让别人知道自己是糖尿病患者。

(4)运动之前,最好先有 5~10 分钟的热身运动,然后再进入主要运动,这样较为安全;主要运动后,再做 5~10 分钟的缓和运动,如此更能达到完全运动的目的。

(5)运动时一定要随身携带甜点等食物以防低血糖的发生。随身携带糖尿病急救卡片。运动前后监测血糖是一种良好的生活习惯。在餐后 1 小时开始运动,此时血糖浓度较高,因此不易发生低血糖。如果估计运动量较大或是额外的运动,可适当减少常规胰岛素剂量或增加进食量。胰岛素的注射部位不要选择大腿,运动能加快大腿部位胰岛素的吸收,因此最好选择吸收较稳定的腹部皮下注射。避免单独运动。教会同伴处理低血糖的基本方法。运动后的降血糖作用可以持续 12 小时以上。

(6)当糖尿病患者出现增殖性视网膜病变、肾病变、神经病变、缺血性心脏病、严重高血压时,更应严格避免慢跑、球类、跳跃、有氧舞蹈等高冲击力的剧烈运动,以免病情恶化。

糖尿病患者能否吃水果

患了糖尿病，必须控制饮食。然而，有许多糖尿病患者严格控制糖的摄入，所有含糖食品一概不吃，水果也是一点不吃。其实，糖尿病患者适当吃一些水果是可以的，只是不能像过去没有患糖尿病时一样，不能无节制地吃。

糖尿病患者吃水果应该有一个正确的目的，一是改善口味，二是补充多种维生素和矿物质。因此，每日只吃一次到两次，每次只吃一份，应该选择含碳水化合物较低的水果，如苹果、梨或橘子，但仍要计算热量，200 克左右的每份上述水果需要相应减少下一餐主食约 25 克。

在糖尿病患者血糖控制稳定的情况下才可以选择水果。建议空腹血糖在7.0 以下，餐后血糖控制在 11.0 以下，并维持这种状况在一周以上时才可以选择摄入水果。

一般选择在两餐之间吃水果，大约是上午 9～10 点，下午 3～4 点。这个时候吃水果，既不影响正餐的消化，又可以预防低血糖的发生。

患者应定期与糖尿病专科医生沟通，参加学习糖尿病知识讲座，学会掌握食品交换份。水果的种类不同，单位重量所含碳水化合物的量也不同，每交换份水果类均能提供碳水化合物 21 克，热量 90 千卡，例如 500 克的西瓜提供 21克碳水化合物，热量是 90 千卡，而 200 克的苹果、梨、桃、橘子、橙子或柚子也同样提供 21 克碳水化合物，它们之间可以互换，当掌握了食品交换的原则和方法时，就会发现糖尿病饮食原来也一样丰富多彩。

（《家庭百事通》2016 年 6 期）

糖尿病患者不宜长时间洗热水浴

不久前，刘老师到一风景区旅游，见有个温泉宾馆，就住了进去。宾馆里有个温泉大池，刘老师就到里面泡了一个多小时。在刘教师洗好正要出来时，晕倒在池里，多亏大家在场，及时把刘教师救了出来。

专家指出，糖尿病患者不宜蒸桑拿、泡温泉，也不宜长时间泡洗热水浴。因为桑拿、温泉温度较高,泡温泉时血管扩张,容易出汗,造成脱水,引起血糖变化,出现头晕乃至晕厥等情况。尤其是注射了胰岛素的糖尿病患者,泡温泉时会使胰岛素吸收加快,出现低血糖反应。血糖不稳定的糖尿病患者,泡温泉更容易出现意外。

无论泡温泉还是洗热水浴,皮肤表面的角质层吸水后便会脱落,角质层因而变薄,且热水洗去皮脂后水分更容易流失。此外,皮肤长时间浸泡在温度和酸性都较高的温泉水中,受硫黄或矿物质刺激,皮肤会变得干燥并发痒,发生"温泉皮肤炎"。糖尿病患者的皮肤比一般人更脆弱,更容易生这种皮肤病。

专家建议,糖尿病患者在血糖稳定的情况下可短时间泡温泉,且水温不宜超过 40℃,每 15 分钟应起来休息一下。泡完温泉后要尽快擦干身上的水,并用清水冲洗,避免温泉中的硫黄或碱留在身上引发皮肤炎症。此外,冲洗时不要使用香皂或沐浴露,因为泡过温泉后皮肤比较脆弱,易受损伤。

(《健身科学》2008 年 2 期)

糖尿病患者必须定期检测糖化血红蛋白

患有糖尿病的人,需要经常化验血糖,根据血糖情况调整降血糖药物的用量。其实,血糖监测只是过程,血糖高低确实反映了血糖的控制情况,但是,有些人还不知道或者不愿意化验糖化血红蛋白,糖化血红蛋白才是目前国际上公认的糖尿病监控达标的"金标准"。

糖化血红蛋白是血液中红细胞内的血红蛋白与血糖结合的产物,糖化血红蛋白衡量的是血液慢性糖中毒的情况,可以显示 2～3 个月间血糖控制的水平,它不仅能够衡量血糖水平,还可反映血液细胞中被糖化的蛋白对患者组织器官伤害的情况。另外,研究显示稳定的糖化血红蛋白水平可以预防或者延缓 1 型和 2 型糖尿病患者的微血管、大血管及其他并发症。

糖化血红蛋白跟血糖水平成正比,糖化值越高表示血糖与血红蛋白结合得越多,血糖水平就越高。血糖与血红蛋白的结合过程很缓慢,而且不可逆,在红细胞死亡之前一直存在,每一个红细胞内都有血红蛋白,而红细胞的寿命为 120天。因此,糖化血红蛋白能够稳定可靠地反映体内最近两三个月的平均血糖水平。

糖化血红蛋白正常值为 4%～6%,<6% 表示控制偏低,易出现低血糖;6%～7% 控制理想;7%～8% 可以接受;8%～9% 为控制不好;>9% 为控制差,是慢性并发症的发生、发展的危险因素,并可能发生酮症酸中毒等急性并发症,所以当糖化血红蛋白>8%就应该加强血糖控制。若>9%说明患者持续高血糖存在,会发生糖尿病肾病、动脉硬化、白内障等并发症,同时也是心肌梗死、脑卒中死亡的一个高危因素。

美国糖尿病协会建议血糖控制满意且稳定的糖尿病患者至少1年测2次糖化血红蛋白;若血糖控制不满意且需调整方案者,应一年测4次。计划怀孕的糖尿病妇女,初期每月测1次糖化血红蛋白,血糖控制满意后,应每6~8周测1次,直到受孕。2010年最新版《中国2型糖尿病防治指南》指出:糖化血红蛋白是反映血糖控制水平的主要指标之一。一般情况下,糖化血红蛋白的控制目标应小于7%。在调整治疗方案时,可将糖化血红蛋白≥7%作为2型糖尿病患者启动临床治疗或需要调整治疗方案的重要判断标准。因此,指南同时建议糖尿病患者在治疗时每3个月检测一次糖化血红蛋白,一旦达到治疗目标可每3~6个月检查一次。

（《保健医苑》2014年11期）

中医五招对付糖尿病

中医治疗糖尿病,强调扬长避短选择好适应证。就降糖作用而言,中药一般没有西药快,但它注重整体调控,在改善症状方面明显优于西医,故中医治疗糖尿病尤其适合于非胰岛素依赖型患者(2型糖尿病),或伴有慢性血管神经并发者。但对胰岛素依赖型患者(1型糖尿病)中药降糖可能不适合,因为该类患者自身不能或只可产生少量胰岛素,需完全依赖外源胰岛素来维持正常的生理需要,一旦中止胰岛素治疗则可能出现酮症酸中毒而威胁生命。

中医治疗糖尿病的原则与西医并不冲突,主要需注意五个方面:

控制饮食是基础 《黄帝内经》记载:"……食甘美而多肥也,肥者令人内热,甘者令人中满,故其气上溢,转而为消渴。"《景岳全书》说:"消渴病,富贵人病之而贫贱者少有。"这说明中医早已认识到糖尿病是富贵病,需要控制饮食。2型糖尿病患者,在饮食管理与运动治疗的基础上,无严重急、慢性并发症的轻型糖尿病患者,尤其是尚有一定的胰岛素分泌功能者可单纯适用中药治疗。

运动首推太极拳 古人早就认识到,适当运动是防治糖尿病的有效措施之一。糖尿病患者应在医生指导下进行运动,"以不疲劳为度",可根据病情选择散步、健身操、太极拳、游泳、交谊舞等。尤其是太极拳,具有轻松、自然、舒展和柔和的特点,最适合糖尿病患者。

调解情绪很重要　糖尿病的发生和发展与情绪有一定关系。糖尿病患者要正确对待生活和疾病,"节喜怒""减思虑"。保持情志调畅,气血流通,有利病情的控制和康复。中医认为,疾病有生理病理的病,同时也有心理问题,所以,情绪因素必须加以重视。

养生讲究顺自然　中医认为,人禀天地之气而生,四季变化对人体的生理和病理有着直接和间接的影响,强调顺乎自然以养护正气,主张春防风,夏防暑,秋防燥,冬防寒,以达到"正气存内,邪不可干"的目的。糖尿病是慢性疾病,病人要学会自我调护。但自我调养绝不等于乱服或长期服用滋补品,中医讲虚则补之,实则泻之,若属实证,补药有百害而无一利。

用药一定要对证　在临床治疗上,对初诊患者首先会告知他们糖尿病的自我保健方法,并要求他们饮食控制 1~2 个月及配合运动疗法。若血糖下降明显即可维持下去,如控制不满意则给予中药治疗。临床一般将患者分为阴虚燥热型、气阴两虚型和阴阳两虚型三型分型论治:①阴虚燥热型(多见于糖尿病的早期)。临床表现:烦渴多饮、随饮随喝;咽干舌燥、多食善饥;溲赤便秘;舌红少津苔黄、脉滑数或弦数。主要采用养阴清热方法。②气阴两虚型(多见于糖尿病的中期)。临床表现:乏力气短;自汗、动则加重;口干舌燥;多饮多尿;五心烦热;大便秘结;腰膝酸软;舌淡或红暗、舌边有齿痕、苔薄白少津或少苔、脉细弱。主要采用益气养阴方法。③阴阳两虚型(多见于糖尿病病程较长者)。临床表现:乏力自汗;形寒肢冷、腰膝酸软、耳轮焦干;多饮多尿、混浊如膏;或浮肿少尿、或五更泻、阳痿早泄;舌淡苔白、脉沉细无力。主要采用温阳育阴方法。

（《中国中医药报》2008 年 2 月 18 日）

初诊糖尿病　血糖勿骤降

老刘在最近的一次体检中,发现血糖高出正常很多。过了几天,老刘再去医院复查,血糖仍然高,确诊糖尿病。医生让老刘先进行一段时间的饮食控制和体育锻炼,看看血糖能否降下来,可是老刘想急着把血糖降下来,就自行服药治疗,结果服了两次二甲双胍,老刘就昏迷不醒,到医院检查,诊断低血糖,经过治疗老刘醒了过来。医生说:"新发现的糖尿病,开始服用降血糖药时,一定不能让血糖降得太快。"老刘没有在医生指导下用药,急于求成,由此导致了并发症。

降血糖药的不良反应涉及面广,但最常见、最严重者莫过于低血糖。在糖尿病治疗中,低血糖是令患者最感恐惧、医生最感棘手的难题,也是血糖达标的最大障碍。

引起低血糖的常见原因

(1)所用的降糖药作用过强、起效过快。优降糖及其复合制剂在这类药物中具有代表性。优降糖价格低廉,加之不少糖尿病患者对该药认识不足,因此该药常被很多人选用,结果是不少人因服用该药或该药的复合制剂出现了低血糖。

(2)服用降糖药的时间不对。大多数降糖药都需在饭前服用,但不同的降糖药服用的时间也不尽相同。这一点许多糖尿病患者并不清楚。他们中有的人甚至在饭前1～2个小时就开始服药,结果由于服药的时间距离进餐的时间过长而发生了低血糖。

(3)药物剂量未及时调整。进食量减少时却没有相应地减少降糖药的服用剂量,或者增加降糖药的剂量时没有严格地监测血糖,更没有进行饮食调理,结果导致了低血糖的发生。

及时识别低血糖

低血糖的初期,临床表现为交感神经兴奋,出汗、心悸、无力、震颤、烦躁、苍白,然后表现为淡漠。定向力和识别力逐渐丧失,嗜睡,甚至出现精神失常等,严重时,可出现躁动不安、痛觉过敏,兼有阵挛性及舞蹈样动作或幼稚动作,如吮吸、鬼脸等,继而瞳孔散大,甚至出现强直性痉挛和阵发性惊厥,逐渐昏迷、肌张力降低、呼吸渐弱、血压下降等。

需要指出的是,低血糖症状会随着糖尿病病程和神经系统并发症的出现而越来越不明显,甚至可突然发生昏迷而无明显先兆。

合理用药很重要

老年糖尿病患者并发症、伴发病多,常需服用多种药物。因此,更应关注用药安全。

糖尿病患者服用磺脲类降糖药应先选用作用温和、半衰期短的剂型,如美比达、格列喹酮。使用优降糖时应从小剂量开始,根据病情变化,逐渐增加剂量,每日不超过2.5毫克。糖尿病患者如伴有肾脏病变,要慎用优降糖。对含有优降糖的中成药(如消渴丸)要严格计算其中的含量,不可滥用,以免发生低血糖。此外,在使用磺脲类药物时还需注意协同因素的影响,如饮用酒中的乙醇以及阿司匹林等药物可加重低血糖。服用磺脲类药的患者,在体力活动增多时应注意适当加餐，平时也要定时进餐，以防低血糖的发生。一旦发生低血糖症状，应及时送医院诊治抢救。

（《家庭医学》2013 年 5 期上）

哮喘患者可适当参加有氧运动

支气管哮喘是呼吸系统常见病，病因多，治疗难度大，多数还需要长期治疗，在日常生活的保健方面，手段不多，主要是结合每个人具体情况，找出各自的促激发因素，以及避免诱因的方法。支气管哮喘患者可以适当参加体育锻炼，提高免疫力，但不能从事剧烈的、对抗性强的运动项目。最近，研究发现有氧运动可改善部分哮喘症状。

巴西圣保罗大学医学院变态反应科与临床免疫科的研究者招募了 58 例中重度不运动的哮喘患者，分别让他们进行一周两次的 30 分钟瑜伽呼吸运动，或联合 35 分钟的跑步机运动。这些患者中，有 18 例运动组患者和 19 例对照组患者完成了为期 12 周的研究项目，身体健康条件都适合进行支气管激发试验。结果，运动组患者的支气管高反应性平均提高了一个组胺双倍剂量的水平，这意味着这些患者较之前抑制症状能力提升了 1 倍。而不运动组患者的高反应性没有变化。治疗组 15 例患者的哮喘生活治疗量表评分至少提高了 0.5 分，具有临床意义。研究者认为，运动可提高某些患者的治疗情况，特别是那些炎症较重、哮喘控制情况较差的患者。

有氧代谢运动是指以人体吸入、输送与使用氧气能力为目的的耐久性运动。在整个运动过程中，人体吸入的氧气大体与需求相等，即达到了平衡。是不是"有氧运动"，衡量的标准是心率。心率保持在 150 次/分钟的运动量为有氧运动，因为此时血液可以供给心肌足够的氧气。因此，它的特点是强度低，有节奏，持续时间较长。要求每次锻炼的时间不少于 1 小时，每周坚持 3～5 次。这种锻炼，氧气能充分酵解体内的糖分，还可消耗体内脂肪，增强和改善心肺功能，调节心理和精神状态，是健身的主要运动方式。

常见的有氧运动项目有：步行、慢跑、滑冰、游泳、骑自行车、打太极拳、跳健身舞、做韵律操等等。同举重、赛跑、跳高、跳远、投掷等具有爆发性的非有氧运动相比较，有氧运动是一种恒常运动，是持续 5 分钟以上还有余力的运动。

哮喘患者可结合自己的实际情况，选择适合自己的运动方式。

（《健康周报》2016 年 4 月 26 日）

易于误诊的"军团病"

美国军团是一个社会性组织,海陆空的退伍军人都可参加,每年举行一次集会活动。1976 年 7 月 21 日至 1976 年 7 月 24 日,宾夕法尼亚州分团在费城的一家旅馆举行第 58 届年会,有 4400 名军团团员代表和家属参加,开会的第 2 天,与会者中有人出现发热、咳嗽,此后患病人数迅速增多,至 8 月 3 日发病达 149 人,死亡 34 人。同时还发现,进入或接近这家旅馆的当地居民中也有 72 人发病,这次发病病死率高达 15.8%,这种新出现的疾病人们从未见过,也没有查出结果,就以会议的名称,命名为"军团病"。

此后,对该病的研究很快就有了新的进展,专家们发现军团病的罪魁祸首是嗜肺军团杆菌,这是一种以肺炎为主的全身性疾病。同时,在世界上几十个国家和地区也发现了军团病,我国发现的病例也在逐渐增加。

军团病有一定的季节性,约 75% 的患者于 6～10 月发病,本病既可因水源或用水设施和温度调节装置被污染引起暴发流行,也可在人群中散发。本病多见于患有慢性器质性疾病者,易感人群包括建筑工、养路工、理发员、医务工作者、旅游者等。在临床表现方面,军团病有以下特点:①发病前常有乏力、头痛、肌肉酸痛、多汗等前驱症状;②常突然高热、畏寒,或伴有寒战、咳嗽、胸痛、呼吸急促,而上呼吸道症状往往不明显,与一般细菌性肺炎相似;③约半数患者有消化道症状,如食欲减退、恶心、呕吐、腹泻等;④部分病例有神经、精神症状,表现为精神错乱、谵妄、迟钝、嗜睡等;⑤早期即可出现多器官或系统受累是本病的突出特点。

凡遇到重症肺炎或顽固性咳嗽患者,普通痰菌培养阴性,多种抗生素治疗无效,应想到军团病的可能。本病的确诊主要依靠细菌培养及军团菌抗原或抗体检查,但一般的医院条件有限,因而可尽早使用红霉素治疗,红霉素是治疗军团病的首选药物,剂量为 500～1000 毫克,每 6 小时静滴 1 次,同时可使用利福平,疗程不少于 3 周。一般来说,治疗越早,效果越好。

(《健康导报》1996 年 6 月 4 日)

从宋美龄之死谈老年性肺炎

2003年10月23日夜,宋美龄在美国纽约曼哈顿家中去世,享年106岁。2003年2月,宋美龄因感冒引发肺炎住院,经治疗后痊愈,此后身体逐渐衰弱。10月22日再次出现感冒症状,医生诊断为肺炎,于23日夜间去世。

老年人肺部感染发生率高,病情重,病死率高,其症状多不典型,是导致老年人死亡的重要原因。据统计,老年感染性疾病中呼吸道感染占57%。究其原因,一是随年龄增长,呼吸系统形态发生变化,上呼吸道保护性减弱,病原体易进入下呼吸道,在气管内和肺内滋生;二是肺功能减弱,肺容量下降,肺动脉血氧分压下降,导致肺部感染后较易出现低氧血症和呼吸衰竭;三是老年人免疫功能下降,咽部寄生的细菌增加,通过吸入或经血液引起肺部感染。如果老年人有意识障碍,在睡眠时更易吸入或食物呛入下呼吸道引起肺炎。

肺炎的典型症状为:初起畏寒发热,气急胸闷,后突然高烧不退,持续40℃以上,或开始为干咳,后有铁锈色痰等。值得注意的是,老年人肺炎的症状多不典型,也不尽相同,且老年性肺炎发病较缓慢,初期病人仅感疲乏无力和虚弱,因此常被误认为衰老、体弱所致。还有许多老年性肺炎患者首先表现为胃肠道不适,如食欲不振、恶心呕吐、腹胀和腹泻等。总之,老年性肺炎极容易漏诊和误诊。

对老年性肺炎的防治应以预防为主:

加强体育锻炼　如散步、打太极拳、做操或慢跑等,不但可强身健体,增强免疫功能,还可改善胃肠道血液循环,增强对气候急剧变化和寒潮的适应能力。特别是秋冬季,应坚持每天锻炼,在进行"空气浴"和"负离子疗法"的同时,还接受了耐寒锻炼。

预防感冒　从初秋起老人就要预防感冒,因感冒后呼吸道失去屏障,病菌会长驱直入至肺部,诱发肺炎。秋凉夜寒时不要外出。

加强饮食营养　适当多吃高蛋白和低脂肪的食物,多食富含维生素和矿物质的新鲜果蔬和滋阴润肺的食品。

锻炼肺功能　锻炼形式可视体力选择登山、中长跑、打太极拳等,也可在旷野、山谷中大声唱歌,如此不但可增强体质,还可锻炼肺功能,以抵御外邪的入侵。

老年性肺炎确诊以后,必须尽早使用抗生素治疗,由于老年性肺炎的病原

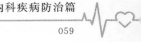

菌比较复杂,在选择药物时应针对球菌、杆菌兼顾厌氧菌,疗程要长,剂量要足,根据医生的判断和痰培养的结果,随时加以调整,及时准确选用抗生素。

(《家庭健康》2004 年 10 期)

老年人要警惕自发性气胸

人的胸腔内有左右两个完全封闭的潜在性腔隙,名叫胸膜腔。胸膜腔内进入了气体称为气胸。根据气胸的原因,可将其分为外伤性气胸、人工气胸、自发性气胸三种。自发性气胸是无明显外伤或人为因素,由于肺泡本身病变引起肺大泡破裂,使肺内气体进入胸膜腔,肺受到不同程度的气体压力而致萎缩。病人可出现突发性胸痛,随之发生呼吸困难。剧烈运动或咳嗽、使劲屏气、提拿重物,也可引起自发性气胸。因此,掌握老年人自发性气胸的诊断和救护知识非常重要。

老年人自发性气胸有以下特征:

临床症状重 慢性支气管炎、肺气肿在发生气胸前已有不同程度的肺功能不全,气胸发生后,即使肺压缩的体积不大,也足以导致失代偿性呼吸衰竭,因而临床症状重,且易误诊。

肺复张时间长 由于老年人肺部基础疾病多,肺组织修复机能减弱,加上胸膜粘连的影响,使气胸破裂口不易闭合,形成交通性气胸。尤其是慢性支气管炎、肺气肿患者,由于细支气管炎症,小气道狭窄,使肺复张时间长,并发症增多。

病死率高 与中青年患者相比,老年人的自发性气胸病死率偏高。死亡原因与肺原发疾病严重程度以及能否及时诊断和正确治疗密切相关。

气促、咳嗽和胸痛为主症 有人统计自发性气胸 166 例,其中气促 162 例,咳嗽 135 例,胸痛 103 例。因此,对于老年人咳嗽、活动时出现异常气促,或在给予止咳解痉或平喘治疗中气促加重,要及时拍胸部 X 线片或 CT 以明确诊断。

发生气胸后,如果肺组织被压缩的体积小于 20％,无明显气促症状的单纯闭合性气胸,应卧床休息,多数经休息后可自行吸收。如果肺被压缩的体积超过 30％,症状明显,可做胸腔闭式引流排气,同时治疗原发病,使用抗生素控制感染。对于复发性或顽固性气胸,或伴有血胸、脓胸者,则应采取外科手术治疗,包括肺大泡切除术、楔形切除术和胸腔镜手术等。

发生过自发性气胸的病人，应注意避免剧烈运动、用力屏气，尽量减少气胸复发的诱发因素。

（《解放军健康》2000 年 2 期）

他患的不是肝癌

二毛拿着父亲刚刚做过的彩超和 CT 报告单，眼睛立即湿润了。

彩超诊断为肝实质性占位病变，CT 报告肝癌可能性大，这不就是说，父亲患的是肝癌，等于已经判了父亲"死刑"了吗？

原来，一年多前，父亲出现不明原因的间断发热，以午后及夜间为主。开始，二毛及家人怀疑父亲患了肺结核，可多次拍胸片正常，半年前出现右上腹隐痛，体重下降的情况，到医院化验后肝功能不正常，就来到医院门诊做彩超、CT，出现上面的结果。

二毛心里很难过，但却不敢告诉父亲，他害怕父亲一旦知道，经受不住突如其来的打击，就劝父亲住进医院。

二毛的父亲住进医院后，化验血白细胞在正常范围，血沉增快，在超声引导下行经皮肝穿刺活检 2 次，一次病理报告为"正常肝细胞组织"，另一次未见肝组织，因肝占位性质不明，行剖腹探查术及肝肿物活检术，术后病理诊断为肝结核，给予抗结核治疗，服用利福平、异烟肼、吡嗪酰胺，肌肉注射链霉素，症状很快消失，肝脏病灶缩小。二毛这才松了一口气，脸上露出了笑容。

人们对肺结核非常熟悉，但说起其他部位的结核就有些陌生，由于肝脏的再生与修复能力很强，加之胆汁可抑制结核菌生长，因而肝脏不是结核菌常见的感染部位。事实上，结核菌仍可通过多种方式影响肝脏。国外曾有报道指出，死于粟粒性肺结核的病人中，91％的尸解结果发现肝脏受到累及，说明肝结核并不少见。如果肝脏是结核菌在体内感染的唯一部位，就是原发性肝结核。

肝结核的表现有：①发热（88％），呈低热或弛张热；②乏力、食欲减退（75％）；③盗汗、消瘦（42％）；④黄疸（10％）；⑤实验室检查有贫血、血沉增快；⑥结核菌素试验阳性，仅半数有肝功能损害，表现为白蛋白降低和球蛋白升高，碱性磷酸酶增高。

肝结核表现缺乏特异性，因而容易误诊，国外学者报道 29 例肝结核，18 例被误诊为肝癌、肝转移癌，9 例误诊为化脓性肝脓疡或阿米巴肝脓肿。天津医学院报道 46 例肝结核，28 例属于原发性肝结核，绝大部分也被误诊。由于肝结核漏诊或误诊,会耽误治疗时机,以致病死率为 17%～33.3%。

专家们指出,如果出现不明原发热,上腹痛,消瘦乏力,伴或不伴肝肿大,白蛋白、球蛋白比例倒置,碱性磷酸酶升高,血沉增快,甲胎蛋白正常,肝影像学检查有肝占位性病变的患者,均应想到肝结核的可能,尽快做有关检查,明确诊断。

肝结核的治疗和其他部位的结核相同,经过正规的抗结核药物治疗,绝大多数能收到很好的治疗效果,不需要手术治疗。

(《康乐园》2002 年 5 期)

古今名人痛风多

美国人迈克尔·H.哈特所著的《历史上最有影响的一百人》一书,介绍了世界各国几千年来对人类历史发展及对人们日常生活产生了重大影响的一百个人物,作者在这本书的最后,指出了一个奇怪有趣的事实:这一百个人物中,至少有 10 人患过痛风,所占比例大大超过了此病患者在总人口中所占的比例。

痛风,是新陈代谢疾病,是嘌呤代谢失调造成的关节炎症。随着我国人民生活水平的提高,含嘌呤食品成分的增多,痛风在我国的发病率也逐年增高。

痛风的症状可按急慢性两期有不同表现。急性期,开始为间歇性痛风性关节炎,多为单个关节发炎;继而累及足跟、指、趾关节及其他中小关节,出现红、肿、痛,并有发热、白细胞数增高、血沉增快等;症状可自然消退,但易于反复发作,或转入慢性期,从而关节肿大、僵硬及畸形。约半数患者在关节周围肌肉或耳轮有痛风石,可破溃形成瘘管,排出白色尿酸钠盐结晶。晚期这些尿酸结晶可沉着于肾脏,引起肾小管阻塞,使肾脏发生萎缩性变化,常伴发肾盂肾炎及肾小管动脉硬化,最后可发生肾绞痛、高血压及尿毒症,并可伴发心血管病变。

由于痛风多在 50 岁以后发病,病程较长,合并其他疾病者也较多,因而大多数人发病后想不到此病,或者想到了仅化验一两次,结果正常又否定了痛风,极易误诊。国外有人统计,有近 50% 的患者在开始时被诊断为其他疾病;国内有人统计,在确诊前误诊为其他疾病者占 73.9%。

专家们指出,为了使痛风早期确诊,遇下列情况时应首先想到痛风的可能,进行检查。

（1）夜间突然发生或加重的单侧足或踝，尤其是跖趾关节的红肿热痛，而无明显诱因者。

（2）多关节疼痛，但仍以足关节，尤其是第一拇趾关节最为严重者。

（3）急性关节炎反复发作，可自行缓解，间歇期较长而关节完全正常者。

（4）多关节炎，而髋、脊柱和肩关节从未受累者。

（5）多关节炎伴有耳郭结节者。

（6）受累关节皮下组织结节破溃不断流出液体，而细菌培养阴性又无明显全身中毒症状者。

（7）血尿酸水平升高，无继发原因可寻。或虽有继发因素，但在先前就有痛风好发部位的急性关节炎发作史者。

痛风目前尚无根治方法，但良好的控制可使病情逆转。专家们在总结了各方面的经验和教训以后，向痛风病人提出了几条忠告。

（1）禁止饮酒。饮酒是痛风发作的重要诱因，有些病人停止饮酒后，痛风症状便全部消失。

（2）控制体重。血液中的尿酸含量与一个人的体表面积、肥胖程度和体重指数成正比。痛风病人应从饮食控制和积极锻炼两方面来限制体重。

（3）限制饮食。在一般情况下，痛风病人不需严格限制蛋白质的摄入，但过于肥胖者、肾脏受损严重者和痛风重症者，要适当限制饮食，尽量吃蛋白质和脂肪含量稍低的食物。

（4）多饮水。多饮水可促进尿酸的排泄，应使每天的尿量保持在 2000 毫升左右。

（5）适当休息。在痛风急性发作期，要注意保护疼痛的关节，避免承受重压，在症状减轻时更不能忽视这一点，否则会造成关节损坏。

（《家庭医学》1992 年 10 期）

警惕药物引起或加重痛风

痛风是长期嘌呤代谢障碍，血尿酸增高引起组织损伤的一种疾病。长期的血尿酸增高，会在关节及其周围组织沉积，引起痛风性关节炎，痛风最常侵犯大拇趾根部的关节，但也常见于足的其他部位和膝关节、腕关节、手指关节以及肘关节。痛风病人还可发生内脏损害，最常见的是尿酸在肾脏沉积引起痛风性肾病和痛风肾结石。

　　痛风的原因很多，不少痛风的发生与某些药物密切相关。常见的可诱发痛风的药物包括：

　　利尿剂　呋塞米和氢氯噻嗪等利尿剂，以及含有利尿剂的降压药，会降低肾脏排尿酸的能力，引起尿酸升高，从而引起或诱发痛风。

　　阿司匹林　阿司匹林对尿酸代谢具有双重作用。大剂量阿司匹林（>3克/天）可明显抑制肾小管对尿酸的重吸收，使尿酸排泄增多；中等剂量阿司匹林（1～2克/天）则以抑制肾小管排泄尿酸为主；已经发现75～325毫克/天用量的阿司匹林能损害老年人肾功能和尿酸清除能力。因此，应该警惕剂量改变对老年人所造成的损害。痛风急性发作时，应避免应用阿司匹林。

　　抗结核药　吡嗪酰胺可引起血尿酸增高，导致继发性痛风，但并不是所有使用吡嗪酰胺治疗所致血尿酸增高的患者都会出现继发性痛风，吡嗪酰胺所致高尿酸血症不一定导致继发性痛风发生，可能与影响尿酸溶解度的因素有关：雌激素水平、尿酸与血浆蛋白结合率、局部温度、pH 值等。吡嗪酰胺引起继发性痛风的主要临床表现为急性痛风性关节炎。吡嗪酰胺引起高尿酸血症后出现急性痛风性关节炎临床表现的比率约为 10%。

　　免疫抑制剂　典型的药物是环孢素。一些风湿免疫科的患者，以及接受器官移植且服用环孢素的患者也是痛风的高危人群，尤其肾功能不全换肾的患者更不容易控制尿酸。这是因为环孢素会减少尿酸排出。

　　部分抗生素　喹诺酮类、青霉素等抗生素大多由肾脏排泄，但喹诺酮类、青霉素等抗生素的排出多就会影响尿酸的排出，使体内尿酸水平升高。

　　降脂药　烟酸是降脂药中常用的药物，虽然具有良好的降脂作用，但有升高血尿酸的副作用。

　　部分中草药　近年来中草药引起肾损害已日益受到临床重视。研究发现这些中草药均含有马兜铃酸。含马兜铃酸的中药包括关木通、广防己、马兜铃、天仙藤、青木香、寻骨风等。这些中药对肾功能及尿酸的排泄可能有明显的影响。因此，痛风患者要慎用。

　　部分血管扩张剂　β受体阻滞剂如美托洛尔，钙离子拮抗剂如硝苯地平、氨氯地平等，都可使肾血流减少，尿酸排泄减少。

　　所以，患有痛风的病人，如果患有疾病，在服用上述药物时，一定要引起重视，警惕其引起痛风或使痛风加重。掌握血尿酸、尿 pH 正常值，掌握药物应用及不良反应，不要相信有根治痛风的灵丹妙药，定期到医院复查，使血尿酸保持在正常范围。同时要积极治疗与痛风相关的疾病，使血脂、血糖、血压控制在正常水平，预防和及时发现急慢性并发症的发生。

（《健康周报》2015 年 9 月 22 日）

乙肝治疗　抗病毒是关键

乙型肝炎病毒感染，容易造成感染者处于免疫耐受状态，即自身不能清除病毒，因而体内长期携带乙肝病毒。乙肝病毒持续存在，会逐渐演变为慢性肝炎、肝硬化，甚至肝癌，最终危及患者生命。

乙肝病毒进入人体后，经过血液循环到达肝脏，穿过肝细胞膜进入肝细胞，然后脱去包膜，病毒 DNA（即 HBV－DNA，乙肝病毒脱氧核糖核酸）进入到肝细胞核内，利用细胞内环境复制产生新的乙肝病毒，新产生的乙肝病毒再进入其他未感染的肝细胞，不断造成肝细胞损害，表现为转氨酶反复升高，病情慢性化而不断发展。因此，从理论上讲，乙型肝炎治疗的根本在于彻底清除乙肝病毒。只有彻底消灭乙肝病毒，才能从根本上治愈乙型肝炎。

目前认为有确切疗效并经 SFDA（国家药品食品监督管理局）批准的抗病毒药物，主要是干扰素和核苷类似物两大类。以普通干扰素和拉米夫定为例，常规疗程分别为 6 个月和 1 年。在治疗过程中，随着病毒量的变化和自身免疫功能的恢复，肝功能常会有较大幅度波动，病毒也可能出现变异，需要医生随时处理，因此，在接受抗病毒治疗期间，应定期与医生联系。

亚太地区肝病学会推荐，慢性乙型肝炎以清除或持久地抑制 HBV 复制为主要治疗目标。短期目标以减轻肝脏炎症、预防肝纤维化和（或）肝功能失代偿，确保 HBV－DNA 消失和丙氨酸氨基转移酶（ALT）复常为主；远期目标是防止 ALT 反弹导致肝功能失代偿，防止进展为肝硬化和（或）肝癌，延长患者生存时间。研究证明，肝硬化病人分别使用拉米夫定和安慰剂，3 年后服用拉米夫定的患者肝硬化的进展比服用安慰剂的减缓 55%。

抗病毒治疗过程中 24 周是关键时间点。因此，在使用拉米夫定治疗 24 周后，应该及时监测。此时，如果患者的 HBV－DNA 小于 10^3，说明远期效果比较好，可以继续单药治疗。否则，就需要拉米夫定和阿德福韦进行联合治疗，这样不但抗病毒能力强，产生耐药的概率也比较小。

为了达到最好的治疗效果，须对患者进行筛选，符合指征者在医生指导下开始治疗。一般来说，ALT 持续增高、HBeAg（乙型肝炎 E 抗原）阳性和 HBV－DNA 低水平者可以获得较好疗效。绝大多数儿童和青少年携带者病毒水平很高，HBeAg 阳性，但 ALT 正常，抗病毒疗效多不好，不应盲目使用，他们应定期去医院随访,根据病情变化,寻找最佳的抗病毒治疗时机。肝脏活检能够对肝脏病变程度做出准确判断,对指导抗病毒治疗有重要意义。

（《家庭医学》2014 年 4 月上）

患了脂肪肝该怎么办

脂肪肝是指脂肪在肝内的过度堆积。正常人肝脏的脂肪含量占肝脏重量的 5%,其中 60% 为磷脂,其余为三酯酰甘油、脂肪酸、胆固醇和胆固醇脂,当脂肪含量超过肝脏重量的 10% 或肝细胞半数以上有脂肪变性时,即为脂肪肝。

脂肪肝在人群中的发病率为 5%～10%,病因多种多样,其中肥胖是最主要的原因之一。一般来说,轻度脂肪肝没有任何不适,中、重度脂肪肝可有食欲不振、恶心、腹胀、腹泻、肝区隐痛、右肩背部酸痛发胀、容易疲劳等症状,体检可发现肝脏肿大,但多数没有压痛,严重者可有脾脏肿大、黄疸等症状,实验室检查主要有肝功能异常,如血脂和转氨酶升高等,B 超或腹部 CT 检查有异常表现。

许多不了解脂肪肝的人往往对自己患了脂肪肝忧心忡忡,害怕发展成肝硬化、肝癌,其实,绝大多数脂肪肝预后良好,如一组报道显示,对 92 例非酒精性、非糖尿病性脂肪肝观察 102 个月,未观察到从脂肪肝过渡到肝硬化的结果,丹麦学者从 61 例肥胖性脂肪肝活检观察,也很少有严重肝损害。只有极少数特殊类型的脂肪肝,如急性妊娠性脂肪肝、酒精性脂肪肝、药物性脂肪肝有时可致严重损害。因此,患了脂肪肝以后要进行适当的治疗。

1. **要针对病因进行治疗**　引起脂肪肝的原因非常多,首先要针对病因进行治疗,如肥胖者应控制体重,进行减肥,酗酒者要及时戒酒,有糖尿病者要服用降血糖药物,使血糖稳定在正常水平,由药物所致者要停用引起脂肪肝的药物。

2. **要调整饮食结构**　调整饮食结构也应根据病因进行,如肥胖性脂肪肝者应在保证营养的前提下,适当减少脂肪、糖类及总热量的摄入,宜用植物油并限制高胆固醇食物的摄入,如能坚持一年并减体重 10%～15% 左右,肝脏脂肪沉积也随之消退。酒精性脂肪肝者应摄入高热量、高蛋白、高维生素饮食以纠正营养不良,但脂肪摄入不宜超过总热量的 15%～20%。糖尿病性脂肪肝者应低热量、低脂肪、高纤维素饮食,合并肾病者每日蛋白摄入量应限制在每千克体重 1 克以内。此外,纠正不良饮食习惯也是脂肪肝饮食疗法的一个重要内容,过多进食、喜零食、夜食或多次间隔进食以及过分追求高品位、高热量和调味过浓食物,均可引起机体内脂肪过度蓄积,易导致肝脏脂肪沉积。

3. 药物治疗　除治疗原发病外,如有血脂增高需要使用降血脂药物者,必须严格掌握适应证。降血脂药物的种类很多,要根据自己的情况选用,尽量使用副作用小且价格较低的药物。一些中药如丹参、川芎、决明子、山楂、泽泻等已经证明对脂肪肝有效,但要在医生指导下辨证使用。

(《健康指南》2001 年 2 期)

脂肪肝患者能否用降脂药治疗

脂肪肝的发病机制尚不明确,可能与脂肪代谢障碍有关。但脂肪肝不一定都是由高血脂引起,许多因素都可引起脂肪肝,如单纯性肥胖、营养不良、糖尿病、酒精中毒等。此外,内分泌障碍、接触有毒化学物质、使用了激素类药物、妊娠、施行小肠分流术后、长期胃肠外营养、化疗后及患有放射性肝炎等也可引起脂肪肝,其中,肥胖、过度饮酒、糖尿病是引起脂肪肝的三大主要原因。

从理论上讲,降脂药物对脂肪肝的治疗是有效的。但由于目前尚无准确可靠的方法来判断脂肪肝的改善程度,所以临床上难以明确降脂药物对脂肪肝的疗效。同时,脂肪肝系由多种因素所致,单一的降脂药物不可能对所有的脂肪肝患者均有疗效。

专家指出,脂肪肝患者即使伴有高脂血症,也不要贸然使用降血脂药。这是因为,多数降血脂药可促使血液中的脂质集中到肝脏进行代谢,患了脂肪肝的肝脏原本就存在脂肪代谢障碍,对从血中突然来到的脂质更加难于处理,只能将其再度堆积在肝脏内,这无疑会加重脂肪肝。另外,医生们还观察到,长期滥用降血脂药者可发生门静脉炎、门静脉周围纤维化,甚至可促进脂肪肝向肝硬化发展。

伴有或不伴有高血脂的酒精性脂肪肝,治疗的最佳选择理应是戒酒,多数无须服用降血脂药。肥胖症引起的脂肪肝及糖尿病性脂肪肝伴有高血脂时,如无冠心病存在,主要应以控制饮食、增加运动量和治疗原发病为主。单纯性脂肪肝患者,只要认真做到戒酒(包括啤酒)、限制体重和改变不良生活方式,不用任何药物即可恢复正常。

(《家庭医生报》2006 年 1 月 17 日)

人过中年警惕胆胃同病

张老师退休以后，一年多年来上腹疼痛反复发作，时轻时重，没有明显规律，曾到医院做胃镜检查，诊断胃溃疡，治疗了一段时间，疼痛没有明显变化，再复查胃镜，结果是溃疡愈合，就不再服药。不久前的一个晚上，他仅吃了几个饺子，就开始疼痛难忍，恶心呕吐，还伴有发烧症状，被家人送往医院急诊科治疗。经检查，张老师被确诊为急性胆囊、胆管炎，胆囊、胆总管结石，梗阻性黄疸，需手术治疗。

一个健康的人，出现了某个症状到医院检查，发现一种相应的疾病就会先按照这种疾病来治疗，不再进行另外的鉴别检查，这是常事。其实，有时候一个人可以同时患两种甚至多种疾病，而且是同一个系统的疾病，同一个系统的疾病且受累器官相近，症状往往有相同或相似之处，不进行深入的检查就难以鉴别清楚，导致短期或长期误诊。

一个人可能同时患两种消化道疾病

胆石症是指胆道系统（包括胆囊和胆管）的任何部位发生的结石。胆石症的临床表现取决于结石是否引起感染以及胆道梗阻及梗阻的部位和程度。胆石症是常见病，在自然人群中，胆石症的发病率达10%左右，患者以中年人居多，且女性患者多见，尤其是较肥胖的女性。

胆石症患者常有不同程度的上腹部疼痛（胀痛、绞痛或剧痛）、胃灼热、嗳气、恶心、呕吐、餐后饱胀和消化不良等症状，严重时会表现出发热及黄疸。而慢性胃炎、胃及十二指肠溃疡患者也会不同程度地出现上述症状。因此，一些胆石症患者早期很容易被误诊为是胃病。其实，胆石症的确诊并不难，通过彩超检查很容易被发现和确诊。一旦患者被确诊为胆石症，就应积极治疗。

临床资料说明，半数以上胆石症患者会合并有慢性胃病，而慢性胃病患者中也有近8%～14%伴有胆石症。中年人应警惕胆、胃同病，因确诊慢性胃病需要行胃镜检查，许多患者会产生恐惧感，不愿接受检查。这样就有可能长期按胆石症处理而忽略了对慢性胃病的治疗，导致疗效不佳。反之，若长期只按慢性胃病治疗，忽略了对胆石症的诊断治疗，同样不会取得好的疗效。

女性更易患胆石症

统计发现，年过不惑的人群胆结石发病率明显高于年轻人，而丰满女性又占据了此年龄段中的很大比例。女性四五十岁时，体内激素的分泌会发生很大改变，而这可能直接影响胆囊功能，女性胆囊的排空收缩能力比男性差，而且激素分泌也影响着胆汁成分的分泌，一旦肝脏分泌胆汁酸减少，就会增加结石形成机会。为何丰满女性比瘦削者患结石比例高？道理很简单，丰满人群很可能伴随着高血脂，这意味着体内胆固醇含量较多，而胆固醇一旦打破平衡，就会在胆汁中渐渐结成团块，形成胆固醇结石。此外，有过多次生育史的女性患结石的可能性也更大。这是因为在妊娠期间胆道功能容易出现紊乱，造成平滑肌收缩乏力，使胆囊内胆汁潴留，加之妊娠期血中胆固醇相对增高，容易发生沉淀，形成胆结石的机会则大大增加。

胆结石要早诊断早治疗

胆囊结石目前仍以手术治疗为主。一些非手术疗法如体外震波碎石、溶石等虽有一定的疗效，但疗程长、副作用较多，且效果不明确。在此特别提醒，胆石症虽然可手术治疗，但预防和早期发现更为重要。特别是高危人群，应保证按时作息，合理饮食和定期体检。一旦身体出现上腹部疼痛（胀痛、绞痛或剧痛）、胃灼热、嗳气、恶心、呕吐、餐后饱胀和消化不良等症状时，就要引起足够重视，做到及时就诊，以免延误最佳治疗时机。

（《家庭医学》2016 年 12 期上）

溃疡病愈后防复发

消化性溃疡（简称溃疡病）经过 4～6 周的正规治疗，可以痊愈，传统的观点认为，一年内有 25％～70％会复发。随着治疗方法的改进，复发率大幅降低，目前认为，彻底根除幽门螺旋杆菌后，可以使 90％以上的病人不再复发，但还有部分病人即使幽门螺旋杆菌根除后也会复发。预防溃疡病的复发，应注意下面几点：

1.**正规治疗**　应到正规医院就诊，在医师指导下进行胃镜检查并接受规范治疗。如接受哪一种根除幽门螺旋杆菌的方案，是否要实施"维持治疗"，如何判断幽门螺旋杆菌是否得到根除，一些"维持治疗"该选择哪种药物，在治疗过程中可能出现哪些不良反应等技术性问题，都需要医师给予科学指导。

2.**维持治疗** 溃疡治愈后仍继续服用治疗量半量的药物,控制胃酸分泌,稳定病情。常选用替丁类药物,每晚 1 次,连续 1 年或更长时间,该疗法疗效显著,可使一年复发率由 80% 降至 20% 左右。具有溃疡复发高危倾向的病人,如溃疡反复出血者、发作频繁(每年多于 2 次)者、做过溃疡穿孔修补术者、伴有其他严重疾病者等,均可选用本方法。

3.**保持情绪稳定** 焦虑、忧伤、怨恨、紧张等持续而强烈的精神刺激,也是引起该病发生和病情加重的重要因素。长期熬夜、不注意劳逸结合均可影响溃疡的愈合。

4.**养成良好的生活习惯** 溃疡愈合后,还应定时定量进餐。食营养丰富、易于消化食物,不宜进食刺激性食物和酸性食物,避免使用对胃有损害的药物。烟中的尼古丁能减弱幽门括约肌的张力,使胆汁易于返流,不利于溃疡愈合。酒精对胃黏膜有直接损害作用。咖啡可使胃酸分泌增多。所以,溃疡病人应戒烟、戒酒、不饮咖啡。

5.**慎服某些药物** 长期使用激素、阿司匹林、保泰松、吲哚美辛、利血平等药物,可以引起溃疡,甚至引起胃黏膜出血。因此,患胃溃疡后这些药物应禁服或慎服。感冒后慎用感冒通、感冒清、速效伤风胶囊等药物。

6.**治疗其他疾病** 慢性支气管炎、肺气肿等会引起二氧化碳潴留,引起胃酸分泌增多,影响溃疡修复。慢性肝病患者蛋白质合成少,细胞修复能力差。甲状旁腺功能亢进者由于血钙升高,刺激胃酸分泌,使胃痛不宜缓解。患有其他疾病时也要治疗。

7.**加强锻炼** 加强锻炼能改善高级神经中枢功能和调节自主神经功能,还可以改善胃肠道的血液循环和调整消化吸收功能,促进溃疡愈合。

(《医药经济报》1995 年 4 月 14 日)

肠易激综合征——一种新的都市病

最近,香港中文大学医学院的一项调查发现,约有二成的受访者在过去 1 年内曾患有肠易激综合征,即受压力影响造成的肠胃不协调,引起腹痛、粪便稀烂、便秘等,以人口推算,全港估计有 80 万名患者,其中男性患者以从事管理人士、推销业人士及医护人员为主,女性患者多为体力劳动工人。中大社区及家庭医学系副教授刘明珠指出,肠易激综合征是一种都市病,主要是压力造成的不协调,如患者可能担心身体出现严重疾病,因此患者大部分时间情绪低落,不敢进食,而且大部分时间觉得很疲倦,无法进行正常社交活动,影响工作和学业。

　　肠易激综合征是一种功能性疾病,其主要病因有精神紧张、饮食不当、过度劳累等,主要症状有腹痛、腹泻或便秘,并有腹痛→腹泻→腹痛减轻的规律,腹泻可持续几个月或几年,多数病人排便为每天 3～5 次,偶尔大便最多可达 10 次以上,常于餐后尤其是早餐后多次排便,但不发生在夜间,每次大便量少,总量很少超过正常范围,一般为糊状或水样便,无脓血,便秘时大便几天一次,有时腹泻与便秘交替出现。除了胃肠道症状外,肠易激综合征患者还有以下消化道外的特殊表现。

　　1. 精神异常　40％～80％的患者情绪不稳定,易激动或易受暗示,对各种外界刺激反应过激或表现为心烦、抑郁、焦虑、失眠等。

　　2. 自主神经功能紊乱　表现为自汗、面部潮红、头晕、头痛、血压或脉搏不稳定,手足心、腋窝等湿冷、心前区不适、心慌、疲倦、失眠多梦、易惊、胸闷、气喘等。

　　3. 性功能减退　80％的患者有不同程度的性功能障碍,多见于女性,有些患者甚至出现阳痿或性交腹痛。

　　4. 泌尿系症状　约 50％以腹泻、腹痛为主的患者有尿频、尿急、夜尿多及终末排尿不尽等症状。少数患者有尿失禁,但通常无尿痛,总尿量并不增多。

　　肠易激综合征的治疗,首先必须注意心理治疗,要稳定情绪,解除烦恼,尽量多参加体育活动或劳动,必要时服用镇静或抗抑郁药物。在饮食方面,宜避免或少食用不耐受的食物,如以腹泻为主,应少吃芹菜、韭菜、萝卜等多纤维食物及梅、李、桃、香蕉等通便水果。对腹胀患者应减少或忌用使肠气体增加的食物如豆类、卷心菜等。部分患者可能使用任何药物都无效,因而要避免滥用药物,以腹泻为主者可加服复方苯乙哌啶、易蒙停、消胆胺等药物,使用时应从小剂量逐渐递增至合适剂量,不宜长期使用。

(《人人健康》2001 年 6 期)

从宋子文食噎卡喉谈起

　　曾有报道,寓居美国的旧中国四大家族代表人物之一宋子文,在旧金山亲友的一次宴会上,只因吃得太快,食物一下子卡住喉咙,喘不过气来,就此离开了人世。对于宋子文的详细死因,笔者不得而知,不敢妄下结论。但宋子文之死至少可以提示老年人,进食时一定要预防食噎。

众所周知,人在吃食物时的吞咽过程,是一个由大脑支配,神经和肌肉细胞参与的非常复杂的神经反射过程,咽部和食管是由肌肉组成的器官,咽的管道上宽下窄,食管是一条前后扁窄的长管道。在吃食物时,经口腔牙齿咀嚼、舌的搅拌,食物与唾液混合成食团后,会刺激口腔软腭的感觉神经,信息传向大脑,反射性地引起咽部肌肉产生收缩蠕动,这时与咽相接的食管上口张开,食团便进入食管,随着食管向下蠕动,将食团送入胃内。那么,老年人为什么容易食噎呢?这是因为随着年龄增长,进入老年期后,咽和食管也和其他器官一样,在生理及形态上发生退行性改变,出现老化现象,因咽部和食管的老化,肌肉变硬缩小,肌纤维之间的结缔组织增多,导致咽腔扩大,而食管腔则变窄变硬,弹性下降,同时咽部及食管对食团的刺激不灵敏,兴奋性减弱,感觉和传递信息的速度减慢,这些因素影响了食管的收缩和舒张,使食团推进受阻,所以在进食后容易发生吞咽障碍,出现噎食现象。

还有一种病理状态,这就是由各种疾病导致的吞咽障碍,如咽喉部结核或肿瘤(包括恶性肉芽肿)、咽后壁脓肿等咽喉部疾病,食管疾病、神经肌肉疾病等。由于吞咽困难,进食过程中常常会引起呛咳,轻者食物坠入气管,引起吸入性肺炎,重者会立刻出现窒息,严重者危及生命。

老年人预防食噎,在进餐时应保持良好的情绪,不可带"气"进食,也不可在进食时哈哈大笑,饭菜应味道可口,易于消化,还要细嚼慢咽。患有导致吞咽困难的疾病,应对原发疾病进行治疗。如果吞咽困难比较严重,稍吃一点就呛咳不止,要到医院治疗,必要时插胃管,给予鼻饲饮食,同时对吞咽困难进行康复治疗,待恢复改为经口进食。

(《科学 24 小时》1996 年 6 期)

冬季小心"浴晕症"

三个女儿陆续出嫁后,韩大娘和老伴相依住在 60 多平方米的小房子里。平时女儿们会交替着过来照顾他们,周末还常常回家一起小住,好不热闹。这晚,像往常一样,入睡前三姐妹要轮流洗澡,因为天冷,大姐就提议一起洗,人多而卫生间小,会暖和些。韩大娘在屋外边看电视,边听着女儿们在卫生间叽叽喳喳嬉闹，心里充实而幸福。

过了有半个多小时，里面的声响渐渐弱了下来，安静了，好一会儿都没有动静。韩大娘不放心，扯着嗓子喊大妞，没人应，过去敲门，也没人应。韩大娘着急撞开门，三个女儿竟都晕倒在卫生间。她一下慌了神，喊在卧室的老伴来帮忙。老伴年轻时在医院工作过，闻了闻卫生间，并没有煤气味，推断可能是缺氧"晕堂"了，赶紧和老伴将三个女儿裹上浴巾，架到客厅，拨打"120"。

在医院，医生证实了老爷子的猜想，正是由于卫生间太小，三人长时间洗澡，因缺氧而导致了昏迷。

洗澡时发生头晕，或出现晕厥、意识丧失，并不少见，尤其易发生在寒冷的冬天。

据统计资料，约有10％的老年人在冬浴过程中会不同程度地出现头晕、目眩、心悸、胸闷、口渴、恶心、四肢无力、呼吸急促、眼前发黑等一系列症状，严重时会突然晕倒，造成摔伤。冠心病人还会诱发心绞痛或心肌梗死。医学上将此类症状称为"冬浴综合征"（也称"浴晕症"）。

冬季天气寒冷，浴室往往门窗紧闭，室内温度高、湿度大、氧气少、空气污浊。而老年人体质一般较为虚弱，耐受力和应激性比较差，再加上在热水中浸泡，水温使老年人毛细血管扩张，致使大量血液淤积在体表，回心血量减少，心输出血量不足，造成血压下降，使脑组织发生一时性缺血、缺氧，出现"冬浴综合征"。

预防"冬浴综合征"，增强体质是关键，加强锻炼增强体质，可以提高肌体对环境变化的适应性。同时，也要做好各种防范措施。

洗澡前进餐不宜过饱、不宜过度疲劳，有饥饿感时不要入浴，但可适度饮些白开水，以补充体内的水分。到外面的浴池洗浴，也可自带一些糖水，以备不时之需。心血管病患者洗澡时最好自备一些硝酸甘油之类的急救药品；年纪较大或有心脏病的老人，洗澡时最好有人陪伴，以防出现意外。

进了澡堂，老年人最好先在浴室内适应几分钟，洗澡的水温应控制在 37～39℃。如果是坐浴，要从下肢开始洗，然后用浴巾洗抹上身，让皮肤和血管适应水温，以免引起血压升高，浸泡的时间不宜过长，以 15～20 分钟为宜；如果是淋浴，最好采取坐位，不要站立时间过久。

如果在洗浴过程中出现头晕、眼花、恶心等症状，应立刻从浴室出来，到换衣间的床上休息一会，如果情况严重，频繁呕吐、神志不清或胸闷，应尽快送医院诊治。

从宋美龄灌肠谈起

在王丰所著的《美丽与哀愁——一个真实的宋美龄》一书中,叙述了一件鲜为人知的事情:宋美龄从年轻时代,就习惯以每天定时灌肠的方式,用灌肠器具,使自己不费多大力气,就完成人类每天的通便大事。

每天晚上睡觉前,就是宋美龄灌肠的时间,这件事情,是她数十年如一日的习惯,在洗澡前,她必定先灌肠,解决她一天大事。

宋美龄为什么要灌肠,书中没有进一步的披露。但从这件事上分析,可能与防治便秘有关。

便秘困扰着很多人,尤其是老年人。严格来说,便秘仅是一种症状,而非一种疾病。便秘的原因很多,主要有:①生活、工作、学习紧张,环境改变,使排便习惯和规律被破坏;②滥用泻药,依赖药物排便而形成恶性循环,导致肠蠕动无力和肠道干燥;③食物结构不合理,高能量、高营养、高吸收物质摄入过多,粗纤维食物摄入过少,导致排便次数减少或无规律;④肛周疾病、直肠肿瘤、结肠过长等疾病也可导致便秘。

便秘虽然是小事,但其危害并不少,例如,当高血压病人便秘时,因排便用力过猛,会使心跳加快,心脏收缩加强,心搏出量增加,血压会突然升高而导致血管破裂或闭塞,发生脑出血或脑梗死,出现偏瘫、失语、昏迷等症状;冠心病患者便秘时,由于排便费力,排便时间过长,用力过猛,使心跳加快,心肌耗氧量增加,引起“排便性心绞痛”,甚至发生心肌梗死、心脏室壁瘤等并发症。日本越谷市立医院“便秘门诊”发现严重便秘者中10％的人患有大肠癌。被调查的50名大肠癌患者在饮食上与慢性便秘有共同点,即缺乏食物纤维。食物纤维除具有调整通便作用,还有吸收致癌有毒物质,予以排泄的作用,纤维素量不足,大便必然减少,随之出现便硬以至便秘。肠内致癌物质长时间不能排出,即有导致大肠癌的可能。

可见,有便秘者必须积极治疗,但不是都要像宋美龄那样需要灌肠,灌肠的只是极少数。目前,防治便秘的方法很多,可根据不同情况采取不同的措施。

(1)对引起便秘的原发病应给予积极有效的治疗,如对机械性肠梗阻,要先解除肠道梗阻,对老年糖尿病患者,应先控制好血糖,延缓或减轻自主神经病变等。

（2）饮食中必须有适量的纤维素，每天要吃一定量的蔬菜和水果，主食不要过于精细，要适当吃些粗粮，可每晚喝用红薯、大枣、蜂蜜煮成的稀饭 1 碗。

（3）不吃刺激性食物，调味品避免使用辣椒、咖喱等。

（4）生活要有规律，尤其要养成定时排便的习惯，通常以早晨起床后排便比较适宜。保持心情舒畅，避免忧思与恼怒。

（5）进行适当的体育活动，加强体育锻炼。仰卧屈腿、深蹲起立、散步、打太极拳、骑自行车以及加强腹式呼吸等，均有助于排便。

（6）下面两种食疗也有助于便秘的治疗：①生大白菜芯 100 克，蜂蜜一汤匙。将大白菜芯洗净切碎，加糖、蜜浸渍半小时食用，1 日 1 次，适用于各种便秘；②怀山药 15 克，黑芝麻 120 克，粳米 60 克，鲜牛奶 200 毫升，冰糖 20 克，将粳米淘洗干净，用清水浸泡 1 小时后沥干，山药切成小粒，黑芝麻炒香，3 药共入容器中，加水和牛奶拌匀，磨细滤汁，加冰糖煮成糊状，即可食用，可治疗老年人病后体虚之便秘。

（《家庭中医药》2002 年 10 期）

危机四伏的代谢综合征

著名演员李琦在拍完 80 集喜剧《好事多磨》后，因代谢综合征加重，产生肚子疼、头晕等症状，住进了医院。他接受全面检查和系统的中西医结合治疗代谢综合征，引起了媒体和读者的关注。

据统计，我国城市人口中，每 8 个成年人中至少有 1 个人患有代谢综合征。日常生活中，许多人不知道自己患有代谢综合征，因为此病没有类似头痛、胃痛等易于察觉的症状。李琦就是一个典型的病例。

研究发现，许多人身上同时存在高血压、中心性肥胖、血脂紊乱及高血糖等疾病，这些人发生心血管疾病的风险很高。1988 年 Reaven 将此种多个代谢病在一个人体内积聚的情况称之为"X 综合征"，以后又有"胰岛素抵抗综合征"等多种名称，近年来学者们将其称之为"代谢综合征"。

美国国家成人胆固醇教育计划提出，具有以下 5 种情况中的 3 种即可考虑为代谢综合征：①男性腰围＞102 厘米、女性腰围＞88 厘米；②甘油三酯≥1.7mmol/L；③高密度脂蛋白胆固醇男性＜1.0mmol/L、女性＜1.3mmol/L；

④血压≥130/85mmHg;⑤空腹血糖＞6.1mmol/L。中华医学会糖尿病分会建议适合中国人群的代谢综合征诊断标准为符合以下 4 个组成成分中的 3 个或全部者:①超重或肥胖体重指数≥25.0kg/m²(体重/身高的平方);②高血糖,空腹血糖≥6.1mmol/L 及/或糖负荷后血糖≥7.8mmol/L,及/或已确诊为糖尿病并治疗者;③高血压收缩压/舒张压≥140/90mmHg,及/或已确诊为高血压并治疗者;④血脂紊乱,甘油三酯≥1.70mmol/L,及/或 HDL－C:男性＜0.9mmol/L,女性＜1.0mmol/L。

代谢综合征早期症状轻微且不典型,往往悄然发病,这种潜伏式的危害一旦爆发反而更加严重。医学专家经过长期的研究探索,发现了"代谢综合征"常见的发病模式:腹型肥胖－高脂血症－高血压－高血糖－心脑血管疾病等。腹型肥胖(俗称"将军肚")及高脂血症或高血压是代谢综合征的早期表现。代谢综合征的中期表现为糖尿病、冠心病。处于这个阶段的人往往会发觉自己胸闷、心悸、肝区不适、善饥、脱发、记忆力下降、手足麻木、四肢冰冷、性功能减退、过早出现皱纹、多饮、多尿、消瘦。

胰岛素抵抗是引起动脉粥样硬化性心血管病的基础。胰岛素抵抗不但可以造成高血糖,还可以造成高血压、血脂紊乱、炎症反应、血液凝固及溶解异常等情况。这些情况都是促使动脉血管壁形成粥样斑块的因素。代谢综合征伴胰岛素抵抗者很容易形成血管管腔狭窄、闭塞,导致组织缺血,由此引起冠心病、中风、下肢动脉闭塞等心血管病。因此,胰岛素抵抗是造成冠心病等心血管病变的原因。库奥皮奥大学一个研究小组对芬兰东部地区的 1200 名中年男子进行了 11 年的跟踪调查,研究人员在调查中发现,代谢综合征患者不仅容易患糖尿病和动脉硬化,他们因心血管疾病而死亡的比例是同龄正常男子的 2 到3 倍。

代谢综合征防胜于治,预防比治疗要简单得多,效果也可靠。联合国卫生组织提出的健康四大基石:合理膳食、适量运动、戒烟限酒、心态平衡,是预防代谢综合征的基本准则。当然,对一些代谢异常改变较为显著,继发心脑血管、2 型糖尿病、痛风等很大危险性疾病的患者,有必要果断采用药物辅助治疗,以便及时控制代谢异常恶化,积极预防冠心病等疾病。一般来说,最常用的药物主要有调脂药物、控制高血糖药物、改善胰岛素抵抗药物、控制血压升高药物、适宜的抗血凝药物等。至于具体如何选服,问题比较复杂,需由医生根据个案,制定合适用药计划,才能收到良好效果。

(《健康生活》2006 年 5 期)

中老年人贫血勿掉以轻心

所谓贫血，是指循环血液单位容积内血红蛋白低于正常值的下限，即成人男性低于 120 克/升，女性低于 110 克/升。确切来说，贫血只是一种症状而不是具体的疾病，各种疾病都可以伴有贫血。

由于血液循环系统是人体氧气、营养物质运输的"交通系统"，所以人体一旦出现贫血，必定会对人体其他各个系统造成一定程度的影响。在心血管系统，可出现活动时心悸、气短，严重时可发生心绞痛，长期重度贫血可出现心脏扩大、反复发作心力衰竭；在消化系统，可出现食欲不振、恶心呕吐、腹胀、腹泻等临床表现，个别患者会出现异食癖；中枢神经系统可有头痛、头晕、耳鸣、注意力不集中甚至嗜睡等症状，严重贫血患者可出现晕厥、精神异常、意识模糊。

随着年龄增加，老年人贫血的发病率也随之上升，这是因为：①随着年龄的增长，骨髓造血功能逐渐衰退，体内红细胞在 60 岁后进一步减少，80 岁时仅为成年的29％。②老年人睾丸素分泌减少，因而贫血在老年男性更为明显。③老年人食欲降低、进食少或偏食造成维生素 B12 及铁的摄入不足导致巨幼红细胞贫血和缺铁性贫血。④老年人免疫器官及其活性都趋向衰退，血清 IgM 水平下降，自身免疫活性细胞对机体正常组织失去自我识别能力，故易发生自身免疫性溶血性贫血。

一旦出现贫血的症状，首先要到正规的医院进行系统的检查，查明贫血的发病原因，以便及早诊断，祛除病因，并进行针对性的治疗。同时，日常生活调养也很重要，以下几点应加以注意。

1. 调摄饮食　铁是构成血红蛋白的主要成分之一。富含铁的食物主要有黄豆、菠菜、芹菜、海带、紫菜、油菜、番茄、枣、橘子、杏、菠萝及动物心脏、肝脏、肾脏、肚等。海带含铁丰富，每 100 克海带含铁量高达 150 毫克，比猪肝高 6倍。为促进铁的吸收，须吃些酸枣、苜蓿、西红柿、酸黄瓜、酸菜等酸性食物。维生素 C 可促进铁质的吸收与利用，应食用新鲜的蔬菜和水果，尤其是绿色蔬菜和酸性较高的蔬菜，如番茄、橘子、山楂等含维生素 C 很丰富的蔬菜。维生素 B12、叶酸是红细胞生长发育必需的物质，瘦肉、动物肝脏、肾脏中含量较多，绿叶蔬菜等也含有叶酸。蛋白质是构成血红蛋白的重要原料，贫血病人应食用足够的蛋白质，如瘦肉、鱼类、蛋类、牛奶、黄豆、豆制品等。

2. 调畅情志　贫血患者要注意调节情志，防止七情内伤，应保持心情舒畅，避免精神过度紧张、不良情绪刺激。与人为善，容人容己，心胸豁达，乐观向上，有利于脾胃功能的正常运行而化生气血。

3. **生活防护**　生活起居有规律,慎起居,避风寒,预防感冒,节制房事,禁用对造血系统有影响的药物,如磺胺类药物、解热镇痛药、保泰松、抗疟药伯喹啉等,某些抗生素的使用应严格掌握指征,防止滥用,使用过程中必须定期观察血象。

4. **劳逸结合**　进行适合的劳动与体育锻炼,以增强机体的抗病及康复能力,根据自身特点及爱好,选择一两项健身防病项目,如散步、慢跑、游泳、做操、跳舞、太极拳、五禽戏、健身操、气功等,活动的强度以不感到疲劳为度,因为适度的活动有利于贫血的治疗和康复。

(《健康指南》2012 年 5 期)

血液透析　贵在坚持

《扬子晚报》2008 年 11 月 21 日报道:50 岁的陈太昌是位有着 21 年血透透龄的尿毒症病人,他也是江苏省目前透龄最长的血透病人之一。昨天,陈太昌和另一位曾是体育老师,已有 18 年透龄的病友一起身着博士袍,头戴博士帽,神采奕奕地从我国著名中西医结合肾病学专家、博士生导师王钢教授手中接过了"血透博士"证书。台上的老陈侃侃而谈、中气十足,很难想象这是一个 21 年尿毒症血透病人。

尿毒症不是一个独立的疾病,是各种晚期肾脏病共有的临床综合征,是慢性进行性肾功能衰竭的终末阶段。在此阶段,除了水与电解质代谢紊乱和酸碱平衡失调外,由于代谢产物在体内大量潴留而呈现消化道、心、肺、神经、肌肉、皮肤、血液等广泛的全身中毒症状。概括尿毒症的临床表现主要有:消化系统症状是恶心呕吐、纳呆、腹泻或便秘,口中有尿味;心血管系统症状为高血压、充血性心力衰竭、尿毒症性心包炎、心肌疾病等;血液系统症状是贫血显著、有出血倾向;神经系统症状是早期出现神经肌肉失调症状,周围多神经病变,后期出现尿毒症性脑病;呼吸系统可出现尿毒症性肺炎;皮肤可出现皮肤瘙痒及尿素霜。另外,常伴代谢性酸中毒,并现高钾或低钾、低钙、高磷等表现。

血液透析法(简称血透)又称人工肾,也有人叫肾透析或洗肾。它是血液净化技术的一种。在全世界依赖透析维持生命的 50 万患者中多数是血透。血透对减轻患者症状,延长生存期均有一定意义。血液透析是根据膜平衡原理,将患者血液通过一种有许多小孔的薄膜(或管道,医学上称半透膜),这些小孔可以允许比它小的分子通过,而直径大于膜孔的分子则被阻止留下,而半透膜又与含有一定化学成分的透析液接触。透析时,患者血液流过半渗透膜组成的小间隙内,透析液在其外面流动,红细胞、白细胞和蛋白质等大的颗粒不能通过半渗透膜小孔;而水、电解质以及血液中代谢产物,如尿素、肌酐、胍类等中小物质可通过半透膜弥散到透析液中。透析液中的物质如碳酸氢根和醋酸盐等也可以弥散到血液中,达到清除体内有害物质,补充体内所需物质的目的。

近年来我国医疗水平、血透条件和血透质量都越来越好,医疗保障水平也大大提高。以往血透时间超过5年的很少见,现在超过5年、10年的越来越多。像老陈这样已经坚持了21年的血透患者确实很少见。

正在透析的人,应遵循以下几点:

1.控制水分的摄入量　测量每日排尿量,每日水分摄取为每日尿量＋500毫升水分,吃的稀饭、面条,含有很多水分,要严加控制。不要吃太咸的东西,以免增加饮水量。

2.每天测量体重　每天在固定时间、固定磅秤测量体重,两次透析期间体重以不超过2～3千克为原则。

3.动静脉瘘管护理　透析的人尤其是已经进入规律透析的人应注意最好在血液透析前数周预先做好动静脉内瘘,位置一般在前臂,以便于在长期间歇做血液透析时,用针头穿刺做成血流通道。平时内瘘侧肢体勿提重,勿穿太紧衣服或包扎过紧,睡觉时勿枕在头下。局部保持清洁,预防感染;平时用手触摸或听诊器检查是否通畅,应有明显的沙沙声、流水声或振动感,若发现静止无音,须立即到医院进行处理。

4.应注意药物服用　各种药物有各自的作用,服用的时间和方式不一样,应遵照医师指示服用。有的饭前、有的饭后,要分开服用。用来降低磷离子的胃乳片或钙片,应该吃饭时与饭菜一起咬碎吞下去,这样才有降低磷离子的作用,如果是饭前或饭后或整颗吞下去,药效就大大降低了。

5.日常生活注意事项　预防感染,养成良好的卫生习惯。做好饮食控制,适当限盐、限水,避免高钾、高磷食物摄入。按时测量血压并进行记录。配合药物和其他支持治疗,控制血压增长,保持血色素在正常或接近正常水平。观察大小便颜色,皮肤上有无出现出血点、瘀斑等。定时接受透析治疗,不可随意中止,以免加重病情。若有任何紧急情况及不舒服发生,应立即与透析中心联系。

血液透析人群是一个特殊的群体,维持性血液透析是漫长而艰难的替代过程。我国目前血透病人大多血液透析了就不再工作,完全脱离了社会生活。而在国外血液透析病人仍然正常工作生活。专家们指出:今后血液透析治疗的发展目标应该是社会、医院、家庭与血透患者更紧密地结合在一起,给予他们更多的关爱,不仅要让他们活得更加长久,还要活得更有质量。

(《健康生活》2009 年 6 期)

正确使用镇静催眠药

因主演《断背山》中的牛仔恩尼斯而声名大噪的好莱坞影星希斯·莱杰，2008 年 1 月 22 日在他位于纽约曼哈顿的家中死亡，终年 28 岁。警方透露，其死因很可能是过量食用安眠药。目前，警方已将莱杰的尸体送到法医鉴定中心进行鉴定。

最近，莱杰刚刚结束了《蝙蝠侠 2：黑夜骑士》的拍摄工作，并接拍了新片《帕那索斯博士的奇幻秀》，巨大的工作压力让他患上了肺炎，睡眠质量也非常不好，所以医生为他开了安眠药。从现场散落的药物看，警方推测莱杰很可能是因过量食用安眠药而死。

刚刚进入事业上升期的希斯·莱杰曾被认为是继梅尔·吉布森之后又一位集外貌、才艺和气质于一身的澳大利亚演员。在《断背山》之后，各大电影公司都争相邀请他出演电影，不幸的是他竟成了好莱坞影坛的一颗"流星"。

正常人每 24 小时内，有一醒觉和睡眠周期，一般规律是白天清醒，夜间睡眠。每天所需的睡眠时间，随年龄增长而逐渐减少。新生儿睡眠 18～20 小时，儿童常睡眠 12～14 小时，青壮年一般 7～9 小时，老年人睡眠减为 5～6 小时。有些人常发生睡眠障碍，多表现为入睡难、时常醒和晨醒过早，且伴睡眠不深，有的甚至通宵难寐，结果是终日头昏脑涨、精神萎靡、情绪低落，工作能力和效率下降，严重地影响身心健康和日常生活。因而常使用镇静催眠药治疗。

镇静催眠药，是一类能对中枢神经系统产生不同程度抑制作用的药物。镇静药用于缓解病人焦虑不安和紧张的状态，但不能使病人入睡；催眠药则有诱导病人睡眠的作用。两者虽有区别，但也有一定联系。同一种药，由于剂量不同，而显示不同作用。如小剂量时用于镇静，中剂量可以催眠，大剂量则起麻醉作用。若用量过大或连续频繁用药，可引起中毒，甚至危及生命。

治疗睡眠障碍首先应寻找病因，针对病因治疗有助于改善睡眠障碍。在应用镇静催眠药之前，首先试用非药物治疗。非药物治疗包括放松训练、生物反馈、控制刺激、睡眠限制等。

在非药物治疗失眠无效的情况下，才考虑药物治疗。镇静催眠药的选择应根据患者需要。临床上使用的镇静催眠药主要有巴比妥类、苯二氮卓类、非苯二氮卓类。苯二氮卓类药物较巴比妥类药物更安全，依赖性小，价格便宜，长期应用停药后戒断症状轻，过量服用后也易被唤醒，目前仍是使用最广泛的催眠药。

对失眠患者的正确治疗,首先要明确病因及病程,并制定个体化的治疗方案。选药时需根据失眠的程度、年龄等特点,在了解药物的作用机制、起效时间、维持时间和不良反应的基础上,选择适合自己的药物。对入睡困难者应选用吸收快、起效快的药物,如咪达唑仑。对早醒者应选用吸收较慢、作用时间长的药物,如氯硝西泮。上述两种症状并存的患者可选用氟西泮。睡眠中断者可选用扎米普隆。处于焦虑状态的睡眠障碍患者,可选择抗焦虑药中的阿普唑仑、氯硝西泮或劳拉西泮。

睡眠是一个复杂而又重要的生理过程,几乎每个人在一生中都会涉及失眠。理想的催眠药,不但要缩短入睡时间,还要求达到一定的睡眠深度和充足的睡眠时间,同时要求撤去药物后无反跳。目前还没有理想化的药物,这就要求在选择药物时,更多的是考虑其副作用的一面。可以肯定地说,长期服用此类药均易产生耐药性和依赖性,因此宜交替使用,尽量避免长期使用,过量服用还会招致生命危险,应有高度的警惕。

（《医药与保健》2008 年 4 期）

老年人谨防低体温

低体温一般以 36℃作为界线,低于 35℃者为体温过低。由于老年人体温调节机能减退,对于较低的体温没有良好反应,因而可能没有任何不适与痛苦。

低体温是一种预后不良的病理状态,老年人的发生率为 1‰～7‰。导致低体温的原因很多。由于老年人体弱多病,摔倒在地上爬不起来,久之可造成低体温;久病卧床不起者,得不到良好的治疗与照顾,进食不够,营养不足,体质进一步衰弱而发生低体温;某些疾病如甲状腺功能减退、恶性肿瘤、低血糖、大出血后,也可发生低体温;一些药物如巴比妥类、安定、利血平、抗抑郁药等,有时也可引起低体温。

低体温多发生于冬季,也是一种急症。因此,老年人在冬季到来时,应注意预防低体温,可采取以下措施:

(1)寒冷季节,注意保暖,及时添加衣服,可在室内做体育锻炼,室内要采用取暖措施。夜间温度明显下降,尤须注意关闭窗户。

(2)多吃富含营养而容易消化的食物,以保证足够的热量,有慢性胃病者可少食多餐。

（3）患有疾病时要及时治疗，以使身体早日康复。同时，应避免使用降温和降低代谢的药物和镇静剂。如必须使用，应以短期、小量为原则。

（4）如发现有低体温表现，应立即到医院治疗，补充葡萄糖、氨基酸、能量合剂等，还可用温热水洗抹四肢，促进血液循环。

（5）复温应缓慢，不可操之过急，以每小时升温不超过 0.5℃ 为宜，迅速复温对大多数病人是很危险的。

（6）某些长期低体温者可适量服用甲状腺片，如体温低于 33℃，可用氢化可的松静脉滴注，最初 24 小时用 200 毫克，以后强的松 5 毫克口服，每日 3 次，两天停药。

（《老人世界》1996 年 12 期）

从许广平服用乌鸡白凤丸谈起

乌鸡白凤丸为妇科良药，主要成分有乌骨鸡、熟地、益母草、党参、黄芪、当归、丹参、茯苓、川断、阿胶、龟角胶、白芍、川芎、枸杞子、白术、砂仁、香附等，具有补气养血、调经止带的作用，用来治疗妇科体虚、月经不调、崩漏带下、经行腹痛、腰腿酸痛等病症。

鲁迅的夫人许广平在结婚后，曾有一段时间（几个月）患过白带异常的毛病，吃了不少药，却总不见病情好转，后来她用了一种丸药，连续吃了若干丸之后病竟痊愈了。

许广平用的就是乌鸡白凤丸，本方起源于明朝《普济方》，《寿世保元》改进处方后称之为"乌鸡丸"，近代多以乌鸡白凤丸命名。多年来，随着临床研究探索，发现乌鸡白凤丸具有促皮质激素作用、保肝作用、性激素样作用、增强免疫作用、抗炎作用，在妇科以外还有着广泛应用。

1. 治疗精液不液化、不育症　现代医学认为精液不液化引起的不育症为内分泌紊乱、维生素 E 缺乏所致。乌鸡白凤丸能缩短精液的液化时间和降低精液的黏稠度，可用于治疗精子不液化症。

2. 治疗慢性肝炎　乌鸡白凤丸对肝损伤有保护作用，对化学物质引起的血清谷丙转氨酶有明显降低作用，与拉米夫定合用治疗慢性乙型肝炎效果较好，有效率达 88%。

3. 治疗肝硬化　乌鸡白凤丸具有补气养血作用，可以有效改善肝硬化的低蛋白血症，提高免疫力。

4. 隐匿型肾炎　用乌鸡白凤丸治疗隐匿型肾炎 50 例,每天 3 次,每次 1 丸,30 天为 1 疗程,有效率为 84％。

5. 治疗遗精、阳痿　应用适量米醋调服乌鸡白凤丸,每次 2 丸,每天 2 次,对精神抑郁性阳痿有效。应用蒲公英 30 克,红藤 15 克,败酱草 15 克,水煎送服乌鸡白凤丸,每次 1 丸,每天 2 次,连服 40 天,治愈遗精。

6. 治疗复发性口腔溃疡　以口腔黏膜糜烂为特征,有自愈倾向,易复发,中医称"口疮",认为多由心脾积热引起,而虚火上乘也可产生。

7. 治疗斑秃、脱发　斑秃、脱发系自身免疫性疾病,多用激素治疗。中医认为与肾虚、血虚有关,服用 10～20 天脱发逐渐停止,30 天左右毛发长出,有效率 100％。

8. 治疗慢性萎缩性胃炎　口服乌鸡白凤丸,每次 1 丸,每天 3 次,每天用艾条灸足三里 2 次,每次 20 分钟,停用其他药物,忌生冷辛辣及煎炸爆炒食物,3 个月为 1 疗程。

（《康寿福音报》1994 年 6 月 21 日）

从徐达之死谈疾病与"发物"

相传,明太祖朱元璋当了皇帝以后,便加紧残害开国功臣,元帅徐达患了"发背"(生于背部的疽),最忌吃鹅肉,因鹅为发物,易动火发疮。朱元璋别有用心地赐徐达肥鹅一只。徐达明知其恶意,但又不敢违君之命,只好当场吃下。不久,徐达因"发背"扩散而死。故事的缘由,不必探究,但却可以提示不相宜的食物与疾病的恢复有密切关系。

"发物",是指某些能引发旧病,或助长病势,或托毒外透,或加速化脓,以及导致过敏的食物。根据临床观察,"发物"可分为以下几类:①禽兽类:如鸡头、鸡肉、猪头、牛肉、羊肉等。这些对人体而言为异体蛋白,这种异体蛋白就可构成过敏原而导致人体发病。②海鲜鱼类:如虾、蟹、带鱼等,有些含组织胺,组织胺可使血管通透性增高,微血管扩张、充血,血浆渗出,水肿,腺体分泌亢进及嗜酸性粒细胞增高等,从而导致机体变态反应,即过敏反应,诱发皮肤病,如出现红斑、丘疹、水疱,发热等。③瓜菜类:如南瓜、竹笋、蘑菇、芥菜、莴苣、雪里蕻、黄豆芽、黄花菜等。④各种酒类。

例如:痛风性关节炎患者吃海产品不好,因为海参、海鱼、海菜中含嘌呤类物质较多,吃了会增加血液内尿酸含量,身体吸收以后,能在关节中形成尿酸盐

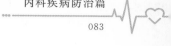

结晶,使关节炎症状加重;大蒜中含有一种二羟二硫化合物,它会干扰肝脏的细胞色素 P450 的活性,两者形成一种血红素复合物,使正常血红素合成的最后环节受到抑制,导致卟啉病发作,出现剧烈呕吐、腹痛;肝炎病人忌过多吃糖,由于此时肝功能较差,不能将吃进去的糖完全合成利用,致使热量过剩,过剩的热量转变为脂肪,导致脂肪肝,致使肝功能长期不能恢复正常,严重时可引起肝硬化和肝癌。

《金匮要略》中写道:"所食之味有与病相宜,有与病为害,若得宜则补体,害则成疾。"因此,患有疾病的人,可多看一些医学书和科普报刊,也可请教医生,以便了解自己吃哪些食物合适,哪些食物属于"发物",需要忌口。下面介绍几则疾病的饮食禁忌:咽炎患者应忌食一些煎炸、辛辣、干燥、粗硬的食品;心脏病患者应少吃咸食,如豆豉、咸面包等;肝硬化病人应忌食一切辛辣及刺激性食品,少吃芹菜、韭菜、红薯、土豆等;伤寒病宜吃软烂食品,忌吃粗硬食物,防止和避免加重肠腔溃烂;浮肿病人应忌食咸食;腹泻病人应忌食所有能胀气的食品,如土豆、白薯等。

(《健康导报》1995 年 10 月 31 日)

从卓别林之死谈起

著名电影喜剧大师卓别林,于 1977 年 12 月 24 日设晚宴与亲朋好友聚会,酒席间开怀畅饮。次日,人们发现卓别林已于聚会当晚在睡眠中死去,一时间死因众说纷纭。很快,卓别林的死因就真相大白,经著名的美国生物化学专家利伯的验查证明,卓别林因酒后服用安眠药致死。

酒是人们常用的饮料,其主要成分是乙醇,酒进入人体后约 20% 在胃中立即吸收,其余全部自小肠吸收。乙醇进入体内可以分布于全身各种组织和体液中,其分布量与组织含水量成正比,例如血浆含水量高于血细胞,所以血浆与血细胞含乙醇量的比约为 1.24 : 1。其次,血流供应充分的组织如脑、肝、肾乙醇的含量也高,很快就达到与血液相近的水平。

由于药物与乙醇都通过肝脏代谢,它们都处于同一个通道,很容易相互作用,引起严重不良反应。总的来说,药物与酒的相互作用结果有三个:一是降低药效,二是增加药物的不良反应,三是导致酒精中毒。

抗菌药物 头孢类抗生素、甲硝唑、替硝唑、呋喃唑酮等可引起双硫仑样反应,表现为用药后饮酒出现四肢无力、软弱、嗜睡、眩晕、产生幻觉、头痛、恶心、呕吐、胸闷、全身潮红、虚脱、惊厥,甚至血压下降、呼吸抑制、休克等反应。轻者可自行缓解,重者应及时采取必要的措施进行救治。

镇静催眠药　乙醇与苯二氮卓类安定药合用,将会增加对中枢神经系统的抑制作用。如果患者意识不到这种影响,很可能在从事一些具有潜在危险的活动(如驾驶)时发生意外。乙醇还能促进这类药物的吸收,服药可能使其血药浓度升高。

解热镇痛药　此类药物有阿司匹林、布洛芬、双氯芬酸等,如果服用该类药物时大量饮酒,可使胃肠道黏膜受到药物和乙醇的双重刺激,甚至引起消化道溃疡或出血。

降糖药　此类药物有格列苯脲、二甲双胍、胰岛素等,服药期间大量饮酒可引起头昏、心慌、出冷汗、手发抖等低血糖反应,严重者可发生低血糖昏迷。

抗癫痫药　长期饮酒可降低苯妥英钠的浓度和疗效,但服药同时大量饮酒可增加血药浓度,服用丙戊酸钠期间饮酒,可增强中枢抑制作用。

抗心绞痛药　硝酸异山梨酯、硝酸甘油及硝苯地平等药物在服药期间饮酒可引起血管过度扩张,导致剧烈头痛、血压骤降甚至休克。

抗过敏药　苯海拉明、扑尔敏使人嗜睡,与乙醇合用则加重嗜睡的程度。饮酒后服用镇静作用较强的抗组胺药时,将会加重乙醇对驾驶能力的损害;但合用新一类抗组胺药氯雷他定则对驾驶能力几乎没影响(阿司咪唑、阿伐斯汀等还是有影响的)。

H_2 受体阻断药　主要用于治疗十二指肠溃疡和胃溃疡。服用这类药,能使血液中乙醇浓度略升高,但这类药并不影响乙醇在体内的消除速率,因而相互作用的发生可能是由于药物改变了肠道对乙醇的吸收速率所致。

(《中华医药报》1995 年 4 月 21 日)

阿普唑仑:巨星的致死谜团

美国时间 2012 年 2 月 11 日下午,巨星惠特尼·休斯顿在比弗利山庄希尔顿酒店被宣布死亡。消息宣布后,立即引来外界的大把传言。吸毒、溺亡、肺病……未及时公布的死因,成为最大的谜团。直至美国当地时间 12 日,洛杉矶警署正式通知休斯顿家人,称惠特尼·休斯顿的死因可能为服用阿普唑仑等处方药时与酒精混合而导致中毒。

阿普唑仑为苯二氮卓类催眠镇静药和抗焦虑药,其作用于中枢神经系统的苯二氮受体,引起中枢神经系统不同部位的抑制,随着用量的加大,效果可以从轻度的镇静到催眠甚至昏迷,主要用于缓解焦虑、紧张、激动,也可作为催眠或焦虑的辅助用药,还可作为抗惊恐药,并能缓解急性酒精戒断症状。

与其他各种药物一样,阿普唑仑应用过程中,有一些不良反应,包括嗜睡、头昏、乏力等,大剂量偶见共济失调,震颤、尿潴留、黄疸,罕见的有皮疹、光敏、白细胞减少,个别病人发生兴奋、多语、睡眠障碍,甚至幻觉,此药还具有成瘾性。长期应用后,停药可能发生撤药症状,以及其他一些如口干、心悸、便秘、精神不集中或腹泻、低血压等症状。

服用阿普唑仑,与其他药物合用要谨慎,尤其是应尽量避免与中枢抑制药合用,因为两者合用时作用相加,这可增加中枢抑制作用和呼吸抑制作用,从而导致严重后果。

长期服用阿普唑仑者不能随意停药,要逐渐减量,以免发生戒断反应。一般半衰期短或中等的同类药,停药后 2～3 天出现撤药症状,半衰期长者则在停药后 10～20 天发生撤药症状。撤药症状:较多见的为睡眠困难,异常的激惹状态和神经质,较少见或罕见的有腹部或胃痉挛、精神错乱、惊厥、肌肉痉挛、恶心或呕吐、颤抖、多汗。严重的撤药症状比较多见于长期服用过量的患者。

同任何同类药一样,更不能在服药的同时饮酒,因为两者作用也是相加的,酒精会加大药物对中枢系统的抑制作用,呼吸抑制出现后就易导致死亡。美国著名电影演员卓别林就是酒后服用安眠药抑制了神经中枢而死亡的。

以上谈了服用阿普唑仑后的不良反应,但也不可谈阿普唑仑色变,该用这种药的还要用,但前提是不能盲目使用,出现失眠、焦虑等情况要先找专科医师看病,专科医师更了解镇静、镇痛类药物的用法、药性,更能把握好用量,掌握好停药时机,减少患者对药物的依赖,也就能减少副作用。比如,如果医师给一个抑郁症患者开了阿普唑仑,患者必须在 2 周后去复诊,好转了就减量,无效就换药。此外,精神专科医师能从根源上了解失眠、抑郁、焦虑的成因,对症处理,这能使服药时间大大缩短,能大大减少药物依赖出现的概率。

(《大众健康》2012 年 5 期)

让"亚健康"走开

近来,一个为人们陌生的名词"亚健康"在报刊上传播开来,所谓"亚健康"是指人体介于健康与疾病之间的边缘状态,以往叫"慢性疲劳综合征"或人的

"第三状态"。调查表明,七成以上的人其身体状况处于亚健康状态,亚健康状态实际上已经在警告人们,如不加重视,疾病就会接踵而至,如能加强自我保健,建立健康的生活方式,"亚健康"就会离你而去,转变成健康状态。

"亚健康"在心理上和生理上都有相应的表现,它在心理上的具体表现是:精神不振、情绪低沉、反应迟钝、失眠多梦、注意力不集中、记忆力减退、烦躁、焦虑、易受惊吓等。在生理上则表现为疲劳乏力、活动时气短、出汗、腰腿酸疼等,此外,还可能出现心血管系统方面的症状,如心悸、心律不齐等。

造成"亚健康"状态的原因主要有以下几种:①由于竞争的日趋激烈,人体的主要器官长期处于超负荷的工作状态;②由于人体的老化,表现为体力不支、精力不足,适应能力降低;③心脑血管、肿瘤等疾病的前期。在发病前,人体在相当长的时间内不会出现器质性病变,但在功能上已经发生了障碍,如胸闷气短、头晕目眩、失眠健忘等;④人体处于生物周期中的低潮时期,即使是健康人,也会在一个特定的时间内处于"亚健康"状态。

消除和预防"亚健康",首先要养成良好的生活习惯,劳逸结合,平时注意锻炼身体,适当参加一些户外活动,养成主动休息的习惯,正确对待工作中出现的挫折与磨难,遇到不顺心的事要多想一些解决的办法,不要独自生闷气,还要多参加正常的社会交往活动,保持心理上的平衡。更要注意合理饮食,饮食要少盐、少糖,应多吃些高蛋白的食物,要多吃新鲜蔬菜、水果、鱼和水产品,这样可补充人体所必需的各种维生素、微量元素等。但是,专家们认为,饮食必须合理,进补不能过量,盲目地补充大量的维生素和微量元素,并不利于健康。如果存在"亚健康"方面的症状,应该到医院进行检查,排除器质性病变。

(《当代老年》2001 年 9 期)

外科疾病防治篇

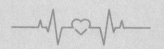

不被重视的慢性胃扭转

老王患胃溃疡已有 5 年了,近一个月来经常出现上腹部疼痛,餐后上腹部胀痛不适的情况。老王以为溃疡病加重了,就服用甲氰咪胍,一连服了 20 多天没有见效,1 周前出现呕吐,3 天前出现吐血、便血,经胃镜检查诊断为胃溃疡并发慢性胃扭转,最后经过手术治愈。

胃是重要的消化器官,上接食管,下连小肠,周围还有肝、脾、肾、横结肠等器官相邻。正常情况下,胃要受到胃—肝、胃—脾和胃—结肠韧带的制约,不能做较大幅度转动,当这些韧带过度松弛,或由于胃内、胃外的病变使胃与周围组织发生异常粘连,胃失去张力平衡时,就会发生异常旋转,即胃扭转。一般来说,胃充盈或扩张时比空胃容易发生扭转,腹内压增高、饱餐、剧烈呕吐、胃蠕动过强均可成为胃扭转的诱因。

与其他胃病相比,慢性胃扭转的发生率较低,临床表现多种多样,缺乏特异的症状和体征,主要表现有:①间歇性或持续性上腹胀痛,餐后诱发或加重,呕吐之后有所缓解,有些人平卧位后腹痛稍减轻;②恶心呕吐,开始吐胃内容物(不含胆汁),以后反复干呕,呕血或解柏油样便,这是由于发生胃扭转而引起的;③胃纳差、消瘦、反酸、胃灼热、腹泻、胸骨后闷痛;④上腹部膨胀而下腹部平坦、柔软。

慢性胃扭转极易误诊。因此,患有胃病治疗无好转或症状加重,应警惕慢性胃扭转的可能,及时做 X 线钡餐造影或胃镜检查,以便确诊。轻者可给予禁食、胃肠减压、补液、使用保护胃黏膜药物及进行手法复位等治疗,使胃扭转缓解复位。如果非手术治疗效果较差或胃扭转急性发作,病情较重者,则要立即手术。

(《老年世界》1994 年第 11 期)

从孙中山之死谈起

1925 年,伟大革命先行者孙中山先生病逝在北京协和医院,当时人们认为他的死因是原发性肝癌,而最近报道的死因是胆囊腺癌。

1999 年 1 月初,在台北举行的"第二届孙中山与现代中国学术研讨会"上,北京协和医院副院长宗淑杰和助理柴建年发表一篇论文：该院去年将珍藏的"孙中山尸体解剖档案"17页资料重新整理，并组织论证。得出结论为："胆囊腺癌伴胆囊管梗死，肿瘤直接侵犯肝脏及横膈，广泛播散到双肺、腹膜、空肠及结肠壁，引起结肠多处狭窄；又有慢性胆囊炎、胆囊结石；全身动脉中度粥样硬化；双肾弥漫性轻度疤痕形成，左肾囊肿，肺部陈旧性钙化性结核，心脏萎缩、肺气肿、腹水、肺水肿、蛔虫病。"尸检报告最终认定孙中山先生是死于已扩散了的晚期胆囊腺癌。

　　孙中山先生死于胆囊癌，从尸解结果来看，他还患有胆囊结石。现代医学研究认为，胆囊结石与胆囊癌有一定的因果关系，这种关系可能是由于胆囊结石长期对胆囊黏膜机械刺激，致使胆囊黏膜反复损伤、发炎，引起细胞增生变异的结果。中山医科大学统计胆囊结石者有10％并存胆囊癌。

　　胆囊癌的发病率随着年龄的增加而增加，尤其好发于女性，这与老年人内分泌功能下降、神经反应能力降低致使免疫功能减退有关。胆囊癌早期症状表现为反复发作的胆囊炎，以疼痛为主，特点是疼痛程度轻，时间长，且无明显规律，一旦出现疼痛加重、发热、黄疸、上腹部触及肿块，诊断虽不困难，但此时多数已到晚期。

　　胆囊癌因早期无特异症状，给早期诊断带来了困难，误诊率较高，胆囊结石与胆囊癌并存，只重视胆囊结石，忽视甚至不考虑胆囊癌存在的可能，不做进一步的检查，更是误诊的主要原因，湖南医科大学报道胆囊癌误诊率高达81.6％。

　　患有胆囊结石者，一定要积极进行治疗，对于有胆囊结石又有反复发作胆囊炎的病人，不能因为彩超对胆囊结石诊断的高可靠性而忽视其他检查和病情分析。专家们指出，当出现上述症状而按胆囊结石治疗效果不佳时，应考虑胆囊癌的可能。目前，诊断胆囊癌主要依靠临床表现、胆囊造影、彩超、CT、核磁共振检查，尽管检查方法不少，也很先进，但术前正确诊断率不高，因而必要时医生会进行手术探查，有些胆囊癌就是在手术时无意中发现或切除胆囊后病理检查证实的。

（《抗癌》2000 年 1 期）

肝囊肿需要治疗吗

　　随着医疗设备的更新换代，一些过去认为很少见的疾病现在被查出来的越来越多，许多人被查出肝囊肿后感到十分恐慌，这是没必要的。肝囊肿是什么？

是肝癌吗？该怎样治疗？

通俗地说，肝囊肿就是肝脏上的水泡，一般不和外面相通，位置较浅或个头大的，可突出来，使肝表面变得不光滑。囊肿大小相差悬殊，直径小的如针尖，大者如婴儿头。但以数毫米至数厘米大者多见。囊肿数目可以是孤立的一个，也可有多个。

肝囊肿是从哪里来的？原来在胚胎发育期，一些多余的胆管自行退化，与通道失去联系，形成独立王国。所以说肝囊肿是一种先天性疾病。肾囊肿患者37％以上合并有肝囊肿，故遗传学认为这两者的出现是由同一种基因控制的。

肝囊肿常发生在患者的肝右叶上，一般来说，先天性的肝囊肿生长缓慢，患者可长期或终生没有症状，不少肝囊肿只是在手术、体检时偶然发现，有症状的患者其症状可发生于任何年龄，临床表现随囊肿的位置、大小、数目以及有无压迫邻近器官和有无并发症而异。常见的症状有胃肠道不适、餐后饱胀、恶心、呕吐、腹痛、黄疸等。如囊肿体积小、位置深在肝内，单发，则不会有任何表现。

发现肝囊肿，一定要注意鉴别诊断，如肝结核、肝血管瘤、个别寄生虫性肝囊肿有时也会混淆。

肝囊肿患者要定期随访。彩超简单、易行，又无损害。囊肿小的，可以1年复查一次，囊肿比较大的，半年复查一次为妥。要保留每次检查结果，以便对比其变化，如能争取同一位彩超医生检查更好。一旦出现并发症，或者原有症状加重，要及时就诊，并主动陈述自己有关肝囊肿的病史，这样能帮助医生少走弯路。

比较小的囊肿，无须治疗。较大或症状明显的，应当根据情况治疗。肝囊肿的治疗方法很多，如腹腔镜手术治疗、开腹手术治疗、囊肿穿刺抽液＋注射硬化剂疗法等，各有优缺点，在微创时代到来之前，一般采用开腹手术，但在微创治疗失败后或术前怀疑有恶性，就应以开腹手术为好，硬化剂注射治疗方法简单，创伤最小，但术后易复发。

（《家庭医生报》2007年2月10日）

哪些患者可以接受肝移植

随着肝移植的大规模开展，特别是著名演员傅彪接受了肝移植手术，使这一手术更多地进入了人们的视线。但大家对这个手术还不够了解，网上查询，口口相传，造成了一些信息错误或误导，使病人错过了最佳时机，或者是在不太适宜的情况下仍然选择肝移植,造成经济乃至生命的不必要付出。

哪些患者可以接受肝移植?原则上说,任何急、慢性和先天性肝病患者出现肝功能衰竭,用其他办法治疗都不能奏效时,均可以考虑接受肝移植手术。目前我国接受肝移植的患者主要为:①肝炎后肝硬化、肝功能失代偿者;②慢性重症肝炎,生活质量严重下降,生命受到威胁者;③肝胆系统恶性肿瘤,已不能用常规方法治疗者。

用肝移植方法治疗非恶性肿瘤的肝脏疾病,可谓一箭三雕:第一,通过肝移植,切除了患者的全部坏肝,移植一个健康肝,患者的肝病得到根治;第二,由于这样的病人绝大多数是乙肝患者,在术中和术后配合应用贺普丁及乙肝免疫球蛋白,可以治愈病人的肝炎;第三,一般来说,从肝炎发展为肝硬化和肝癌是一个自然病程,在肝硬化阶段就进行换肝手术,能及时阻止病程向肝癌进展,确保患者长期存活。因此,越来越多的肝硬化患者愿意接受肝移植手术。

肝移植手术时机的把握,对患者预后和长期生存十分重要。当病人出现肝脏代谢性障碍、发育迟缓,或出现顽固性腹水、反复黄疸、门脉高压、消化道出血、反复出现肝昏迷等肝移植指征时,就应该及时进行肝移植。遗憾的是很多病人和家属,包括一些医务人员总是顾虑重重,直到出现了禁忌证,失去了最佳手术期才考虑做移植,影响了远期疗效。

恶性程度高的晚期肝癌无法通过肝移植根治癌症。国际上在开展肝移植的最初阶段,也对肝癌患者进行肝移植,这部分病人占总病例的 1/3～2/3。后来发现,除了几厘米以下的小肝癌和恶性程度低的肝癌外,恶性程度高的晚期肝癌患者,无法通过肝移植根治癌症,有时肝移植还可能促使肿瘤转移和复发。所以,在西方主要的肝移植中心,肝脏恶性肿瘤病人接受这种手术的人数已经明显减少。

(《家庭医学》2005 年 9 期)

从陈逸飞之死谈上消化道出血

2005 年 4 月 13 日,是著名画家、导演陈逸飞的 59 岁生日,然而,就在 4 月 10 日,他却因上消化道出血,在上海华山医院病逝。

陈逸飞因拍摄电影《理发师》过度操劳,2 月中旬曾因胃穿孔及胆结石入院,因赶电影进度,未进行正规治疗,4 月 6 日,陈逸飞导演从外景地回到上海"例行检查",不料此别竟成永恒。

上消化道出血是指食管、胃、十二指肠、胰腺、胆囊部位的出血,临床表现为不同程度的呕血和黑便。如数小时内出血超过 1000 毫升则称为急性上消化道大出血。

消化道疾病与全身性疾病都可引起上消化道出血,最常见的原因是消化性溃疡,食管、胃底静脉曲张破裂以及各种原因引起的急性胃黏膜损害。另外,胃癌、食管癌、食管及贲门黏膜撕裂综合征引起的出血亦不少见,还有全身性疾病如各种严重疾病(严重感染、手术、创伤、休克、中风等)引起的应激性溃疡。年轻人中,以消化性溃疡及急性胃黏膜损伤引起消化道出血多见;老年人则以各种恶性肿瘤引起者多见。

病人于出血前,多数伴恶心、上腹部不适或疼痛。出血量多者可出现头昏、眼花、出冷汗、全身乏力、面色苍白、脉搏细速和血压下降等。呕出的血往往呈暗红色并混有食物残渣,大便呈柏油样。

出现上消化道出血时,应先实施家庭救护,以稳定病人的情绪,同时向"120"求救。病人取平卧头低脚高位,可在脚部垫枕头,与床面成 30°角,这有利于下肢血液回流至心脏,首先保证大脑的血供。

出血期恶心、呕吐时应禁食,禁食可避免因进食而刺激胃肠蠕动,使出血加重或再次出血,但出血量较少时可不禁食。禁食时间因病情而定,一般禁食 24～48 小时,如出血停止,可给少量温热流质易消化饮食,饮食应少量多餐,忌用生、冷、硬、辛辣等刺激性食物,禁用烟酒、浓茶、咖啡,过甜、过酸的饮料,因其能促使胃酸分泌,不利于溃疡愈合,门脉高压、食道静脉曲张破裂出血的病人,禁食时间应长些,出血停止后可给温凉半量流食,逐步改为全量流食、半流食,并且应为无渣易消化食物。此外,肝硬化的病人还应按肝硬化膳食进行指导。

上消化道出血控制后,一旦病情稳定,要对原发病进行治疗,如果没有疾病,应查原因,以后要避免再接触这些原因。

(《现代健康人》2007 年 7 期)

男人:乳房增大　该切就切

《重庆商报》2006 年 8 月 1 日报道,黄先生有一个难以启齿的秘密——他竟然有一对女人般的"乳房"。为了避免秘密在夏天暴露,黄先生只能用白布将胸紧紧裹住。每年夏天,黄先生都只能穿深色系的衣服,轻、薄、透的上衣从来不敢穿。白布缠胸的滋味很不好受，不仅影响呼吸，汗水和白布混在一起还很损伤皮肤。一旦被人发现，黄先生只有谎称是自己胸部受伤。

女性乳房是一个功能器官，人们将女性乳房喻为生命之源泉。女性乳房更是一个形体器官，是女性形体美最显著的一种标志。但是某些男性乳房也会增大，甚至状如女性，医学上称之为男性乳房发育症。

生理性男子乳房发育症，从年龄上来说有三个好发期：一个是新生儿期，由于母体内雌激素影响所致，但绝大多数出生后1周内会自行消失；二是青春发育期（有40％～70％可出现本症），男性在青春期，性激素水平变化迅速，从而引起一过性（或称短暂性）雄激素和雌激素比例失调，但大部分男孩会在发育后3年内自然消退；三是中年以后，这时睾丸功能低下，雌激素水平相对增强所致。

部分男性乳房发育患者是由于先天性睾丸发育不全引起，因为长期处于饥饿状态和营养不良导致肝功能受损的孩子，也极易导致乳房发育；慢性肾炎、甲状腺功能亢进患者以及长期使用安体舒通、异烟肼等药物的病人，也很容易被乳房发育所叨扰。

乳房细胞内出现恶性肿瘤组织是导致乳腺癌的直接原因，男性也同样具有乳腺组织，所以也同样能患上乳腺癌。根据调查，有20％患乳腺癌的男性是因为家族中曾经患过类似疾病，遗传是导致男性乳腺癌产生的主要原因；另外，后天因素也起很大作用，如雄激素缺乏而雌激素分泌过多、肝脏有疾病特别是肝硬化患者、长期缺乏体育运动和肥胖患者、前列腺肥大或前列腺癌患者长期大量服用雌激素等男性，都可能被乳腺癌缠上。

对于男性乳房发育症的治疗，不能采取一刀切的方法，应具体问题具体分析：

（1）先考虑保守治疗。对于青春早期的乳房增生，多数将在1～2年后逐渐消退。对于睾丸肿瘤、甲状腺功能亢进以及肝功能受损所致者，应针对病因予以治疗。因服用药物引起者，应停用药物。

（2）再考虑手术治疗。对于疼痛明显、乳房过度肥大或持续不消退者可予以手术治疗。传统的方法是将乳腺组织予以切除。由于这种手术创伤较大，并存在切口瘢痕问题，因此，目前多采用吸脂术。这种手术不仅简单易行，创伤也小。对于以脂肪组织增多为主的乳房发育，单纯吸脂即可达到较好的疗效，并且不留瘢痕。对于以腺体组织增生为主或混合型者，在辅助吸脂的同时，可经乳晕小切口切除残留腺体组织，从而达到良好的治疗效果。与传统的切除方法相比，这种手术损伤小，适合于大多数男性乳房发育症患者。

（《健康周报》2006 年 8 月 22 日）

易误诊的乳腺导管扩张症

　　欧阳瑞丽女士四十有五,一双儿女考上大学,丈夫晋升为教授,自己也晋升为主任医师,按她自己的话说是进入了一生中最幸福的时期。然而,天有不测风云,一天,欧阳女士洗澡时在自己的右乳房上摸到了一个肿块,欧阳女士的心立刻沉了下来,她怀疑自己患了乳腺癌,第 2 天就住到了外科,做了局部肿块切除,病理报告证实她患的是乳腺导管扩张症,欧阳女士虚惊一场。

　　乳腺导管扩张症又叫浆细胞性乳腺炎,病因还不十分明确,可能与乳腺分泌障碍、多次妊娠致乳腺退行性变、乳腺结构不良、哺乳习惯和卫生条件不良以及乳腺损伤有关。乳腺导管扩张症以 30～40 岁或绝经期妇女多见,临床表现多样,可分为以下几个发展阶段。

　　急性阶段　病人突然出现乳痛、肿胀、皮肤轻度红肿,可有寒战、发热,此易被误诊为急性乳腺炎。此阶段可有乳头溢液(为浆液、脓性或血性),腋窝淋巴结可肿大,质软有压痛,此阶段持续时间约 2 周,抗感染治疗无效。

　　亚急性阶段　病人乳房红肿消退,遗留一硬块,可与皮肤粘连,有的似脓肿,但无波动,此阶段约持续 3 周。

　　慢性阶段　乳房内肿块缩小,可有乳头回缩,乳内肿块可残留数年甚至10 年以上,此阶段若伴有局部皮肤改变和腋窝淋巴结肿大,则鉴别比较困难。

　　乳腺导管扩张症的误诊率达 75%,其中 62.5%～70.8% 被误诊为乳腺癌。因此,出现乳房肿块,不要盲目地认为自己患了乳腺癌,如果有以下情况就应警惕乳腺导管扩张症:①40 岁左右非哺乳期或绝经期女性,有多次妊娠或长期哺乳史,可有乳腺外伤史或哺乳困难史;②有急性或亚急性炎症发作史,乳房肿块可随病程进展缩小,多数在 4 厘米以内,早期肿块与皮肤粘连,腋窝淋巴结质软,触痛明显且随病程进展缩小。

　　乳腺导管扩张症是乳腺良性病变,一旦确诊,应当手术治疗,手术是治疗本病的唯一有效方法,手术时只需将乳晕部扩张的导管肿块切除就可以,乳头和大部分乳房可保留,不影响外形和美观。如果肿块较大,占整个乳房的一半以上,且年龄在 45 岁以上而乳房较小者,在病人本人同意下,也可做单纯乳房切除。

(《大家健康》1998 年 5 期)

乳腺纤维腺瘤影响怀孕、哺乳吗

乳腺纤维腺瘤是青春期女性很容易患的一种良性肿瘤,有些人先前没有进行治疗,结婚后快要怀孕了,才想起乳腺纤维腺瘤会不会影响怀孕,或者怀孕会不会影响这种腺瘤,甚至引起烦恼。

乳腺纤维腺瘤以 20～30 岁最多。临床上大多单发,但 15％～20％的病例可以多发。乳腺纤维腺瘤的发生与体内雌激素水平增高有关,肿瘤很少发生于月经来潮前及绝经后。

乳腺纤维腺瘤最主要的临床表现就是乳房肿块,多数情况下,乳房肿块是本病的唯一症状。乳腺纤维腺瘤的肿块多为患者无意间发现,一般不伴有疼痛感,亦不随月经周期而发生变化。少部分病例乳腺纤维腺瘤与乳腺增生病共存,此时则可有经前乳房胀痛。

乳腺纤维腺瘤的肿块好发于乳房外上象限,腺瘤呈圆形或卵圆形,直径以1～3 厘米者较为多见,亦有更小或更大者,偶可见巨大者。表面光滑,质地坚韧,边界清楚,与皮肤和周围组织无粘连,活动度大,触之有滑动感。腋下淋巴结无肿大。腺瘤多无痛感,亦无触痛。肿块通常生长缓慢,可以数年无变化,一般来说,乳腺纤维腺瘤对孕妇没有很大影响。大部分乳腺纤维腺瘤患者是可以先妊娠后治疗的。少数患者可能会因妊娠时体内激素水平变化,导致肿瘤迅速增大。乳腺纤维腺瘤患者能否先妊娠后治疗,要综合考虑肿块大小、位置及妊娠时乳房肿块可能的变化而最终确定。

大多数乳腺纤维腺瘤患者担心手术后会影响哺乳。是否真的有影响要看腺瘤是否堵塞了乳管。位于乳头下方且直径 2 厘米以上的乳腺纤维腺瘤应尽早切除,因为处于这个位置的腺瘤本身就会影响乳汁分泌。只要对乳房进行手术,就可能损伤乳管而影响乳汁的分泌,造成乳汁分泌不畅,乳汁淤积还可能导致乳腺炎。无论是否手术,母亲都应坚持哺乳,只要没有发生乳腺炎就该坚持。

(《家庭百事通》2011 年 12 期)

28 岁小伙为何长 7 个乳头

《都市晨报》2006 年 8 月 22 日以"王先生身上存在的奇怪现象"进行报道：王先生胸部除了拥有一对正常的乳头外，在其胸部上方靠近腋窝处还有一对乳头，如黄豆粒般大小，深褐色的乳晕清晰可见；在胸部乳头下方 2 厘米的垂直部位，还有一对乳头，虽然只有米粒般大小，但深褐色乳晕依然清晰可见；在左侧"米粒乳头"下方 2 厘米处，还长着一颗乳头，个头和其胸部上方的乳头差不多大小。"要是右侧'米粒乳头'下方再长一颗乳头就好了，因为这样我身上的乳头就可以左右对称了。"王先生和记者调侃着。

王先生的情况叫副乳腺，这种情况在女性中更多见。

多乳腺症又称副乳腺症，也就是除正常乳房外而继续发育的乳腺组织，有的形成乳头、乳晕、乳腺组织俱全的多余乳房。副乳腺 95％发生于胸部，多见于腋窝前线，有的形成于身、面、颈、背等部位。病因分两种，一是由家族遗传所致，二是胚胎发育不良所成。

副乳腺以双侧腋下副乳最为常见。副乳大小不一，感觉各异，一般在 1～5 厘米之间。用手触摸时可摸到皮下有一质地与正常乳腺一样硬度的弹性肿块。站立位，双上肢下垂时明显，较大者双腋可见明显肿物向前突出，影响美观。典型的副乳表面可见乳头样隆起，棕色，多数只有 3～4 毫米，中央有一凹陷，即常说的小乳头。副乳一般不痛不痒，有的在月经来潮前有胀痛增大，月经过后胀痛感消失。在哺乳期副乳也可以分泌乳汁，无乳头的副乳则主要表现为局部隆起和胀痛。

副乳腺是否需要手术　根据副乳分型的不同，采取的治疗方法也不同。

对乳头、乳晕型副乳，因无腺体组织，不存在继发疾病及癌变，平时不出现任何症状，不影响身体活动又不影响美观，可观察不需治疗。

腺体型副乳或完全型副乳，腋窝部出现随月经周期的胀痛，或局部肿块增大性质待查者，应考虑手术切除，以免继发病变及癌变发生。

副乳切除术　副乳腺解剖情况不如正常乳腺清晰可辨，所以副乳切除后常有复发可能，故术前要设计手术范围，以便切除范围足够达到完全切除的目的。为了彻底切除副乳，有人用淋巴造影确定副乳的切除范围，效果很好。

微创肿胀抽吸术　对肿胀的部位进行局部麻醉，对局部隆起的副乳腺组织进行抽吸，直至副乳腺组织抽净为止。此手术伤口微小，不需缝合，患者术后恢复较快。

（《家庭医学上半月》2006 年 23 期）

中老年人慎防腰椎管狭窄症

半年前,教初中语文的王老师到了退休年龄,办过了退休手续。王老师身体好,想发挥余热,就到一家私立学校任名誉校长,谁知刚工作 1 个月,王老师就出现下肢疼痛、麻木,而且越来越重,影响走路。到医院做 CT 检查,诊断为腰椎间盘突出,保守治疗 3 个月,没有任何效果,最后经会诊诊断为腰椎间盘突出合并腰椎管狭窄症,这才做了手术。手术后休息了一段时间,王老师就恢复正常了。

1. 有的腰腿痛须查腰椎管　由于 CT 和核磁共振的应用,能清楚显示椎管内形态结构变化。中老年严重的腰腿痛患者,不少是椎间盘突出合并有不同程度与不同类型腰椎管狭窄,少数系单独由腰椎管狭窄引起。由于腰椎间盘突出和腰椎管狭窄,均在腰椎退变性基础上发生,腰椎间盘突出后又进一步促使退变过程加速。因此,腰椎间盘突出与腰椎管狭窄在临床上相互伴随,在检查和治疗中应引起注意。

腰椎管狭窄症是骨科常见病,发病原因有先天性腰椎管狭窄,也有由于脊柱发生退变性疾病所引起,还有由于外伤引起脊柱骨折或脱位或腰椎手术后引起椎管狭窄,其中最为多见的是退变性腰椎管狭窄症。退变性腰椎管狭窄症是由于随着年龄增加,椎间盘发生退变,造成韧带增生肥厚及椎体与小关节的增生肥大,使得一个或多个平面的椎管有效容积变小,导致马尾与神经根受到压迫,从而引起腰腿痛等症状。

2. 腰椎管狭窄有何症状　退变性腰椎管狭窄症的典型症状,是患者久站或较长距离的行走后出现下肢麻木、乏力等症状,坐下却可以使症状缓解或者消失,这种症状称之为间歇性跛行。间歇性跛行可以持续多年,随着时间的推移症状逐渐缓慢加重,有的患者最初能正常行走几百米,但慢慢却发展到走十来步或直立不到 5 分钟就出现下肢麻木、疼痛、乏力等症状。有的合并其他退变性疾病的患者,到最后会严重得寸步难行。

为什么患有退变性腰椎管狭窄症的人会出现间歇性跛行的症状呢? 这主要由于腰椎管内增厚的黄韧带屈曲的状态下会被拉紧绷直从而变薄,导致腰椎管的有效容积增大,腰神经根不易受压或缺血,而在直立的状态下,增厚的黄韧

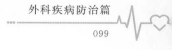
带皱缩堆叠使得腰椎管的有效容积变小,压迫腰神经根。于是,我们常常能够看到一些患有退变性腰椎管狭窄的患者,不能长时间站立或者平地行走,但弯腰骑车或者爬坡却非常轻松。

3.50 岁以上慎防此病　50 岁以上的中老年人要慎防退变性腰椎管狭窄症,体力劳动者,尤其是常担重物者、体育工作者更是退变性腰椎管狭窄症的高发人群。患有退变性腰椎管狭窄的人不一定都有腿脚麻木等症状,有的下肢酸痛、乏力的腰椎管狭窄的老年人,又常常被误认为是年老体衰或者骨质疏松所致。此外,部分病人常与椎间盘突出症合并发生,病人往往认为自己是椎间盘突出症而忽视了椎管狭窄症的存在。因此,当出现明显下肢麻木、乏力、弯腰舒服、伸腰不舒服等症状时,只有将症状、体征、影像学三者相结合,必要时此类疾病的诊断还要加上神经电生理诊断,才能判断出是否患有退变性腰椎管狭窄症。

在退变性腰椎管狭窄症患者中,少数为单纯狭窄病变,多数患者往往伴有侧凸、后凸、腰椎不稳、椎间盘突出、腰椎的旋转畸形或侧方移位,因此,派生出退变性腰椎侧凸、退变性腰椎节段性不稳等等诊断名称。

4.腰椎管狭窄症的预防　对于仅有轻微症状的退变性腰椎管狭窄症的患者,做一些腰腹肌锻炼、游泳等运动,药物、热疗、按摩、针灸具有短期效果,牵引治疗、腰部支具、手法治疗不具有长期疗效,因为这些方法无法使已变狭窄的椎管重新扩大。当患者的疼痛发展到持续地影响患者正常生活和工作时,则应考虑手术治疗。

预防措施如下:

(1)腰的保护:睡床要软硬适中,避免睡床过硬或过软,使腰肌得到充分休息;避免腰部受到风、寒侵袭,避免腰部长时间处于一种姿势,肌力不平衡,造成腰的劳损。

(2)腰的应用:正确用腰,搬抬重物时应先下蹲,用腰时间过长时应改变腰的姿势,多做腰部活动,防止逐渐发生劳损,因工作性质而用腰过度或已产生轻度劳损时,应早用腰痛宁胶囊等药物,避免劳损进一步加剧,而最终引起腰椎退性改变。

(3)腰部保健运动:坚持腰的保健运动,经常进行腰椎各方向的活动,使腰椎始终保持生理应力状态,加强腰肌及腹肌练习,腰肌和腹肌的力量强,可增加腰椎的稳定性,对腰的保护能力加强,防止腰椎发生退行性改变。

(《健康指南》2007 年 6 期)

腰椎间盘突出的防治要科学

椎间盘富有弹性,处在两个椎体之间,由中心半液态的髓核、同心环绕它的强韧的结缔组织和纤维软骨环构成。腰椎活动多,其椎间盘最厚,椎间盘始终承受不均匀的压力,不断地被挤压和牵拉,容易发生慢性劳损与变性,丧失弹性与韧性,组织变得脆弱,稍受外力就可能引起椎间纤维环破裂,致使髓核从破裂口脱出,压迫附近的神经根,引起腰痛腿痛。青壮年人的劳动强度大,特别是腰部用力、反复屈伸转动的动作,增加了腰伤机会,故 20～40 岁患者多见,约占80%。腰椎承受整个躯干、头颅及上肢重量,故椎间盘突出发生在下腰椎者多见,约占 98%。

得了腰椎间盘突出症应怎样治疗?

可分为非手术治疗和手术治疗。非手术治疗常用的方法有:卧硬板床休息、牵引治疗、推拿手法治疗、物理治疗、针灸治疗、封闭等。若保守治疗无效应选择手术治疗。手术治疗腰椎间盘突出症的方法经长期发展已经较为成熟,但存在一定风险而且费用较高,手术后也存在复发的可能因素。

腰椎间盘突出症是多发病,预防非常重要。

(1)正确用腰。在搬、抬重物时,要做好准备姿势,避免力量在腰部集中。

(2)避免长时间弯腰工作。长时间弯腰可致腰肌劳损、继而发展为脊柱的劳损退变。

(3)腰扭伤、劳损要早期正规治疗,防止发展为腰椎间盘突出症。

(4)避免睡太软、太硬的床。床太软或太硬都不能使腰肌充分放松,久之易出现腰肌劳损。避免久坐和久站,久坐、久站后要注意活动腰部,进行工间操、课间操是很好的方法。

(5)坚持体育锻炼。注意腰肌和腹肌的力量练习,腰、腹肌力量强则腰椎的稳定性就好,能起到保护腰椎的作用,减缓脊柱退变的进程。

(6)注意腰部的保暖,避免受寒。

(7)增强健康检查意识。一旦出现腰腿不适,早期检查、早期发现,治疗简单而效果好。

(《开卷有益求医问药》2009 年 2 期)

颈椎病诊治误区多

颈椎病是一种常见的中老年疾病。随年龄的增长,颈椎间盘发生退行性变,椎间隙狭窄,椎体缘产生骨赘,或椎间盘破裂脱出压迫神经根、脊髓、椎动脉而引起各种症状,主要表现为颈肩部疼痛、僵直、活动受限,一侧或双侧上肢麻木、无力等。时下,工作压力越来越大,颈椎病发病率不断升高,而且有年轻化趋势,特别是经常低头工作和长时间固定姿势的人群,如文员、教师、记者等。但是,在颈椎病的诊治过程中,却存在着许多误区,不正确的诊治反而会导致不良后果。

颈椎病误诊多 在误诊中,一是把其他病当作颈椎病,如头晕的原因很多,有的人出现头晕后,没有进行检查就被诊断为颈椎病,或是在拍了 X 线片后发现颈椎有骨刺就诊断为颈椎病,说头晕与颈椎病有关,事实上这骨刺可能与头晕没有任何关系。如有的年轻人,低头工作时间长了,习惯地活动一下脖子,有时就会发出弹响声,便忧心忡忡,担心自己是否得了颈椎病。其实这种弹响多见于两种正常情况:一种情况可能是在颈部做旋转活动时,椎体周围的软组织如肌腱、韧带、关节囊滑过椎体骨骼各部位时发生的声音;另一种情况可能是当颈部做旋转活动时,一侧的小关节张开,导致这一小关节腔内负压形成,从而使溶解在周围组织液中的气体进入到小关节腔,当颈部反向旋转时,原来张开的小关节腔又闭合,将进入的气体又挤压出关节腔,这时便也会产生一个弹响。二是颈椎病误诊为其他病,如有的人出现一侧上下肢麻木无力可能是颈椎间盘压迫脊髓造成的,却往往被误诊为脑梗死进行治疗,导致严重后果。

不恰当的反复牵引 颈椎牵引是治疗颈椎病较常见的方法,但不恰当的反复牵引可导致颈椎附着的韧带松弛,加快退行性病变,降低了颈椎的稳定性。另外,颈椎病分为椎动脉型、椎间盘型、脊髓型、神经根型等类型,分别有相应的治疗方法,盲目牵引有时会导致并发症。

反复盲目按摩、复位 颈椎病发病机理复杂,在做按摩复位治疗前必须要排除椎管狭窄、严重的椎间盘突出、颈椎不稳定等,脊髓型颈椎病绝对禁止重力按摩和复位,否则极易加重症状,甚至导致截瘫。虽然目前公共浴池等场所开设了按摩、推拿等项目,但是不正规的按摩、推拿手法不仅不能使肌肉松弛,更有可能造成颈、腰椎组织病变。

过于夸大非手术治疗方法的效果 这种情况多发生在不具备正规治疗条

件的小诊所、小医院,有的医生为了拉病人治疗,就夸大非手术方法治疗的效果,而且在治疗无效的情况下继续进行不适当的治疗。要注意,不是所有人的颈椎病经过保守治疗就会好转,有时手术可能是唯一的选择。

轻视颈椎病的预防　长期固定一个姿势,容易造成颈部软组织劳损,逐渐发展为颈椎病。

可见,对颈椎病诊治要认真、仔细,X线和CT、MRI检查结果仅供临床医生参考,不能过分依赖,更不能先入为主,关键是要密切结合临床体格检查。

(《健康导报》2015 年 6 月 13 日)

病在心　查颈椎

曾有过这样一个病例:有一位中年工程师,平素一向身体硬朗,近半年来却发生莫名其妙的胸闷、心悸,做心电图数次未发现异常,做动态心电图检查时发现有室性早搏,按冠心病给予相应治疗,却没有明显效果。后来,有一位大夫建议他拍一张颈椎 X 线片,拍片显示颈椎骨质增生、椎间隙狭窄,诊断为颈椎病。按颈椎病治疗后,胸闷、心悸症状没有了,心室早搏也消失了。

上面这位中年工程师患的心脏病,显然由颈椎病引起。

颈椎病是由于颈椎损伤或慢性退行性变造成的椎间盘老化、椎体缘骨质增生,椎间隙变窄、椎管狭窄、椎周韧带增厚或软组织钙化,导致神经根、血管或脊髓受压、磨损、扭曲、牵拉、血液供给障碍产生的一系列症状和体征。颈椎病症状非常复杂,多见的症状为颈部及上肢疼痛、麻木、头晕、运动障碍等。颈椎病也可引起心脏方面的异常。这是由于:①冠状动脉和主动脉神经丛是由颈交感神经干发出的交感神经纤维及迷走神经的分支一起组成的,支配心血管的运动功能。当患颈椎病时,颈交感神经经常受到骨刺压迫和慢性刺激,椎动脉周围交感神经丛受累,冲动向下扩散通过心下与心中交感神经产生内脏感受反射,引起貌似冠心病心绞痛症状,用硝酸甘油不易缓解;②颈椎病影响椎动脉供血,使心血管调节中枢缺血。由于转颈或头部前屈、后仰、刺激椎动脉痉挛或压迫椎动脉,使血流突然减少,导致心血管调节中枢缺血而出现各种心律失常。

颈椎病引起心脏方面的变化,医学上叫颈心综合征,由于对此病认识不足,出现后非常容易误诊。据一组颈心综合征 16 例报道指出,此病误诊率达 75%。因此,中青年人出现心脏症状和心电图改变,不要只考虑冠心病,尤其是按冠心病治疗无效时更应注意,不妨检查一下颈椎,看看是否由颈椎病所致。

颈椎病可通过自我防治的办法进行预防和治疗,具体方法是:保持正确的工作姿势,避免长期伏案工作,每工作 1 小时,就要挺胸抬头活动颈部,按摩头皮,促进局部血液循环,防止颈部肌肉、韧带、关节和骨骼劳损。要合理安排工作,将运动量较大和较小的工作交替进行,不可连续伏案工作数小时。另外还要保持正确的睡姿,枕头高度以 7~9 厘米为宜,不宜太低或太高。如果颈椎病较重,可做牵引、理疗按摩以及使用改善椎动脉缺血的药物治疗,通过对颈椎病的治疗,心脏病变也会逐渐痊愈。

(《健康向导》1998 年 3 期)

话说脊柱结核

《大河报》2006 年 6 月 22 日报道:从 2005 年 12 月份开始,刘丽感到腰部钻心的疼痛,起初她认为可能是打工累的,也没特别放在心上。今年五一前夕,因为腰部疼痛加剧,在母亲的陪同下她来到郑州一家医院,被医院确诊为脊柱结核。

说到脊柱结核,要先说肺结核,因为肺结核人人皆知。结核病绝大多数首先发生在肺部,肺部感染后通过血液传播到全身多个系统,导致骨骼系统、泌尿系统、消化系统结核等。骨结核是一种继发的病变。

脊柱结核在骨结核中,约占 50% 左右,远较四肢关节结核发病率高,脊柱结核中绝大多数为椎体结核,这是由于脊柱的生理解剖特点决定的:①整个脊柱由 33 块椎骨组成,椎体数目多;②脊柱是躯体的中轴,椎体负重大,劳损多。椎体上肌肉附着少,松质骨成分多。结核菌易于在血流缓慢、劳损多的部位存留、生长、繁殖,因此,易于在椎体部位"定居"。同时,椎体营养动脉为终末动脉,易于因细菌感染而阻塞,导致病椎血液供应不足,抗病能力下降,易于形成结核病灶。

患者年龄多在 30 岁左右,约占 75%。成年病变易发生在椎体上、下缘,以溶骨破坏为主,引起椎间隙变窄。病变椎体受压后,可导致病理性压缩骨折,严重者甚至高位截瘫。

从外观上看,患有脊柱结核的人往往伴有肌肉痉挛、姿势异常和运动受限。其中颈椎结核者常有斜颈畸形,头往前倾,活动困难;胸、腰椎结核病人不能弯腰拾物,只能笨拙而机械地屈髋、屈膝、挺腰下蹲,一手撑大腿,另一手去拣地上的东西。对初步判定为脊柱结核患者,应做常规 X 线检查,从中发现脊柱生理弧度的异常、椎体形状及椎间隙、椎体周围软组织的改变。还可以通过 CT 及磁共振检查显示椎体破坏范围和程度、死骨大小及位置，以及椎间隙是否狭窄或消失等。

一旦确诊脊柱结核，应先系统抗结核治疗，疗程一般为 2 周，尤其是合并肺结核的病人，一般至少需抗结核治疗 2 周或更长时间，体温趋于正常，结核症状趋于稳定方可手术。否则易导致结核菌播散，尤其是体弱或合并其他疾病者。

对合并截瘫的患者为尽快恢复肢体功能，只要全身情况允许，可在抗结核治疗后尽早手术，这样对肢体功能恢复有利。瘫的时间越短，术后恢复时间越快，瘫的时间越长，手术后恢复亦慢。

总之，脊柱结核应遵循综合治疗的原则，化疗是整个治疗的基础，手术是重要的辅助措施。就手术而言，彻底的病灶清除、充分的脊髓减压及良好的脊柱稳定性重建是要重视的三个方面。

（《家庭医学》2007 年 1 期）

青年人也易发生股骨头坏死

人们习惯认为，股骨头坏死是老年人才会患的病。可是，近年来 20～40 岁中青年患该病的发生率逐年递增，主要是过量使用皮质激素以及长期酗酒。特别是长期大量饮酒，引起脂肪代谢紊乱，导致脂肪堆积在血管壁内，并产生脂肪栓子，栓子堵塞供给股骨头血液的血管，导致股骨头坏死。其次，创伤也可导致股骨头坏死，如外力撞击引起股骨颈骨折、髋关节脱位、髋关节扭挫伤等。但创伤性股骨头缺血坏死发生与否、范围大小，主要取决于血管破坏程度和侧支循环的代偿能力。

许多股骨头坏死在早期并没有症状，只是偶尔会出现疼痛，疼痛部位最常发生在腹股沟部并向大腿内侧放射，疼痛可能是突然的，也可能是隐匿渐进性的，因此早期不易发现，等到出现跛行时病变可能已经很重。早期适合进行核磁共振检查，也可以做 CT、X 光检查。专家强调，有髋部创伤和骨折史者、患有某些血液病、每周喝酒折合成酒精量超过 400 毫升者、潜水工作或高原生活者应该不定期地到医院检查，越早发现，越早进行治疗，效果就越好。

预防股骨头坏死，主要有以下几招：①对股骨颈骨折采用坚强内固定，同时应用带血管骨瓣头植骨，促使股骨颈愈合，增加头部血运，防止骨坏死，术后应定期随访,适当口服促进血运的中药和钙剂,预防股骨头缺血发生;②有些疾病必须应用激素时,要掌握短期适量的原则,并配合扩张血管药、维生素 D、钙剂等,切勿不听医嘱自作主张,滥用激素类药物;③要改掉长期酗酒的不良习惯或戒酒,脱离致病因素的接触环境;④对职业因素如深水潜水员、高空飞行员、高压工作环境中的人员应注意劳动保护及改善工作条件,确已患病者应调换工种并及时就医;⑤饮食上应做到不吃辣椒,不过量饮酒,不吃激素类药物,注意增加钙的摄入量,食用新鲜蔬菜和水果,多晒太阳,防止负重,经常活动等对股骨头坏死均有预防目的。

目前治疗股骨头坏死的方法比较多,通常认为对于只能用磁共振才能发现的早期病变和范围比较小的病变可以采用保守治疗。一旦发展到 X 线平片出现坏死表现,通常要根据病变范围的大小和严重程度选择相应的手术。

(《家庭医生报》2009 年 7 月 6 日)

这些部位疼痛　要去看看骨科

只要在门诊,就有不少病人来问,"我头痛,是不是颈椎病?""我的肩膀痛,是不是颈椎病?""我腿疼,是不是腰椎间盘突出?"甚至有些病人怀疑自己有这些病,或者与别的病人交流过,来到医院就坚持要做 CT、磁共振检查。CT、磁共振做过后,不少人有颈椎或腰椎问题,但两者和实际症状不一定有必然联系,有的也可能是两个病同时存在。

颈椎病、肩周炎、腰椎间盘突出等骨科疾病越来越多,越来越成为影响人体健康的重要问题,很多人苦不堪言。其实,除了病变部位本身的疼痛外,还会牵连身体的其他部位。有时身上的一些疼痛也是某种疾病的信号。如果有下列情况的疼痛,还真需要到骨科看一看。

头痛

头痛的原因很多,有相当一部分属于颈源性头痛,颈椎间盘退行性变或突出后经"纤维化"而变"硬",以后随着组织修复钙化可形成骨质增生。发生骨质增生的椎体相互靠近,其外侧的钩椎关节也相互靠近,失去关节面的正常关系,使椎间孔变形。椎间孔受到侵犯,椎间孔的空隙受侵占,可造成疼痛和神经功能障碍。颈部长期保持一个姿势,颈椎会发生老化,颈部椎间盘变性,继而引发头痛。

脖子疼

人的颈椎有七个,颈椎骨像叠积木一样互相叠加连接起来,形成一条前凸后凹有曲度的颈椎。颈椎椎骨之间由柔韧的组织——椎间盘连接起来。

在颈椎前后,分别有数条如同橡胶皮样的韧带从第一块连接到第七块颈椎骨,并围绕在它们周围。这样,颈椎就可以把整个头颅撑起来,并且有灵活的活动度。

大多数颈椎疼,是因为颈椎骨之间出现松动、不稳定而引起的症状,治疗方法最好戴颈托,以增加颈部稳定性,尽快恢复平衡,达到治愈的目的。

肩膀疼

如果肩膀疼的同时,胳膊越来越不灵活,做不了梳头、背部挠痒等动作,也就是说肩膀各个方向的活动都困难,要考虑是否患了肩周炎。起初肩部呈阵发性疼痛,多数为慢性发作,以后疼痛逐渐加剧或钝痛,或刀割样痛,且呈持续性,气候变化或劳累后常使疼痛加重,疼痛可向颈项及上肢(特别是肘部)扩散,当肩部偶然受到碰撞或牵拉时,常可引起撕裂样剧痛,肩痛昼轻夜重为本病一大特点,若因受寒而致痛者,则对气候变化特别敏感。

如果仅仅是肩膀疼,还有肩、上肢的麻沉感,应考虑是否为颈椎病引起的症状。

腰腿疼

首先要考虑腰椎间盘突出,腰痛是大多数患者最先出现的症状,发生率约91%,有时可伴有臀部疼痛。另外,绝大多数患者是腰4—5、腰5—骶1间盘突出,表现为坐骨神经痛。典型坐骨神经痛是从下腰部向臀部、大腿后方、小腿外侧直到足部的放射痛,在喷嚏和咳嗽等腹压增高的情况下疼痛会加剧。放射痛的肢体多为一侧,仅极少数中央型或中央旁型髓核突出者表现为双下肢症状。

如果提重物后闪了腰,通常平躺休息一阵就可以直立;如果老年人特别是女性,平时就有骨质疏松,轻度的外伤导致腰背部剧痛、站立不直,可能要考虑是不是骨折。

膝盖疼

膝关节骨质增生,多见于中老年人,女性发病高于男性。其表现是一侧或双侧关节不适,疼痛肿胀。起初疼痛多在长时间行走或上下楼梯时,但休息或卧床后好转。起病缓慢者膝关节疼痛不严重,有可持续性隐痛,气温降低时疼痛加重,与气候变化有关,晨起后开始活动,长时间行走,剧烈运动或久坐起立开始走时膝关节疼痛僵硬,稍活动后好转,上、下楼困难,下楼时膝关节发软,易摔倒。

中年女性：你了解心因性腰痛吗

　　腰痛是临床常见症状，尤其在目前，其发病率呈日益增高趋势，主要病因有劳累、腰部慢性损伤、急性腰扭伤、腰椎间盘脱出等。对于中年女性来说，有些人没有急慢性腰部损伤病史，而其腰痛与心理、精神、情绪异常有关，这种情况叫心因性腰痛。

　　心因性腰痛是由于心理、精神及情绪的异常而导致的腰背部肌肉及局部神经出现特殊的痉挛和非正常收缩引起，多见于中年女性。患心因性腰痛的女性，其性格往往是孤僻内向，心胸狭窄，多愁善感，过分敏感，常把注意力放在极其微小的事物上，关注别人不易察觉的细枝末节，常因生活、工作和学习不顺心，遭受挫折或家庭中发生不幸及意外事件而诱使发病。

　　心理、精神和情绪的致病因素很多，焦虑是其重要前提，患者往往由恐惧、紧张、心烦不安而发展到腰痛，腰痛的疼痛难忍，反过来又会加重焦虑，常伴有头晕、头痛、心悸、耳鸣、失眠、多梦、月经失调、性欲淡漠等，对工作、学习没兴趣，失去耐心，进行按摩、封闭、止痛等治疗效果不佳，久而久之，造成恶性循环。

　　克服和防止心因性腰痛的方法是培养健全的心理状态，防止情绪污染，立足现实生活，完善自我人格，要愉快地面对生活，培养爽朗的性格，经常保持乐观、恬静的情绪，做到劳逸结合，张弛有律，多参加各种活动，以转移对腰痛的注意力，焦虑、失眠较重时，可适量服用镇静药物。

（《人生》1994 年 7 期）

足跟痛不一定是骨刺

　　有一位中年妇女，是一个学校的教师，最近 1 年多，一向认为健康的自己却出现足跟疼痛，开始不以为然，2 个月后越来越重，足跟一着地就痛，她到医院拍了 X 线片，发现有跟骨骨刺，用各种药物内服外贴，就是不见效，甚为苦恼。

　　骨刺，即骨质增生的俗称，医学上的正确名称应该是骨疣，它是关节因种种原因造成软骨的磨损、破坏，并促成骨头本身的修补、硬化与增生，是一种自然的老化现象,最常见于膝、髋、腰椎、颈椎、肘、足跟等关节。

足跟痛是不是就是由骨刺引起的呢? 跟骨骨刺症状为足跟压痛,走路时脚跟不敢用力,有石硌、针刺的感觉,多与足跟长时间负重和磨损有关,一般在 X 线片可见增生,当足跟关节出现磨损、破坏后,人体自身会进行自我修复,硬化与增长,从而形成足跟骨刺。

需要注意的是,骨刺较大时还可摸到骨性隆起,跟骨骨刺不是跟痛症的常见病因,只是一个 X 线片表现。脚上长骨刺可有症状亦可无症状,单纯的跟骨骨刺并不能引起疼痛,只有当骨刺方向与着力点成斜角时,或当骨刺合并了无菌性炎症刺激了局部神经,甚至影响到跟骨负重时,才会出现足跟痛。而且临床发现,跟痛症病人疼痛程度与骨刺大小不成正比。

除了骨刺,下面几种情况也可以引起足跟痛。

1. **足底腱膜炎**　足底腱膜有维持正常足弓、缓冲震荡、加强弹跳力的作用。长时间行走、过度负重,都会引起腱膜劳损,导致局部无菌性炎症而出现疼痛症状,其部位常常集中于跟骨结节腱膜起点处。

2. **跟腱腱围炎**　跟腱附着部位的腱周围组织因外伤或劳损发生炎症引起跟腱部肿胀、疼痛。患者跟腱粗大、有压痛。

3. **跟骨后滑囊炎**　最易发生在跟腱与皮肤之间的滑囊,由不合适的高跟皮鞋摩擦损伤引起。滑囊壁可变肥厚,囊内充满滑液,局部肿胀,并有压痛。

4. **跟垫痛**　常发生在老年人,跟垫是跟骨下方由纤维组织为间隔,以脂肪组织及弹力纤维形成的弹性衬垫;青年时期,跟垫弹力强,可以吸收振荡。老年时,跟垫弹力下降,跟骨在无衬垫的情况下承担体重,严重时可形成瘢痕及钙质沉积,引起足跟痛。跟垫痛与跖筋膜炎不同,在整个足跟下方都有压痛。

可见,出现足跟痛,并非全是骨刺,一定要到医院查找原因,针对具体疾病进行相应治疗,足跟痛的原因明确了,治疗起来就不一定麻烦,如果盲目治疗,则适得其反。

（《大众卫生报》2016 年 8 月 18 日）

如何防治"人未老腿先老"

进入老年期以后,虽然身体还可以,主要脏器没有大的毛病,但遇到一个普遍存在的问题,就是双腿活动越来越不灵活,上下楼甚至走平路都困难,甚至不能行走,这就是人们常说的所谓"人未老腿先老"。

无论一个人年轻时多么健康，衰老是不可抗拒的过程，谁也不能避免。人进入老年以后，机体的所有器官都会衰老。但是骨关节是人类日常生活中使用最多、负荷最多的运动器官，在几十年的生命长河中，关节的自然磨损尤其厉害，所以最早出现老化。骨骼老化一般都是大关节先受到损坏发生变化，膝关节是人类最大的关节，也是负重最大的关节，因长期劳损会首先受到破坏，所以就出现了"人未老腿先老"之说。骨刺其实就是骨头老化长出的"皱褶"。老化的关节不平整，行动时会出现"摩擦音"，当关节面磨损时就会产生疼痛，当出现关节滑膜炎时便会出现关节积水。这就是人们常说的骨性关节炎。

　　因此，人老先老腿，防老先护膝。为了推迟步履蹒跚那一天的到来，预防骨关节炎，应从年轻时做起。这种预防要注意三点：一要保持正常体重，二要避免膝关节外伤，三要尽量少穿高跟鞋。研究证明，穿高跟鞋的女性，膝关节负重压力是正常人的3倍。而穿高跟鞋下楼时，膝关节的压力为正常人的7～9倍。

　　现在，开车的人越来越多，这导致人们活动减少，开车者更应注意锻炼。专家建议，健身最好选择全身性的、大肌肉群参与的运动为好，如跑步。年轻人还可以通过器械来锻炼，进行负重练习，或者打球。年纪大的可以进行有氧跳操、快走、骑自行车和慢跑等。

　　对于已经诊断骨关节炎的病人，治疗的同时，需在医生指导下进行适当锻炼，这对于控制病情发展至关重要。关节炎发作的急性炎症期，应禁止锻炼。待炎症消除后，可选择对关节冲击力小的柔和运动，如散步、慢跑、游泳、打太极拳等。这些运动可改善关节功能，减轻疼痛。有骨关节炎的患者，在运动中要注意关节局部的保护，量力而行。有些人为了活动关节，刻意去爬楼梯、练下蹲，或以半蹲姿势做膝关节左右大幅度摇晃动作，这些都不可取。因为人在爬楼梯时，关节负重是正常时的4～5倍，此时不恰当的运动只会加重关节的磨损。所以，骨关节炎病人平时要有意识地减少关节负重，以延缓病变进程。

（《家庭医生报》2015年11月9日）

体检最好加上骨密度检查

　　最近几年，体检成了很多人自我保健的必做项目。但是，体检内容根据体检者或体检单位的经济情况差别太大，体检项目少必然会漏掉一些必须查的内容。其中，骨密度检测就不应当漏掉。

检测骨密度为何重要

骨密度是骨骼矿物质密度的简称。随着年龄增长,会有多种原因使体内钙盐流失,骨密度低下,容易导致骨质疏松,发生骨折等病症,尤其是绝经期女性更为明显。

骨质疏松平时不易察觉,直到发生骨折才被重视,而且随着骨质疏松的加重骨折发生率会随着年龄增加而上升,且致残率很高。脊椎骨折在骨质疏松症引起的骨折中最为常见,约占所有骨折的45%。但是大约50%的脊椎骨折患者没有得到过诊断、治疗,有的患者是在多次骨折后才被查出。事实上,腰背疼痛、身高减低、驼背畸形、呼吸困难、胃肠道反流及其他消化系统症状,都可能是脊椎骨折的预警信号。

因此,中老年人要随时关注自己的骨骼情况。骨密度测定检查是通过扫描检查的方式,对骨骼矿物质含量进行检测,从而对骨骼强度做出判断,准确地发现有无骨质疏松及其程度。

怎样读懂骨密度数据

现在各医院骨密度测定的方法有三种:双能量X射线吸收法骨密度测定(DXA)、超声波骨密度测定、定量CT(QCT)立体骨密度测定。其中,双能量X射线吸收法骨密度测量是世界卫生组织公认的诊断骨质疏松症的金标准。在双能量X射线吸收法骨密度测量报告中,您只要看懂一个数值就可以判断是否患有骨质疏松。

骨密度仪会根据病人测出的骨密度数据,自动算出T值和Z值数据,T值是诊断骨质疏松症最有意义的指标。世界卫生组织对骨质疏松的诊断标准,是根据T值进行诊断,应用于白人绝经后的妇女。

当T值>−1为正常;

当T值在−1～−2.5为骨量减少(低骨量);

当T值<−2.5即为骨质疏松;

T值在−2.5以下,并有脆性骨折(即从站立高度跌倒的骨折,非外力撞击造成的骨折)为严重骨质疏松。对于绝经前的妇女和男性参考以上标准。

骨密度报告单的测量部位中,腰椎1−4、股骨颈、大粗隆、全髋,这4个部位中有一个部位的骨密度T值<−2.5,即可诊断为骨质疏松症。

需要特别重视骨密度检查的人群

不论是否体检,下面几种情况必须进行骨密度检查:①65岁以上女性和70岁以上男性;②有骨质疏松危险因素的65岁以下女性和70岁以下男性;③有脆性骨折史及家族史的成年人;④各种原因引起性激素水平低下的成年人;⑤X

光片已有骨质疏松改变者；⑥接受骨质疏松症治疗、进行疗效监测者；⑦有影响骨代谢疾病或使用影响骨代谢药物史。

（《健康一点通》2016 年 9 月下）

女性防"骨松"从青年开始

骨质疏松的特征是骨质进行性丢失，骨强度降低，骨脆性增加。骨质疏松会引起腰酸、背痛、椎体压缩、身高变矮，甚至出现脊柱压缩性骨折。骨质疏松症是一种静悄悄的流行病，被称为"寂静的杀手"，好发于绝经后妇女和老年男性，现在则有女性年轻化趋势。

研究发现，女性在节食 18 个月以后，体重虽然减了，骨密度（体内的骨矿含量）也随之下降。这是因为适当的脂肪组织能通过生化作用转化成雌激素，增加钙的吸收，促进骨的形成，防止骨质疏松。另外，体瘦的人脂肪组织和肌肉菲薄，当发生摔倒或受暴力作用时，易遭骨折危害。

不吸烟的中青年妇女中，因 1 名家人每日吸烟而被动吸烟者患骨质疏松的人数是非被动吸烟者的 2 倍。而家庭中吸烟人数在 2～3 名的中青年妇女中有骨质疏松问题的人数则是不吸烟家庭的 3 倍，同时她们骨折的概率是普通人的 2.6 倍。

现代年轻女性爱护皮肤，生活中她们总是千方百计地避开阳光。然而，阳光照射对于身体吸收钙质有着非常重要的作用。一旦缺乏日照将会导致体内钙质严重不足，身体不得不通过释放骨骼中的钙质来维持血钙水平，结果导致骨骼钙质流失而变得疏松起来。

经常饮用碳酸类饮料，特别是可乐，可能会造成女性发生骨折，并在日后患上骨质疏松症。调查发现，常喝碳酸饮料的女性发生骨折的危险比同龄女性高 3 倍，尤其是常喝可乐的女性，发生骨折的危险要比同龄女性高 5 倍。

此外，不规律睡眠，如熬夜、开夜车，长期饮用咖啡及饮酒等不良生活习惯，都可能会影响体内雌激素水平，造成骨质流失。每周饮酒超过 27 杯的男性和 14 杯的女性，发生严重骨质疏松的比例比不饮酒者或只饮少量酒的人要高得多。

骨质疏松虽然没有办法根治，但预防得当完全可以缓解和避免。最主要的防治措施是加强运动，多晒太阳，合理饮食。现代医学认为运动可以调节神经内分泌，促进钙的吸收和利用。慢跑、散步、爬山、跳绳、登楼梯、骑自行车等能强化造骨细胞及骨骼的耐受力,增加骨质、提高骨密度。骨质疏松患者在选择运动时一定要避免碰撞,注意在日常生活中增加运动机会,如买菜走路、上楼不乘坐电梯等。维生素 D 有"保钙大将"之称,可有效促进食物中钙吸收和钙与骨结合,但单纯的维生素 D 必须转变为活性维生素 D 才能起效。日光中的紫外线照射皮肤后可以引起体内一系列光、生物学反应,形成活性维生素 D 促进钙质吸收。上午 8～10 点,下午 3～4 点为最佳日晒时间,但要避免在阳光下曝晒。

　　钙质最好由食物中获得,即使已经确定患有骨质疏松,医生也会指导患者改善饮食,并适当口服钙剂。首先日常饮食要保持营养均衡,一方面多食奶类、豆类、深色蔬菜,并注意磷、锌、锰、铜和维生素 C 的摄入比例。其次要避免不合理配餐,含草酸的食物如菠菜会影响钙吸收,要避免与豆腐、牛奶一起食用。在饮食中,适当吃点醋和柠檬会加速钙吸收。同时要少吃甜食、食盐,多选用小鱼干、虾皮等能连骨食用的食物;不可过量饮用咖啡和饮料。此外,夜晚睡觉时,血液中所需的钙会从骨骼中分解出来,因此睡前喝杯牛奶或吃些鱼类食物可以减少骨骼中的钙质被分解。

(《医药星期三》2009 年 3 月 4 日)

每天服钙剂并不科学

　　有一位退休工程师,患有骨质疏松,老人认为是缺钙引起,就开始补钙治疗。2 年后,老人发生了脑梗死,偏瘫、失语,从此卧床不起。到医院治疗,医生说与盲目补钙有一定关系。

　　适当补钙有好处,但补得过多可能适得其反。专家介绍,钙经胃肠吸收,进入血液,形成血钙(即血液中钙的含量),再通过骨代谢,把血钙进行钙盐沉积,形成骨骼。不是说钙吃得越多,形成的骨骼就越多。血液中钙的含量必须保持在一定水平,过多或过少都不行。过量补钙,血液中血钙含量过高,可导致高钙血症并会引起并发症,如肾结石、血管钙化等。

　　大量补钙可能对血管产生副作用,由于补钙使血液中的钙含量增加,从而加速动脉中沉积物的形成,因此可能导致心脏病、脑病的发生。

　　奥克兰大学研究人员指出,以前的研究认为,补钙也许可以防止心血管疾病,因为它可以降低血液中低密度脂蛋白胆固醇(俗称"坏胆固醇")的含量。但他们的研究发现,由于补钙会使血液中钙含量增加,从而加速动脉中沉积物的形成,因此可能导致患心脏病的风险加大。奥克兰大学研究人员在新一期《英国医学杂志》上发表论文指出,他们的研究结果不是最终的,但是研究已显示,大量补钙有可能对心血管健康产生副作用。

专家建议:老年人每天坚持喝两杯牛奶,多吃奶制品、虾皮、黄豆、青豆、豆腐、芝麻酱等含钙丰富的食物;其次,选择健康的生活方式,少喝咖啡和可乐,不要吸烟,这样不会造成骨量丢失;除此以外,晒太阳和户外运动也有利于钙的吸收和利用。这些都是安全的补钙方法,老人们根本没有必要每天服用钙剂。

(《大众卫生报》2011 年 1 月 25 日)

老年人间歇性跛行要警惕

年近七十的退休工人刘师傅,平时一向身体很好,不论严寒酷暑,长年累月坚持锻炼。可是到了去年冬天,刘师傅的病来了,出现双腿发凉,怕冷,而且不久就出现疼痛。遂到医院进行检查,经双下肢血管超声检查发现,双侧股动脉血流速度明显减慢,管腔狭窄伴多发斑块形成,确诊为下肢动脉硬化闭塞症。但还不太严重,经使用扩血管药及抗凝药物治疗,症状才逐渐缓解。

下肢动脉硬化闭塞症是全身动脉粥样硬化在下肢的表现,动脉硬化斑块附着于动脉管壁,突起于动脉管腔,随着斑块不断扩大和继发血栓形成,使动脉变得狭窄,血液流速减慢,血流量减少。当狭窄到一定程度,甚至管腔闭塞时,因血供不足而导致的包括下肢发凉、麻木,腿部肌肉痉挛,运动后甚至休息时酸痛等一系列症状。

本病最早出现的症状为患肢发凉、麻木、间歇性跛行。如腹主动脉下端或髂动脉发生闭塞,则行走后整个臀部和下肢有酸胀、乏力和疼痛,如症状发生于小腿,则提示可能为股动脉闭塞。随着病情进展,患肢缺血加重,在安静状态下足趾、足部或小腿也会出现持续性的静息痛,在夜间更为剧烈,病人常抱足而坐,彻夜不眠。患肢足趾、足部或小腿肤色苍白、温度降低、感觉减退、皮肤变薄、肌肉萎缩、趾甲增厚变形、骨质稀疏。在严重缺血下产生趾、足或小腿部溃疡、坏疽。尤其是合并糖尿病的病人更易产生,而且易演变成湿性坏疽和继发感染,同时发生全身中毒症状。

气温下降导致下肢动脉硬化闭塞症病人增多的原因主要有两个方面,一是寒冷刺激导致下肢血管收缩、狭窄,血流减少减慢,特别是高血压、高血脂、高血糖患者,容易在动脉粥样硬化的基础上导致管腔狭窄甚至闭塞;二是气候干燥,造成体内缺水,致使血流变缓、血液黏稠,血液灌注减少。

对于确诊为下肢动脉硬化闭塞症的患者,除了改变生活习惯,进行降压、降脂、抗血小板聚集等治疗外,需及早重建患肢血运。保守的药物治疗虽能延缓下肢动脉硬化闭塞的病程进展,但不能从根本上消除已经存在的下肢动脉狭窄和闭塞,所以病人应尽早到血管外科专科医师处诊治。

(《医药经济报》2010 年 8 月 2 日)

阑尾切除后会再患"阑尾炎"吗

梁冰是个健康青年,不久前出现右下腹疼痛,到医院做超声及化验血常规检查后,医生诊断为阑尾炎,可梁冰的右下腹压痛处正好是一个手术疤痕,再仔细询问,梁冰于 3 年前因患阑尾炎已做过阑尾切除术,但医生还是再次做了手术,就是阑尾炎,证实术前诊断是正确的。那么,阑尾切除之后又发生了"阑尾炎",这是怎么回事呢?

阑尾是附属于盲肠的一段肠管,呈粉红色,曲如蚯蚓,一般长为 7～9 厘米,直径 0.5～1 厘米,末端为盲端,近端开口于盲肠的后内侧壁。由于阑尾本身淋巴组织丰富,且容易增生,加之阑尾管腔细小,只有一个开口与肠管相通,因此粪便容易滞留梗阻,从而使阑尾发炎。

发生阑尾炎后,绝大多数需手术治疗,因而阑尾切除之后发生的"阑尾炎"实际上是阑尾残株炎。

阑尾残株炎发病的常见原因有:①多次反复发作之慢性阑尾炎,由于炎症粘连,纤维组织增生,使阑尾根部黏附于盲肠壁上,或因反复炎症刺激,使阑尾根部与盲肠壁间形成一纤维膜将根部覆盖,致使手术时不能辨明阑尾根部与盲肠相接处;②患者过度肥胖,阑尾根部被脂肪垂所遮盖;③回盲皱襞的解剖异常,使部分阑尾根部被其遮盖;④局部炎症、水肿严重,解剖关系不易辨别。

阑尾残株炎多发生于青壮年,男多于女,可发生在阑尾切除术后数日或数年,具有阑尾炎的症状与体征,重者可伴有发热,若不手术,常引起腹膜炎、肠粘连、肠梗阻等,重者可合并门静脉炎、粪瘘及中毒性腹膜炎。因此,阑尾切除术后又发生阑尾残株炎时,一经确认,应立即手术。

(《健康导报》1994 年 6 月 7 日)

血精——精囊炎的征兆

今天上午在门诊接诊了一位神色慌张的年轻人，他诉说昨晚在梦遗时有一阵剧痛，早上却发现内裤有斑斑血迹，他不知是什么毛病，紧张不安，就赶紧来就诊，经详细检查，医生确定他是患了精囊炎。

精液由精子和精浆组成，其中精子占 5％ 左右，其余为精浆。它除了含有水、果糖、蛋白质和脂肪外，还含有多种酶类和无机盐。精子由睾丸产生。精浆由前列腺、精囊腺和尿道球腺分泌产生。

一般来说，正常精液呈乳白色，有特殊腥味，当精液中混有血液时，排出体外的精液称为血精。血精的原因有生理性和病理性两大类，在病理性原因中，精囊炎首当其冲，发病率最高。

精囊腺位于膀胱底部后方，直肠的前方，是一对扁平形、长囊状腺体，与输精管的壶腹部相连接，会合成射精管。射精时精液量主要来自精囊腺。

精囊炎多由葡萄球菌、链球菌、大肠杆菌、淋球菌引起，当细菌侵犯产生精浆的腺体时，由于炎症使腺体充血、水肿，并使组织和血管破裂，血液流入精浆中，就会有不同程度的血精。此外，还可伴有轻重不等的泌尿系统症状，如尿频、尿急、尿痛、尿道口有分泌物流出等。有的人还伴有射精疼痛，患者精液进行化验时，有红细胞和白细胞增多现象，严重者精液中甚至可有脓细胞。

专家们指出，血精往往是精囊炎的强烈"信号"，在确立精囊炎引起的血精之前，仍要做有关检查，排除结核、结石及癌等其他疾病。治疗时，首先必须停止性生活，直至血精完全消失，以后即使恢复性生活也应有所节制，避免过于冲动。常服的抗菌消炎药有氟哌酸、红霉素、复方新诺明、头孢氨苄胶囊等，必要时抗生素可静脉注射使用。止血药物可用维生素 K、安络血等。此外，还可进行热水坐浴，每日 1～2 次，每次 15～20 分钟，水温在 40～42℃。

（《东方养生》1994 年 8 期）

精液的防病与致病作用

精液的主要成分是水分,精子占不到 10%,还有少量的蛋白质、脂肪、糖等营养物质。精液中的精子与卵子结合会使女性怀孕,这是众所周知的知识。然而,对于女性来说,精液还能起到防病作用,却鲜为人知。

我国医学工作者曾对 100 例结婚 30 年以上的夫妻每周进行 1~2 次性生活的女性调查,发现这些女性患妇科疾病者仅占 10%,大大低于没有正常性生活的女性。这是因为在男性精液中,含有一种叫"精液胞浆素"的物质,当它进入人体之后,能阻止细菌核糖核酸合成,抑制细菌生长,杀灭葡萄球菌、链球菌等致病菌,有利于身体健康。凡同丈夫有正常、和谐性生活的女性,由于丈夫的精液射入阴道,经子宫颈以致输卵管,从而对这些部位起到消毒杀菌作用,可以防止月经不调、阴道炎、宫颈炎等妇科疾病发生,延缓女性生殖器官的萎缩进程。

国外科研人员搜集了在医院刚分娩女性的有关情况,发现这些女性中有102 人曾发生高血压,但有 18 人已发展致子痫前期,其突出表现是高血压和尿中含有蛋白,进一步分析发现,在发生性关系最初的 2 年内怀孕,其子痫前期的危险性有明显上升趋势,如果在婚后最初 4 个月内怀孕,子痫前期的危险性至少是在婚后 1 年才怀孕者的 12 倍。科研人员最后得出结论:如果女性反复多次接触丈夫精液中的某些物质,则有助于防止子痫前期症,延长同丈夫精液接触的时间,有助于日后防止高血压病的发生。不过,对于极少数女性来说,精液也有其有害的一面,这种有害作用就是精液过敏。

精液过敏是指女性对男性的精液产生过敏反应,多数表现为房事后不久即出现外阴及阴道部位的奇痒与不适,并会出现外阴部充血与水肿。少数女子还会因此发生全身性反应,例如出现全身荨麻疹等。无论局部或全身过敏反应,多半持续 2 个小时左右才逐渐消退。

女性发生精液过敏反应的原因十分复杂,一方面与丈夫精液的抗原性较强烈有关,更多的是由于妻子属于过敏体质的缘故。对于发生精液过敏者,可采用下面防治办法。

(1)预防精液过敏,丈夫可使用避孕套,不让精液与女方身体接触。

(2)房事时,妻子可在外阴部涂抹少许氟轻松或地塞米松软膏等药物,可防止与减轻局部过敏反应,也可用避孕膏挤入阴道,有助于消除精液的抗原性。

（3）房事结束后，女方应立即排尿1次，并下蹲一会儿，让精液从阴道口流出，并及时用温水洗净外阴部及阴道口。

（4）房事前30分钟，女方可口服息斯敏1片。

（5）发生精液过敏反应后，可及时口服抗过敏药物，如息斯敏、苯海拉明或扑尔敏等，外阴的局部反应也可涂抹少许氟轻松或地塞米松软膏。

（《中外妇儿身心健康》1998年2期）

睾丸疼痛原因多　及时检查是关键

《大河报》2005年9月19日报道，2003年5月28日，张某因右侧睾丸肿痛，到新安县某医院就诊，医生诊断张某为"右侧急性睾丸炎"并收治。在行"右侧阴囊切开探查术"过程中，发现患者右侧睾丸坏死。征得患者同意后，该医院于5月30日对张某进行右侧睾丸切除术。

2004年6月13日，张某左侧睾丸发病再次到新安县这家医院求治，入院诊断为"急性睾丸炎"。6月21日，张某到洛阳市中心医院会诊，会诊后确诊患者不是炎症，而是睾丸扭转。当日急做探查，发现睾丸已坏死，遂在洛阳市中心医院切除坏死的睾丸。

睾丸是男性的生殖腺，是产生精子和分泌性激素的场所。睾丸虽小，所患疾病却不少，其表现之一就是疼痛。疼痛可大体上分为两种情况，急性的持续疼痛和慢性的经常性疼痛。

急性疼痛多见于睾丸炎和损伤。睾丸炎除血行感染外，更常见的是细菌经尿道逆行至附睾和睾丸，造成附睾炎、睾丸炎，临床可见附睾与睾丸肿胀和疼痛。睾丸损伤时有外伤史和局部的肿胀及瘀血。剧烈运动或房事、暴力有时可引起提睾肌的强烈收缩，从而使系带过长的睾丸发生扭转并引起睾丸剧痛。由于睾丸扭转后阻断了睾丸的血液供应，所以睾丸除剧痛外并有阴囊肿大、皮肤水肿。

睾丸扭转虽然发生率不高，却是急性疼痛中非常严重的疾病。睾丸定居在阴囊内，左右各通过一条叫作精索的组织与身体相连，精索长有为睾丸提供血液循环的血管，所以精索是睾丸的命脉。睾丸通过被称为睾丸系膜的组织与阴囊相连，由睾丸系膜将睾丸固定于阴囊。有的胎儿在发育时就会产生一侧或两侧睾丸系膜过长，出生后，睾丸与精索的活动度就很大，万一遇上突然用力或猛烈震荡等情况，睾丸与精索就会发生扭转。

睾丸扭转的临床表现主要是痛、肿。如果是发生在小儿，诊断往往更不容易，一般小儿会有不明原因的厌食，躁动不安，病情发展较快，有时往往因为没有确定诊断而延误治疗，给患者造成不必要的伤害。

慢性疼痛时，轻者迁延日久，疼痛较轻、泛化、具有放射性疼，所以不容易判断炎症的确切部位。睾丸疼痛不一定与炎症轻重程度成正比，有些人神经敏感程度很高，轻度炎症就可引起较严重的疼痛感；而有些人比较迟缓，自我感觉就轻。有的疼痛发生在性生活之后，这可能由于性兴奋使生殖器和生殖腺高度充血所致。有的疼痛系精索静脉曲张或其他部位的疼痛放射而来，如输尿管结石引起的睾丸放射性疼痛，这时就要仔细鉴别真正的原因以便有效地对症处理。

造成睾丸疼痛的原因很多，自己判断较为困难，千万不要自以为是乱用药，最好找专科医生求治，以免贻误病情。

（《医药星期三》2006 年 2 月 22 日）

适度手淫属正常

手淫是一种正常的性行为，它不仅在未婚青少年中存在，而且在已婚成年人中也可见到。临床上没有足够的证据说明手淫会导致婚后性功能障碍。对一个心身健康，认识正确的人，适度手淫并无害处，特别是夫妻长期分离，女方有病，妊娠禁欲，婚后由于夫妻间的需求差异，不可能完全一致，某一方有时也会以此种方式来弥补其不足，那么，此时用手淫的办法是较为现实的。未婚男女，每月有规律的手淫 1～2 次，并不影响健康。在医生指导下进行手淫还是治疗某些性功能障碍及不孕症的办法之一，临床上常用手淫采集精液标本，以供检查。相反，有些性医学专家认为，那些强烈抑制自己性情感的青少年，有产生性功能紊乱的危险。

凡事都要适度，手淫也是如此。偶然的宣泄纵然无害；但是，过度手淫就属于一种心理障碍，并且会严重影响身体健康，造成一些泌尿生殖系疾病、神经衰弱等。主要表现为：

1.中枢神经系统和全身症状　意志消沉，记忆力减退，注意力不集中，理解力下降，失眠，多梦，头昏，心悸等。

2.泌尿生殖系疾病　慢性前列腺炎引起尿频、尿末滴白、下腹及会阴部不适、腰酸无力、性欲减退、阳痿、早泄、不射精等。

对于一般成年人来说，手淫超过 1 周 1 次就属于频繁。过于频繁的手淫一方面使人精神、精力下降，另一方面过频地刺激性器官，可能导致阳痿、早泄或女子性冷淡。假如频繁手淫，成为习惯，甚至认为手淫可以代替性生活，则更会形成同性恋、自恋等病态人格。

对于某些心理适应不良的人来说，手淫后会造成一种精神负担而难以自拔，特别是一些人发生手淫，会产生内疚和自责心理，往往想要改正，可是在生理的自发冲动下又难以自制，从善的心愿又遭到挫折，导致精神上的损害。

（《卫生与生活报》2006 年 7 月 17 日）

从彼得三世的悲剧谈起

1762 年 6 月 28 日，即位仅 6 个月的俄国皇帝彼得三世，被其妻子所发动的一次宫廷政变捕获，旋即被杀害，这是为什么呢？

原来，1745 年 8 月的一天，年轻的彼得大公与德国公主叶特卡琳娜举行了隆重的婚礼，从表面看来，这是一桩无可非议的美满姻缘。然而，令人不解的是，彼得大公却从不与妻子同床，婚后 8 年，叶特卡琳娜仍然是个"童贞夫人"，这个谜底后来被揭开：彼得大公患有包茎，可能羞于启齿，又害怕做手术，冷淡导致夫妻关系破裂（他后来做了包皮环切术）。叶特卡琳娜终于另有所爱，投入他人怀抱，发动政变，推翻了彼得三世。彼得三世由于不能正确对待生殖器小缺陷，竟酿成身亡名裂的悲剧。

男性阴茎龟头周围的皮肤叫包皮，幼儿的包皮较长，包皮口也较小，随着年龄增长，包皮逐渐向阴茎头冠退缩，包皮口也逐渐扩大。包茎是指包皮口狭窄与阴茎头粘连，使包皮不能上翻露出阴茎头。成年男性中 7％患有包茎，有包皮过长者占 21％。

包茎和包皮过长引起的危害非常多，包皮过长者如不注意局部卫生，容易感染，反复发生阴茎头包皮炎，包皮口因瘢痕挛缩而变得狭小，形成继发性包茎。由于长期受到炎症刺激，阴茎头和包皮容易患白斑病、乳头状瘤，如不及时治疗，存在癌变可能，包皮口较紧者，如将包皮勉强上翻而不及时复位，包皮口紧勒在阴茎冠状沟部，阴茎血液和淋巴回流障碍，可发生淤血、水肿和疼痛，即形成嵌顿性包茎，如不及时处理，包皮和阴茎可发生溃烂，甚至坏死，严重的包茎常引起排尿困难，也可引起尿道炎症性狭窄，不但易继发感染，且可引起上尿路扩张和肾功能损害，长期排尿困难可引起痔疮、脱肛、腹股沟疝等病。此外，包茎、包皮过长患者的包皮下常积聚很多包皮垢或包皮结石，包皮垢或结石的慢性刺激和阴茎头包皮炎反复发作,常是引起阴茎癌的主要诱因。资料表明,阴茎癌 90％以上发生于包茎或包皮过长者。

彼得三世的悲剧教训提示人们,患了包茎或包皮过长,不必紧张、害怕或羞于启齿,平时要经常清洗,保持局部清洁,应早期到医院做包皮环切术,这是一种非常简单的小手术,痛苦不大,效果很好,对排尿、生育、性功能均无影响,早做手术还可避免婚后性生活时发生包皮嵌顿。

(《陕西卫生报》1995 年 3 月 25 日)

难治的淋病性尿道炎被降服了

大伟从医学院毕业后,分配到市里的一家医院工作,两年后,大伟到自己的母校进修皮肤科,师从著名皮肤性病专家王教授。

王教授从事皮肤性病的治疗和研究已经有 30 多年,积累了丰富的经验,在中医中药治疗皮肤性病方面,王教授也有自己的独到见解。

一天,一位中年男子来到王教授的门诊,王教授检查后,诊断为淋病性尿道炎。但这位中年男子在来医院之前,已经在别的地方治疗过,由于没有正规治疗,不仅没有治愈,还产生耐药,用多种抗生素治疗无效。

王教授给这位中年男子开了几剂中药。1 周后中年男子再次来诊,说用了王教授的药后效果很明显,还要继续用下去。就这样,经过一段时间治疗,这位男子的病痊愈了。

每次,中年男子来看病,都是大伟给王教授抄方,但大伟把这几个药方放在一起反复琢磨,却看不出其中的奥妙。于是,他就向王教授请教。

王教授说:"目前在性传播疾病中,淋病的发病率最高,淋病是由淋病双球菌所致。淋病性尿道炎患者特别是男性患者的主要痛苦是排尿困难、尿道肿胀、疼痛和溢脓。但目前感染耐药菌株的病例不少,导致常规使用青霉素等治疗无效,一些检测单位对部分病例进行检测,发现耐药菌株占 11.5％～91.7％。针对这种情况,我近来使用中药治疗,效果比较满意。我使用中药治疗的基本方是:苦参、红藤、土茯苓、败酱草各 30 克,黄柏、萆薢、白头翁各 15 克,赤芍、丹皮、木通各 10 克,甘草 5 克。在具体使用时,还要进行加减,小便热痛严重者加龙胆草、栀子各 10 克,出现血尿加生地 30 克,伴有发热胃寒者加金银花、淡竹叶、连翘各 10 克,大便干结加大黄 10 克(后下)。10 天为 1 个疗程。在服药同时,还要用中药外洗:蛇床子、苦参、黄柏各 30 克,白芷 20 克,明矾适量,煎汤冲洗外阴,每日 3 次。"

王教授最后做了进一步解释:"淋病属于中医的'热淋'范畴,因房事不洁、秽浊之邪入侵膀胱,酿成湿热,导致气化失司、水道不利。方中重用苦参、红藤通淋泄浊,取黄柏、败酱草、白头翁清热解毒,土茯苓、草薢、木通、利湿清热、佐丹皮、赤芍以清热凉血,甘草解毒和中,加清热解毒杀虫止痒之外洗方内外合治,诸药合用,共奏解毒利湿、泄浊通淋之功。实验表明,以上药物也有较强的抑制淋球菌作用,所以疗效显著。"

1 年后,大伟进修归来,使用王教授的方药治疗了十几例淋病性尿道炎病人,确实收到了很好的效果。

(《健康》1998 年 8 期)

原来是滴虫在作怪

张平是个体司机,主要从事长途返运,出一次车回来需要半个月,长期在外,染上一些不良习气。他差不多每次出车都要到路边店里过夜。张平心里很明白,这样做迟早会染上性病,因而每次过夜后又非常后悔,但每次出车又忍不住。一年半后,张平出现了尿频、尿痛、会阴部坠胀感,他想这一回真的患了性病,就到一家私人诊所治疗,被诊断为淋病,使用青霉素、淋必治、环丙沙星等药物,治疗两个多月,没有任何效果。张平到医院检查,经过化验排除了淋病,在前列腺液中发现有阴道毛滴虫,诊断为滴虫性前列腺炎,使用灭滴灵治疗后痊愈。

男性也患滴虫病,听来可能会觉得很稀罕,其实并非少见。男性发生滴虫病,绝大多数由于其配偶患有滴虫性阴道炎所致,男性与有滴虫性阴道炎的女性性交后 48 小时,约有 70% 受染发病,在男性淋病患者中,16%~20% 同时患有滴虫病。

滴虫主要寄生在男性尿道、尿道旁腺、膀胱及前列腺内,常见症状有尿道分泌物、排尿困难、尿痛、尿急、尿道灼痛等。约 40% 滴虫性尿道炎病人发生滴虫性前列腺炎,但多无症状,即使出现症状,症状与一般前列腺炎没有区别,有专家在泌尿外科门诊诊治慢性前列腺炎 576 例,发现性传播性前列腺炎 54 例,其中滴虫性前列腺炎 13 例,分别占 2.3% 和 24%,病程 8~24 个月,主要症状有尿道痒感、灼痛、分泌物、尿频、尿不尽感及会阴部坠胀不适等,均接受过多种抗生素治疗,症状不减。在前列腺液镜检或培养时,发现阴道毛滴虫,其中 9 例合并有淋病。

专家们指出,对配偶有滴虫性阴道炎的男性,在经过抗淋病、非淋病治疗后,仍有症状者,应疑为滴虫性前列腺炎,做前列腺液检查,发现阴道毛滴虫,即可确诊。

男性患了滴虫性前列腺炎,完全不必过度紧张,因为滴虫病并不是什么了不起的大病,经过治疗完全可以痊愈。但一定要注意性生活时的传染可能,要勤换内裤,配偶也应同时治疗,以防一方治愈后又受对方感染。治疗所用药物以灭滴灵(甲硝唑)为主,世界卫生组织专家委员会推荐 2 克 1 次口服,国内专家主张每日 3 次口服,每次 0.2 克,疗程 3 周。中医一般认为该病与湿热有关,常用萆解渗湿汤为主加减治疗。患者还要注意,治愈与否不要凭感觉,应到医院经医生检查后才能停药。还有人建议,为了彻底治愈,在临床治愈后 3 个月,重复治疗 1 次。

(《人之初》2000 年 2 期)

难言之隐:尿失禁

案例

刘女士有自己的难言之隐,她每天最忙的事是上厕所。一天 24 小时,她可以如厕 20 次。这种苦恼她已经默默地忍受了 20 年。

事实上,刘女士早年就患了尿失禁,这病对她的身心造成了不小的折磨,哈哈大笑、打个喷嚏就尿裤,这严重地影响了生活和工作,也影响了社交。

听专家说

尿失禁是指自己不能控制排尿,尿液不自觉地或不停地流出,经常弄湿衣裤被褥。该症多发生于老年人。

如果发现在咳嗽、运动、大笑时,不由自主有尿液漏出,就应警惕是否患了尿失禁。尿失禁患者中,女性占 90％以上,这是由于女性尿道短、括约肌松弛,而且盆骨宽大、肌肉支持力弱,妊娠和分娩对盆底肌肉造成的损伤及中年女性雌激素水平下降等多种原因造成的。

许多老年人患尿失禁而羞于启齿,不能得到及时治疗,在生理上和精神上都饱受巨大痛苦。首先老年人患有尿失禁应积极主动请医生诊治,以便获得及时治疗。事实上,大多数老年人的尿失禁是可以治好的。

防治原则

1. 定时排尿 用于治疗压力性和功能性尿失禁。排尿次数可以根据病人膀胱的状况或正常的排尿习惯（比如早上起床、餐前、餐后、上午、下午、睡觉之前各排尿 1 次）而定。通常排尿的时间间隔在 2～4 小时之间，以减少可能发生的尿失禁。如果仍然有失禁，则应该调整时间安排。

2. 督促排尿 即定时排尿与家属鼓励相结合，可提高其自发排尿能力，减少尿失禁发生的次数。此疗法的成功需要老人和家属的全力协作以及老人的积极参与，如在需要排尿时老人自己去卫生间，或家人带他去卫生间。

3. 膀胱训练 目的在于延长出现排尿感与排尿的时间间隔。老人应按照一定的时间安排进行排尿，并逐渐延长排尿时间间隔，直到尿失禁消失。控制大、小便的神经相同，做缩肛训练可帮助患者缓解尿失禁的严重程度。具体方法是每次缩肛时间不少于 5 秒，连续做 15～30 分钟，每日 3 次，6 周为一个疗程，40％的患者会有不同程度的改善。膀胱训练时，患者先记录每日的饮水和排尿情况，填写膀胱功能训练表，有意识地延长排尿间隔时间，直至达到 3 小时左右 1 次为宜。通过抑制尿急、延迟排尿时间来缓解尿失禁。

4. 盆腔肌肉锻炼 方法是让支持骨盆以及阴道、尿道和直肠周围的肌肉反复收缩，目的在于加强肌肉力量，减少尿失禁发生，适用于压力性、急迫性和混合性失禁。每天应做收缩 30～100 次，收缩要坚持 10 秒，之后放松 10 秒，这样的训练至少持续 4 周才可能见效。该训练适用于患有轻度至中度压力性尿失禁的女性，同样适用于切除了前列腺的老年男性患者。

5. 留置导尿 对于逼尿肌无力引起的尿潴留（糖尿病性神经功能障碍）、尿道阻塞（良性前列腺肥大）、脊髓损伤引起的反射性尿失禁以及各种原因所致的病情危重或神志不清等患者，应插导尿管行留置导尿，整个过程需无菌操作，并每 1～2 天更换引流袋一次，防止尿路感染，必要时可使用抗生素。导尿管应夹紧，每 2～4 小时放尿一次，应保持膀胱内的尿液不超过 300 毫升。

（《家庭医学》2010 年 8 期下）

湿疣：辨明真假才好治

刘经理的妻子小张在一所学校任教，3 个月前，小张到外地参加一个学术会议，回来不久就发现阴部长了几个小疙瘩。这小疙瘩是什么？肯定是患性病了，更可能是患了尖锐湿疣，因为小张平时看过不少医学科普书，自认为对此有一定程度的了解。

一场家庭战争悄然开始……小张认为自己清白的,病肯定是丈夫传染的,因为丈夫接触的人比较多,难免会染上一些恶习,加之丈夫前一段时间总说工作忙,每天回家时间很晚……

丈夫认为自己是清白的。虽说回家晚,是因为自己事多,有应酬,可自己绝对没有那种事呀。为什么你早不得病,晚不得病,偏偏你出差了就得病了……

夫妻之间不仅吵了几次,还打了一次,一个月后闹起了离婚。期间小张也到一家性病门诊看过,医生说就是尖锐湿疣,但治疗后没有效果。

一位朋友听说了这事,就告诉他们吵吵打打有什么用,要到正规的医院诊断治疗。结果两人到一家医院检查,丈夫刘经理正常,妻子小张患的也不是尖锐湿疣,而是假性湿疣,与性病无关,到此,一场误会才算结束。

尖锐湿疣是目前发病率逐年增高的一种性传播疾病,是人类乳头瘤病毒感染引起的。通过性接触感染为主要传播途径,少数情况下可能通过接触污染物品,如内裤、毛巾和浴盆等感染。母亲患病的话,会在分娩过程中通过产道可传染给婴儿。

对于女性来说,尖锐湿疣多见于大小阴唇、阴蒂、宫颈、阴道和肛周。一般无不适症状。典型损害为针帽至绿豆大的肉性赘生物,呈乳头状,表面粗糙不平。继续发展后疣体增大,呈菜花状、鸡冠状或巨大团块。一般呈灰白色或粉红色,妊娠期尖锐湿疣皮损增殖很快,疣体迅速增大。

有婚外不洁性交史,外生殖器和肛门可见典型肉质赘生物,经醋白试验、病理检查和实验室寻找到人类乳头瘤病毒感染证据,可确定尖锐湿疣的诊断。

假性湿疣又称多毛状小阴唇,是指在女性小阴唇的内侧有淡红色的丘疹,1～2毫米大小,呈多发性,聚集性,颗粒状,融合成片,左右对称分布;另一种表现是有绒毛状突起,犹如地毯绒毛。

假性湿疣一般无自觉症状。多见于青年妇女,发病年龄主要在 18～40 岁之间,发病率为 16%～18%。常出现蛋清样白带,外阴偶有痒感。其病因尚且不清,有人提出与霉菌感染有关;也有人认为与外阴长期慢性非特异性刺激或摩擦导致腺体增生有关。其临床表现与尖锐湿疣有明显区别。但是,近年来被误诊为尖锐湿疣者不少见。

假性湿疣是一种与发育有关的良性乳头状瘤,丘疹发展有自限性,因此一般不需要治疗,有的患者可由于体内激素的改变,或除去霉菌后,丘疹可逐渐自动消失。如有上述病情者,最好到正规医院专科门诊就诊,早日诊断,莫造成不必要的烦恼。

(《医药与保健》2004 年 7 期)

走出误区　寻回健康前列腺

前列腺疾病是男科最常见的疾病,包括前列腺炎、前列腺增生乃至前列腺癌等几大类。不少患者会把这几种不同的疾病混同起来,并且认为多与"性"有关,甚至当成性病看待,结果不敢就医,偷偷摸摸治疗,导致病情迁延不愈,十分痛苦。其中,常见的有以下几个认识误区。

1. 治疗时必须使用抗生素　慢性前列腺炎患者有一大部分属于无菌性或是由某些病原微生物引起,采用抗生素来治疗,难以取得良好效果。倒是少吃肉类、多吃豆类和蔬菜对保护前列腺有很大的好处。

2. 前列腺炎都有传染性　绝大多数慢性前列腺炎是查不出致病菌的,这一类型不具有传染性。一般情况下,慢性前列腺炎患者可以过夫妻性生活,只是不可过于频繁而已。

3. 前列腺疾病都属于性病　很多患者在发现尿频、尿急、晨起时尿道口有白色分泌物,或在性生活中阳痿、早泄甚至没有性欲时,就认为自己得了性病。其实,有了上述症状绝大多数是前列腺炎,只需对症治疗即可。

4. 前列腺炎有特效药　治疗前列腺炎,特别是细菌性前列腺炎,不要用药3～4天就随便改变药物。因为症状缓解常需要一段时间,早期治疗要维持2周以上,如果是衣原体或支原体感染,疗程一般至少8～12周。如果随便换药,易致菌群紊乱,或产生耐药,导致治疗失败或治疗不彻底。有些人频繁更换药物,总希望某种药一用就好,这是不符合实际的。

5. 慢性前列腺炎病人应绝对禁止性生活　明显减少或戒除性生活对慢性前列腺炎患者没有益处,患者应该根据自己的年龄、病情、治疗情况以及身体健康状况而适当安排性生活。规律的性生活不仅不会伤害前列腺,还可以保持前列腺的正常新陈代谢,有助于清除前列腺内有害物质并加速局部血液循环,有利于前列腺功能的恢复,也是密切夫妻感情并避免性冷淡的重要措施。

6. 前列腺增生症只能用手术手段治疗　当出现轻微排尿困难的症状时,可以通过调整饮食及生活习惯,使症状减轻或消失。适量饮水、少吃辛辣饮食、戒酒,避免憋尿和久坐及劳累,排尿后5分钟再排出残余尿,这些都是很重要的自我治疗方法。随着医学进步,需要手术治疗的前列腺增生症患者已大大减少,大部分的前列腺增生可以借助药物治疗,目前较有效的药物有两种,一种是肾上腺受体阻滞剂,另一种药物是非那雄胺。但是,药物对某些患者不一定有效。若出现排尿障碍造成血尿、并发肾积水等症状时,应及时进行外科手术治疗。

(《家庭百事通》2013 年 11 期)

正确对待无菌性前列腺炎

说起炎症,我们很自然就会想到细菌、病毒、衣原体等多种微生物,认为有了这些病原微生物才会引起炎症。是的,大多数情况下,炎症是由病原体所引起的,但在某些特殊原因的作用下,即便没有病原体也可以导致炎症的发生,无菌性前列腺炎便是其中的一种。医生将这类前列腺液中白细胞增多,但前列腺液检查没有发现细菌的病例,命名为无菌性前列腺炎,又称前列腺炎综合征。

无菌性前列腺炎是如何发生的呢?这其中的原因比较复杂,目前还未完全弄清楚。但有一点是可以肯定的,那就是前列腺的过度充血是诱发慢性无菌性前列腺炎的病理基础。

其诱发因素主要有:

性生活不规律 有些年轻人过早谈恋爱,性冲动明显,又没条件(或不可能、不愿意)过性生活,导致长时间冲动兴奋,造成阴茎被动充血。另外,不少中老年人性生活过少,或性交被迫中断,还有些人性爱或手淫过度等,都可使前列腺不正常充血。

直接压迫会阴部 骑自行车、久坐(特别是在软座、沙发上)等,都可能导致会阴部反复接触、摩擦,使前列腺充血,尤其以长时间骑自行车最为常见。

不健康的生活方式 酗酒、刺激性食物等容易导致湿热内生,蓄积于生殖器官而使其充血。

长期焦虑紧张及对疾病的恐惧,也是引起和加重疾病的因素。所以正确认识和对待疾病很重要。需要强调的一点是,无菌性前列腺炎是身体的一种退行性变化,就像年纪大了,皮肤会长皱纹一样,难以避免但可以预防。

前列腺炎是常见疾病,前列腺炎患者一定不要有心理负担。这就像咽炎、鼻炎一样,有的人很好治疗,有的人不太好治疗。有的人为什么痛不欲生,第一肯定是身体上有痛苦;第二可能是一些不负责任的宣传,把疾病夸大其词,致使有一些病人花好几万块钱去治前列腺炎,其实这都是不必要的。

无菌性前列腺炎治疗的目的主要是缓解症状,不是根治病因,因为大多数患者的病因并不清楚,也不要把目标放在使化验指标完全正常上;症状严重的患者,完全消除症状不容易,但可以有明显的缓解;残余的较轻的症状进一步缓解会比较慢,显得疗效没有重症者明显。要明确一点,就是不要指望着短期内症状一下就没有了。

症状不是很明显的,只要患者改善生活习惯,完全有可能自愈。因为良好的生活习惯是预防和治疗前列腺炎的一个重要部分。戒酒,戒辣椒,不要经常坐着,多参加活动,转移注意力;要养成一些好的习惯;最后才是用药。不能把希望仅仅寄托在用药上,因为根本没有灵丹妙药。

(《开卷有益求医问药》2009 年 4 期)

前列腺肥大慎选心血管药

前列腺肥大是老年男性常见的疾病,大多发生在 50～70 岁之间。发病原因主要与内分泌失调有关。饮酒、便秘、血管硬化、慢性前列腺炎等因素,均能促使前列腺逐渐增大。

对于老年人来说,往往患的不仅仅是前列腺肥大,还会同时患有多种疾病。心血管疾病是老年人的常见病,两者同时发生或一前一后出现就不可避免。

患了心血管疾病同样需要治疗,治疗心血管疾病的药物有很多,对于有前列腺肥大的患者来说,不能随便使用,应在医生的指导下选择,如果选择不当,会使前列腺肥大的症状加重。

目前,心血管病药物中有三类可加重前列腺肥大。第一类药物是扩张血管药,这类药可以加重前列腺充血,使前列腺肥大更严重。扩张血管是有效降压的方法之一,但前列腺作为一个血管丰富的腺体,血管扩张就会使原有的增生更加严重。大家熟悉的硝酸酯类药物,如硝酸甘油、消心痛等就属这类药物。第二类药物是使尿道平滑肌收缩的心血管药物,这类药物可加重尿道狭窄,排尿困难。主要有二氢吡啶类药、硝苯地平等。第三类药物是阿托品。阿托品对内脏平滑肌有较强的松弛作用,可使膀胱逼尿肌张力下降,引起排尿困难。老年人往往腹壁松弛,膀胱逼尿肌收缩力减弱,如再用阿托品则很可能引起或加重尿潴留。因此,有前列腺肥大的患者最好不用上述三类药物。

有些药物不仅能治疗心血管病,而且对前列腺肥大也有较好的缓解作用。这就是哌唑嗪、特拉唑嗪类药物。哌唑嗪类药物可以有效治疗高血压、心动过速和冠心病,如心得安、拉贝洛尔等。但使用这类药物应遵医嘱。

　　前列腺肥大患者在服用心血管药物时,一旦出现排尿困难,应在医生指导下停药,并选用解除前列腺充血、促进排尿的药物。患者看心血管病门诊时,要告诉医生自己前列腺增生的程度,以便医生在选择用药时更科学、更合理。

(《长寿》2007 年 2 期)

听力逐渐下降　　小心听神经瘤

　　48 岁的王老师年龄并不算大,然而他 3 年前就开始出现听力下降,由于几个同事或同学也有不同程度的听力下降,就认为自己可能是老得快,再说有的同事去医院检查了也没有查出什么病,诊断的神经性耳聋,没有好的治疗方法,就没有引起他的重视。然而,2 个月前,王老师出现一阵一阵眩晕,有时走路不稳,走着走着就向一边偏斜了,才到医院检查。经过头颅 CT 检查后,诊断听神经瘤,手术把听神经瘤切除后,不眩晕了,走路也不向一边偏了。但是,由于听力下降时间太长,手术后听力没有恢复。

　　在颅内,可以发生各种各样的疾病,其中有些疾病的症状可能就是听力逐渐下降或者出现耳鸣,出现这两种症状后有的人会认为这是耳鼻喉科的疾病,与颅脑疾病无关,这种观念是不对的。在颅内有一种叫作听神经瘤的疾病,只要发现得早,经过手术,可以完全治愈,症状也可能完全消失。

　　听神经瘤是颅内常见的良性肿瘤,90％的听神经瘤来自听神经的前庭部分,少数长在耳蜗神经上。听神经瘤多见于 30～50 岁中青年人,20 岁以下者少见。虽然听神经瘤属于良性肿瘤,但由于长在小脑半球和脑干之间一个叫脑桥小脑角的地方,给患者带来了很大伤害,手术切除对于医生的要求也比较高。

　　听神经瘤并不侵犯大脑,但是当其长大后可以挤压脑组织。听神经瘤首先影响患者听力,因为它在颞骨内的内听道内生长。当继续生长时可以压迫三叉神经,这时就会影响到面部感觉。巨大的听神经瘤可以压迫脑干和小脑,威胁维持生命的重要中枢结构。在多数病例中,听神经瘤生长缓慢,通常是几年后有症状,在另一些病例中听神经瘤生长迅速,同时患者的症状也发展很快。有些听神经瘤较小,没有症状,是在进行 MR 或 CT 检查时被发现。

　　多数患者中,首先出现的症状是单耳听力下降,同时伴有眩晕,听力下降是缓慢渐进性的而不是突发性的,也可以出现耳部的涨满感。这些都是听神经瘤的早期症状，有时候会被误诊为随年龄增大出现，从而延误诊断。

专家指出，出现耳鸣、听力障碍需要及时排查听神经瘤，首选检查是头颅CT，当然，根据具体情况也会做头颅磁共振或头颅增强CT或增强磁共振检查。但病人也不必草木皆兵，惊恐不安，在大量单侧神经性耳聋病人中，只有少数病人患的是听神经瘤，即便患者被确诊为听神经瘤，如及时地进行手术治疗，都可以达到满意的效果。

（《家庭医生报》2016 年 9 月 19 日）

年轻人脑出血应做脑血管造影

一位年轻人刚参加工作没有几个月，就突然头痛、恶心、呕吐，而且出现偏瘫，到医院做 CT 检查，发现脑出血，医生诊断疑似脑血管畸形，需要做脑血管造影，那么，什么是脑血管畸形？何为脑血管造影？

脑出血是常见疾病，近年来发病率有上升趋势，且发病年龄也越来越年轻。研究证明，年轻人脑出血 50％以上是由脑血管畸形所致。

脑血管畸形属先天性良性脑血管病，是脑内血管发育过程中残留的一些未闭塞的异常血管，随着年龄增长，异常血管团不断增大，形成畸形血管团。这些异常血管的血管壁很脆弱，极易破裂，造成颅内出血。

出血是脑血管畸形的最常见症状，主要表现为颅内出血或血肿。颅内出血也会引起头痛，但有的患者在出血前即有持续头痛。还有的动静脉畸形患者会发生癫痫，是动静脉短路使其周围局部脑组织缺血（盗血），邻近脑组织胶质样变的结果。脑出血也可能造成癫痫发作。由于这些畸形血管要强行将正常供应脑组织的血液截流，这种盗血行为会造成脑部某些组织缺血，造成肢体偏瘫、失语、失明等症状。

对于脑血管畸形的诊断，多数具备神经科条件的地市级以上医院，医生凭借临床经验，经脑血管造影或 CT、磁共振检查结合临床症状及体征即可确诊。当然，最好的方法还是要做脑血管造影检查。

脑血管造影和冠状血管造影一样，是用针在大腿根部穿一个小孔，然后从股动脉插入一根导管，经过腹、胸、颈部等大血管，到达颅内，将造影剂注入动脉，使血管显影，然后快速连续摄片，再根据血管显影的形态和部位来诊断脑血管病变。整个操作过程可在局麻下完成，操作时间短。

脑血管畸形的主要治疗方法包括:脑血管畸形切除术;脑血管畸形栓塞治疗、伽马刀治疗等。每一种治疗方法各有其特点,应根据脑动静脉畸形的大小、部位选择合适的治疗方法。下面介绍其几种治疗方法:

1. **开颅手术**　畸形血管切除术是当前治疗动静脉畸形最可靠的方法。通过切除畸形血管,防止再次出血和清除血肿,对制止或改善盗血现象和控制癫痫发作有一定作用。适用于病灶较小,部位浅或非功能区的病人。如病灶大或位置深,直接切除风险大。

2. **血管内栓塞**　利用一根直径约 1 毫米的微导管,在微导丝引导下,通过股动脉将导管送入病灶供血动脉,确认后将一种特制的生物胶注射到患处,堵塞流入病变部分的血管,使畸形血管闭塞而缩小甚至消失。适于脑内小的或功能区的动静脉畸形,或作为手术切除前的一个步骤,减少手术切除时出血。也可作为伽马刀治疗前的栓塞治疗,提高治疗效果。但是部分患者的畸形血管栓塞不完全,仍有再出血的可能。

3. **伽马刀治疗**　其原理是利用伽马射线从众多的小孔射出,使其聚集在病变部位,使局部病变组织或血管发生损毁、坏死、皱缩、闭塞而达到治疗的目的。伽马刀治疗适应于脑深部、小的动静脉畸形的患者。

(《开卷有益求医问药》2012 年 8 期)

剧烈头痛当心脑动脉瘤

9 月 30 日凌晨,著名演员赵本山突感不适被送至上海南汇中心医院(华山医院南汇分院)急诊处置,之后转至复旦大学附属华山医院做进一步救治。据相关人士透露,赵本山的病诊断为先天性脑动脉瘤引起的蛛网膜下腔出血。当晚 7 点,赵本山进行了脑血管造影,确定脑动脉瘤的具体情况后,接受了微创介入栓塞术,手术很成功。由于赵本山是著名演员,又得了这种人们通常不太知晓的病,让人们对脑动脉瘤的发病情况格外关注。

脑动脉瘤不是平时所说的肿瘤

脑动脉瘤是脑内动脉壁的结构发育不良,或因脑外伤、动脉硬化造成动脉壁损伤、或老化,使局部血管壁向外膨大而形成的囊状瘤体,不是平常意义上的肿瘤。脑动脉瘤的发生主要与脑动脉管壁、动脉粥样硬化以及脑血流的异常冲击、血压增高等有关,发病率较低,大约占人口的万分之一,任何年龄均可发病。脑动脉瘤一旦出现破裂,将直接危及患者生命安全。

脑动脉瘤就像是在脑血管壁上吹起的一个气球,随时都有可能破裂,当在精神紧张、情绪激动、劳累、头部剧烈摆动、猛弯腰、急起身、饮酒、用力排便、举重物等诱因下,引起血压突然增高,很容易引发破裂出血,对病人的生命造成威胁。据统计,脑动脉瘤第1次破裂后死亡率为30%,再次破裂的死亡率高达70%。

事实上,绝大多数病人在动脉瘤破裂出血后,最主要的表现就是剧烈头痛或者伴有恶心、呕吐,这种头痛是有生以来最重的一次头痛,还有颈部发硬,头不能屈。多数病人不瘫痪,四肢活动正常。但是,病人哈哈大笑、剧烈咳嗽、打喷嚏或者用力大便,就有可能诱发再次出血,置人于死地。

介入栓塞治疗避免瘤再次破裂

保持乐观积极的心态,养成健康良好的生活习惯,学会缓解压力,一定程度上可以降低脑动脉瘤破裂的发病机会。如患者出现突发剧烈头痛、喷射状呕吐、意识障碍等症状,应当尽量保持患者的呼吸道通畅,并迅速送到医院救治。目前,数字减影血管造影是确诊脑动脉瘤的"金标准",磁共振检查也可以查出病变情况。如果高度怀疑是动脉瘤,但脑血管检查结果呈阴性,可能由于脑动脉瘤内有血块或蛛网膜下腔出血后合脑动脉变细导致造影剂无法到脑动脉瘤处所致,这时仍然要警惕,建议2~4周后再做一次检查,有的情况需要多次检查才能发现"元凶"。

目前治疗这种病比较成熟的方法有两种:一是开颅手术,用特制的夹子将血管夹死,防止其再出血;二是微创介入疗法,将血管栓塞住,使其不再破裂。

介入栓塞治疗动脉瘤的目的是将动脉瘤与血液循环相隔离,最终使动脉瘤腔内形成血栓,这样涡流对动脉瘤壁的压力消失,从而避免了瘤体破裂,病人免于死亡。介入栓塞治疗能够明显降低患者的手术风险,恢复时间短,手术创伤小,不遗留手术疤痕,年高病重者也能耐受,而且对于手术难以夹闭的难治性动脉瘤介入治疗也能够取得良好的疗效。

脑动脉瘤一旦及时治疗,使病人脱离了危险,以后还可能像正常人一样工作。

(《健康报》2010年1月23日)

颅内动脉瘤术后能否做磁共振检查

颅内动脉瘤是指脑动脉内腔的局限性异常扩大造成动脉壁的一种瘤状突出，并不是真正的肿瘤。

以往，颅内动脉瘤通常在破裂后才被发现，而现代影像技术的发展使得很多动脉瘤在未破裂前就发现了。大部分的动脉瘤在患者一生中可能没有明显变化，有一部分动脉瘤在几年内会缓慢变大，或者在几小时内或几周内迅速增大，快速增大的动脉瘤更容易发生破裂。

动脉瘤一旦破裂致蛛网膜下腔出血，第1次动脉瘤破裂出血的患者，约有1/3会导致死亡。若第2次再发，死亡率会上升至50%。

动脉瘤一旦发现，通常需手术治疗，包括开颅手术夹闭动脉瘤、孤立动脉瘤、微创介入栓塞动脉瘤以及支架辅助弹簧圈治疗等方法。上述任何一种手术方式，都会有金属异物植入颅内，如动脉瘤夹、颅骨固定钉、微弹簧圈、血管支架等。

动脉瘤治疗后，去除了危险因素，以后再发生蛛网膜下腔出血的可能性就小了。但是，患者还会面临一个问题，就是动脉瘤治愈了，但还会患其他疾病，如脑梗死、脑外伤、脑肿瘤等，需要做影像学检查。能否做磁共振检查就成了许多医生和患者以及家属关心的问题。

回答这个问题之前，先来看国内外几个研究结果：国外有6项研究，包括253名颅内动脉瘤在血管内弹簧圈栓塞术后随访，随访的方式就是3T磁共振血管成像（MRA）检查，结论是MRA可作为颅内动脉瘤栓塞术后一种有效和可行的影像学随访方法。由此看来，能用MRA随访就可以做磁共振。

随着技术的进步，材料制作工艺也在进步，如果是塑料性质的材料，那可以肯定地说做磁共振完全没有问题；目前常用材料的性质通常为钛合金，属于无磁性或弱磁性，目前的工艺水平，大多数此类材料完全兼容核磁共振检查，对于钢材制作的植入材料，是完全不能兼容核磁共振检查，是禁忌。

动脉瘤治疗后，做磁共振要根据具体的植入材料性质。除钢材制作的材料外，基本上都可以做核磁共振检查，不必担心会造成不良影响。需要提醒的是，做之前必须向自己的主管医生明确到底是哪种性质的植入材料。

（《家庭医生报》2017年1月2日）

妇儿疾病防治篇

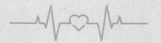

定期妇检　做健康干净女人

由于生活水平的提高及社会压力的加大,成年女性的健康问题越来越多。上海市妇女病康复专业委员会对 5890 名妇女的体检统计显示,50％～60％已婚女性患有阴道炎和宫颈炎,如果不及时诊断治疗,由宫颈炎发展为宫颈癌的概率是正常人的 7 倍。

与许多内外科疾病相比较,女性生殖系统疾病容易明确诊断和治疗,而其关键是早期诊治,治疗恰如其分。妇科普查简易,无创伤。定期必须要做下面 4 项检查。

妇科内诊检查　即阴道检查,内诊可触及阴道穹窿顶端有无触痛及结节,了解有无子宫内膜异位病灶,这些往往是彩超难以发现的,并可扪及子宫、卵巢形态有无异常、活动度及盆腔肿块。因此,不能因畏惧疼痛而拒绝内诊,妊娠期特别是早孕时也应接受此项检查。检查时,女性身体要放松,医生动作轻柔,操作规范,不会引起极度不适。有些情况医生需做肛诊,如没有性经验妇女、怀疑有直肠病灶、子宫颈癌分期或是子宫内膜异位程度区别,方法是由肛检代替阴道检查,以手指伸进肛门来检查子宫及其附近构造。

宫颈脱落细胞检查　宫颈癌是在宫颈炎的基础上发展而来,由癌前病变发展到癌症大约为 10～15 年。所以,定期宫颈刮片检查可以早期发现宫颈的异常改变,达到预防宫颈癌发生、发展的作用,凡婚后或性生活过早的女性,应每 1～2 年常规做 1 次宫颈刮片检查,若发现异常细胞可做阴道镜检查,进一步明确诊断,有宫颈炎症者因其可导致宫颈鳞状上皮不典型改变,应治疗 3～6 个月后复查。宫颈刮片检查应注意下面几个问题:①检查前 24 小时内应避免性生活;②炎症应先进行治疗,再做刮片检查,以免片中充满大量白细胞和炎性细胞,影响判断;③检查应安排在非月经期,以免血液污染影响涂片观察;④检查前 24～48 小时内不要冲洗阴道或使用阴道栓剂,也不要进行阴道内诊检查。

彩超检查　可发现内生殖器有无畸形,盆腔有无炎性包块,输卵管有无积液、子宫内膜厚度、是否均匀等,彩超较之 CT 及核磁共振检查方便、安全、费用低,且检出符合率高。即使已绝经女性也应每 1～2 年检查 1 次。彩超检查的方法有两种:①常规超声或叫经腹超声,在做此检查前需多喝水,在检查前半小时至 1 小时需饮水 1000 毫升左右,并且要憋尿憋到最大限度,否则,将会影响彩超结果;②经阴道彩超检查,不需要憋尿,且由于接近子宫和卵巢,图像清晰分辨率高,检查结果较准确,但此种方法不适宜有出血者,如月经期、阴道不规则出血,亦不适宜有传染病者。

阴道分泌物检查　　俗称白带检查,目的是了解阴道内是否存在细菌、滴虫、霉菌等微生物感染。检查时间应选择月经结束到排卵日之前。检查前 24 小时不能洗阴道内部、进行性生活及使用任何阴道药物。白带标本由医师留取后应立即送检,不要延误。

(《家庭百事通》2012 年 3 期)

经前为何爱吵架

夫妻关系的和睦是家庭幸福的基础,但再幸福的夫妻也难免发生矛盾、摩擦,因而吵架是难以避免的。但是,在不少情况下,吵架是由妻子引起的,而且还具有周期性,一般多发生在月经来潮前几天,这是什么原因呢?

原来,妻子患了一种叫经前期紧张症的疾病,由于月经将来时体内雌孕激素的平衡失调,水钠潴留和抗利尿激素增多之故。因而可能出现性欲亢进、乳房胀痛、食欲增加、恶心、呕吐等症状。

经前出现的情绪异常,轻的表现为情绪消沉、郁郁寡欢、心情急躁、精神紧张,重的不能控制自己,常为芝麻大一点儿小事就大吵大闹或无事生非,寻衅吵架,有的还会出现头晕、头痛、失眠、心慌等症状,不了解此病的丈夫总会认为是妻子脾气古怪,处处和自己过不去,给家庭生活和夫妻感情带来不良影响。

因此,有此病症的妻子要善于放松自己,劳逸结合,多参加一些活动,以转移对此病的注意力,有情绪改变时也要尽力克制,治疗可用镇静剂,如安定,情绪抑郁者可服用多塞平或阿米替林,同时口服谷维素、维生素 B 族以及中药安神调经等。做丈夫的也要正确对待,多给妻子精神上的安慰,切不可用粗暴的手段还击妻子,以免真的损害夫妻感情。

(《挚友》1994 年第 5 期)

和谐婚姻能治某些女性疾病

女性在其一生中会患多种疾病,有些疾病久治不愈,但和谐的婚姻对一些疾病有益。资料证明,女性所患以下疾病可以在婚后得到有效的"治疗"。

痛经　痛经是女性常见病和多发病,尤其是未婚女青年及月经初期少女更为普遍。婚后愉快的性生活,丈夫的温柔抚爱,可刺激体内分泌适量的前列腺素,子宫收缩功能趋于正常,因而使痛经不治而愈。

经前期综合征　育龄女性在月经前7～14天(即月经周期的黄体期),反复出现一系列精神、行为及体质等方面的症状,月经来潮后症状迅即消失。这一周期性改变有很大的个体差异,也是育龄女性的普遍现象。本病症状波及范围广泛,除神经精神症状外还涉及几个互不相连的器官、系统,包括多种多样的器质性和功能性症状,故总称"经前期综合征"。让患者了解该病周期性发作的规律和预期发病时间,理解和宽容患者经前期的异常行为,并协助调整经前的家庭活动,减少环境刺激,使患者的异常情绪减少到最小程度。

乳房发育不全　不少女子婚前乳房扁平或较小,发育较差,这一方面是由于激素分泌不足所致,另一方面也与少女时代的盲目节食有关。婚后由于放心进食,营养水平提高,再加上丈夫的抚爱和性生活的刺激,使得雌激素分泌水平增高,乳腺腺泡和腺管也相应地发育,乳房就逐渐丰满,显示出女性特有的曲线美与成熟美。

神经衰弱　性生活对消极情绪有"解毒"作用,能促进愉悦、轻松、兴奋等积极情绪的产生。美国心理学家提出,缺少正常的性生活或性生活不和谐是女性失眠的重要原因,完美和谐的性生活对睡眠有促进作用。因为热情奔放的性行为过后,紧张激动的身躯得以放松,肌肉在满足之后的疲倦中得以舒展,心灵在愉悦的飘荡之后得以放松。

某些肿瘤　精液在保持女性体内性激素平衡上起到关键作用,可防止或减少一些癌症的发生。美国北宾夕法尼亚大学格乔尔戈弗医生对300名已婚女性进行6年的调查后发现,在35～62岁应用避孕套避孕的女性中,乳腺癌的发病率比服用避孕药及其他方式避孕的女性高5倍。精液对女性直肠癌也有类似的预防作用。英国医生理查得·莫尔德的调查表明,男方应用避孕套的女性,其直肠癌发病率比其他方式避孕的女性发病率高得多。

某些过敏性疾病　性生活能缓解某些疾病。如性交过程中的兴奋,会使人体分泌较多的肾上腺素等激素,这些激素本身具有抗过敏作用,可改善湿疹症状。适当的性生活可以改善或控制过敏性哮喘、湿疹等,这除了解除心理压力之外,还与增强分泌能使血压降低的前列腺素的作用有关。有一个奇特的现象,性欲的改善往往是一些疾病(如糖尿病、慢性肝炎病人)病情好转的标志,而适宜的性生活也有利于不少慢性病的康复。

（《大众卫生报》2006年7月11日）

乳房保健　重在营养

乳房过小是指妇女青春期后乳房发育不良形成小乳房畸形。一般来说，单纯的乳房过小是正常的生理现象，除影响女性的曲线美外，对健康并无妨碍。一些乳房过小的妇女，可以采取各种方法矫治。

乳房大小，一方面由遗传和体质因素决定，另一方面受营养、锻炼、激素分泌、疾病等后天因素影响。食物营养与影响乳房发育的诸多因素都有关系，因此，女孩子不能刻意减肥。

首先，应当多吃一些含热能较高的食物，如畜、禽肉、芝麻、金针菜等高脂食物以及糖类、糕点等，以保证体内有足够的脂肪。因为发育成熟的乳房，脂肪居多，腺体仅占 1/3，脂肪的多少决定着乳房是否丰满和富有弹性。

其次，多吃一些富含维生素 E 的食物，如卷心菜、花菜、地瓜、南瓜、杏仁、葵花籽油、棉籽油、菜籽油、大豆、花生等。维生素 E 能促使卵巢发育和完善，使成熟的卵细胞增加，黄体细胞增大。卵细胞是分泌雌激素的重要场所，当雌激素分泌量增加时可促使乳腺管增长；黄体酮则使乳腺管不断分支形成乳腺小管，使乳房长大。

最后，多吃一些富含 B 族维生素的食物，如动物的肝、肾、蛋黄、瘦肉、鳝鱼、鱼子、奶类及其制品、谷类、豆类、香菇、酵母等。B 族维生素是体内合成雌激素不可缺少的成分。

另外，还有一些丰胸佳品，如酒酿中含有的糖化酵素是天然激素；大豆、花生、杏仁、核桃、芝麻、玉米等种子坚果的衣膜部分就有促性腺发育作用，其中玉米已被营养专家肯定为最佳丰胸食品；富含胶质的海参、猪爪、蹄筋等，也都是丰胸食品，都可适当多吃一点。

除了重视营养之外，青春期女性应做好乳房保健。青春期乳房开始发育时，不要过早地戴乳罩。乳房充分发育后可开始佩戴乳罩，但松紧度要适当，不可因害羞而过紧束胸。青春期女性应认识到：此期乳房发育是正常的生理现象，也是健美的标志之一，应加倍保护自己的乳房，使之丰满健康。具体应做到以下几点：

注意姿势　平时走路要抬头挺胸，收腹紧臀；坐姿也要挺胸端坐，不要含胸驼背；睡眠时要取仰卧位或侧卧位，不要俯卧。

避免外伤　在劳动或体育运动时，要注意保护乳房，避免撞击伤或挤压伤。

做好胸部健美 主要是加强胸部的肌肉锻炼,如适当多做些扩胸运动或俯卧撑,扩胸健美操等。

(《中国中医药报》2006 年 6 月 21 日)

女性"现代"病:乳腺增生

乳腺结构不良症即乳腺增生症是女性常见的一组既非炎症亦非肿瘤的乳腺疾病。随着饮食结构的改变,患病者逐年增多,且发病年龄有向年轻化发展趋势。因此,有人也把它称为女性"现代病",30~50 岁达到最高峰,青春期及绝经后则少见。

乳腺增生症的病因虽不完全明了,但可以肯定,与卵巢内分泌激素水平失衡有关,其原因是:①乳房的症状同步于乳腺组织变化,即随月经周期(卵巢功能)变化而变化,也即随体内雌、孕激素水平的周期变化,发生周而复始的增生与复旧。乳腺增生症的主要组织学变化是增生过度和复原不全。这种现象是由于雌、孕激素比例失衡的结果。②从发病年龄看,病人多系性激素分泌旺盛期,该病在青春前期少见,绝经后下降,与卵巢功能的兴衰一致。③从乳腺病变在乳房上不规律的表现,也说明是受内分泌影响引起。从临床上看,多数乳腺增生症病人发生在未哺乳侧,或不哺乳侧症状偏重。而未婚未育病人的乳腺增生症(尤其是乳痛症),在怀孕、分娩、哺乳后,病症多可缓解或自愈。

乳腺增生症除了与内分泌紊乱有关外,精神因素也是造成乳腺增生的主要原因。一些女性因精神因素引发内分泌失调、自主神经紊乱,睡不好觉、脾气暴躁等。加之患高血压、糖尿病的人增多,也容易使女性出现内分泌失调,雌激素、黄体酮水平和腺体结构都可能会出现一定程度紊乱。研究发现,乳腺增生症病人往往以性格忧郁内向或偏激者为多。有的病人每遇生气乳房就痛且有硬块出现,心情好时症状减轻,局部肿块变软。

乳腺增生症病人最需要做的是"定期复查"。如每半年到 1 年行乳腺彩超检查 1 次,40 岁以上病人每年行双乳钼靶照片 1 次。乳痛症状较重的病人可短期服药治疗,而大部分病人不需服药。"服药可以预防癌变"的提法是没有根据的。

防治乳腺增生症的主要措施有:

(1)妊娠、哺乳是女性身体的正常功能,对乳腺功能是一种生理调节。因此,适时婚育、哺乳,对乳腺健康有利;相反,30 岁以上未婚、未育或哺乳少的女性则易罹患乳腺增生。另外,保持夫妻生活和睦、生活规律,能够消除不利于乳腺健康的因素。

（2）保持心情舒畅，情绪稳定。如果情绪不稳定，能抑制卵巢的排卵功能，也可使雌激素增高，导致乳腺增生。

（3）避免使用含有雌激素的面霜和药物。有的妇女为了皮肤美容，长期使用含有雌激素的面霜，使体内雌激素水平相对增高，久之可诱发乳腺增生。

（4）另外，患有其他妇科疾病者也容易患有乳腺病，如月经周期紊乱、附件炎患者等，子宫肌瘤患者乳腺增生的发生率比较高。因此，积极防治妇科疾病，也是减少乳腺增生诱发因素的一个重要环节。

（《大众卫生报》2005 年 9 月 13 日）

更年期补雌激素要因人而异

雌激素是一种重要的女性激素，主要由卵巢产生，少部分来自肾上腺以及由雌激素经外周组织转化而成。雌激素具有促进子宫内膜、宫颈及阴道上皮增生，外阴皮下脂肪增厚，色素沉着，促进钙的沉积等重要生理功能。

妇女从生育期过渡到更年期，卵巢功能逐渐减退，由于卵巢分泌雌激素减少，会对全身各系统造成不同程度的影响。更年期妇女往往出现月经紊乱，性交痛，颜面、胸颈、背部潮红，阵汗，尿频、尿急、尿失禁，个别人甚至出现尿潴留。由于骨质疏松，还可使脊柱压缩变形引起腰背痛、关节痛，稍增加外力，便易出现病理性骨折等。

更年期女性该不该补充雌激素？近年来的研究发现，这种为女人保存美丽的治疗方法背后，可能隐藏着更大危机。首先，医学家发现雌激素替代疗法可增加乳腺癌的风险。早在 1975 年发表在《新英格兰医学杂志》上的两项重要研究曾提示，雌激素可显著增加妇女患子宫内膜癌的危险。因此，2002 年 7 月 9 日，美国国立卫生研究院宣布，他们决定停止一项 3 年前开始的对 16600 名妇女进行的 HRT 临床研究。理由是与没有使用 HRT 的女性相比，使用者患中风、心脏病和乳腺癌的概率增加。另外，美国食品药品管理局规定 HRT 药物必须增加可致心梗及乳腺癌的警告标签。

激素替代治疗是缓解绝经期症状最有效的手段，也是防治绝经后骨质疏松的有效措施之一。激素替代治疗能够有效消除泌尿生殖道萎缩症状，提高绝经妇女的生活质量。但激素治疗同样也会增加血栓、乳腺癌、脑卒中的风险，它与所有的药物治疗一样，是一把"双刃剑"。如何恰当使用它，使人们既能从中获益,又能最大限度地避免风险。

有些专家认为,雌激素的利弊如何,还很难下定论,在临床中,不同病情应使用不同药物,长期服用雌激素者,一定要定期随访,做钼靶、宫腔镜等检查。

激素疗法需要因人而异,关键是要及早治疗。通常在雌激素治疗半年左右,病人的症状会得以缓解,此时可以慢慢减药,辅以植物雌激素等保健类药品,使用3～5个月,再完全撤药。在更年期症状完全消退后,可以再服植物雌激素2～3年巩固疗效。而等到完全闭经后,雌激素和植物激素的效果都很有限。

激素替代治疗的适应证包括:①绝经相关症状,潮热、盗汗、睡眠障碍、疲倦、情绪不振、易激动、烦躁、轻度抑郁等;②泌尿生殖道萎缩、阴道干涩、疼痛、排尿困难、反复性阴道炎、尿道炎和膀胱炎、夜尿次数多、尿频和急迫性尿失禁;③有骨质疏松症的危险因素,或有绝经后骨质疏松症。

激素替代治疗的适应证包括:①雌激素依赖性肿瘤,乳癌、子宫内膜癌、黑色素瘤;②原因不明的阴道出血;③严重肝肾疾病;④近6个月内患血栓栓塞性疾病;⑤系统性红斑狼疮、耳硬化症、血卟啉症;⑥脑膜瘤患者禁用孕激素。

以下情况应慎用激素替代治疗:子宫肌瘤、子宫内膜异位症、子宫内膜增生、严重高血压及糖尿病、血栓栓塞史、胆囊疾病、偏头痛、癫痫、哮喘、垂体瘤、乳癌家族史。

(《开卷有益求医问药》2010 年 3 期)

紧急避孕药只能偶尔服

如果不想怀孕,最好的方法就是避孕。然而,有一些人由于疏忽忘记或是由于其他原因,在性生活前没有采取避孕措施,或是避孕方法出问题,如安全套破损、滑脱或使用不当,性生活后才想起了避孕,这时候要采取补救措施,就要靠服用紧急避孕药来避孕。

属于非处方药的紧急避孕药一般在药店都能买到,紧急避孕药主要有两种,一种是米非司酮,其优点是在性事后72小时内只需服用1片,低剂量米非司酮是国家药检局在21世纪初批准用于紧急避孕的新药。另一种是左炔诺孕酮,其特点是在性事后72小时内服用2片,间隔期为12小时。

但是,紧急避孕药属激素类药物,只能偶尔使用,并且只对前一次房事有补救作用,对服药后的房事没有效果,不能代替常规的避孕方法,主要原因有:避孕效果不如常规避孕药好,有效率为80%～85%;剂量比常规口服避孕药大10

倍,一般1个月内顶多只能使用1次。但现在许多女性,特别是未婚女性,在发生性行为前没有足够的保护措施,而在事后把紧急避孕药当成万能法宝,以为"事后服药自然万事大吉",1个月内反复多次服用,个别人甚至当成一般避孕药经常服用,过量服药,对身体会造成损伤。并且紧急避孕药对月经周期有一定改变,可能提早或延迟,多次服用会导致月经紊乱、出血延长。

服用时要注意以下事项:①只能偶尔使用,一般1月内最多只能使用1次,而且不可以每个月都用;②服药时间越早效果越好;③服药后2小时内发生呕吐的,必须立刻补服1片;④吃了紧急避孕药后又发生性行为,必须采取避孕措施,否则仍有妊娠可能;⑤心血管病、糖尿病、乳腺癌患者、产后半年内的哺乳女性及已经确定为妊娠者严禁使用此药。

(《健康导报》2009年2月23日)

促排卵药是一把双刃剑

新华社3月11日报道,安徽省合肥市几大医院反映近几年来双胞胎出生率持续上升,双胞胎数量3年上升近1倍。无独有偶,河南、湖南及南京市妇幼保健院等对2002～2005年的统计也显示多(双)胞胎每年都有增多。生双胞胎向来被人们认为是喜事,而生殖专家却表示担忧。专家表示,其中很多双胞胎都是"人为因素"造成的,即通过辅助生殖技术实行的多胞胎,简单地说有不少人滥用促排卵药物。

成年女性一般每月排1个卵子,所以孕妇中少见多胎。促排卵药是治疗有排卵障碍不孕症的一种药物,通过促进两个卵巢同时排出几个卵子以增大怀孕机会。但医务人员从来不提倡健康人群服用促排卵药,即使病人是排卵障碍型不孕,用不用促排卵药也不可自行其是,而要由医生做出决定,在医生的指导和严格监控下进行。比如每2～3天进行彩超监控,同时还要进行血液、内分泌等项的监控,对有些病人甚至每天都要进行监控。

实际上,促排卵药就像一把双刃剑,一方面为很多不孕症患者带来了希望,但把它当作生育多胞胎的秘方,盲目滥用,非常危险。

促排卵药物,吃了会出现过多排卵,导致过度刺激,卵巢增大,甚至出现大量胸水和腹水,导致心肺功能障碍,伴有血液浓缩、高凝状态以及电解质失衡、肝功能受损等。

人为多胎妊娠也会增加胎儿畸形危险。多胞胎婴儿可能会因早产、流产而夭折,同时胎儿畸形概率大大增加。正常胎儿的体重一般在 2500 克以上,而一半以上的双胞胎都在 2500 克以下,甚至有的多胞胎婴儿的体重只有几百克。低体重的婴儿在以后的发育中,出现脑瘫、智障的可能性都会加大。

多胎妊娠过程中母亲容易发生并发症,如妊娠高血压综合征、羊水过多。母亲的许多严重妊娠并发症常常造成胎儿在母体内缺氧、发育迟缓,容易流产和早产。临床上单胎妊娠的早产率为 5%,而双胎早产率在 90% 以上,如果是 3 胎、4 胎,基本上都会出现早产现象。伴随而来的是胎儿器官发育不成熟,危险成倍增长,给家庭带来的生活和经济负担都是沉重的。

(《大众卫生报》2006 年 3 月 21 日)

自然流产非坏事

自然流产,常常给那些急切盼望要孩子的家庭带来痛苦。然而,事情总不像人们想象的那样简单,有些人越是想要孩子,越是接二连三地发生流产,甚至服用保胎药也不起效果,也有一部分人由于接受前几次流产的教训,一经怀孕就开始服用保胎药,精神紧张、恐惧焦虑,走起路来也谨小慎微,害怕再次流产。殊不知,自然流产并非全是坏事。

连续发生 3 次以上的自然流产叫习惯性流产,引起习惯性流产的原因很多,主要有免疫性因素、遗传性因素、感染性因素、内分泌性因素、解剖因素等,免疫因素是指胚胎与母体间存在复杂而特殊的免疫学关系,使胎儿不被排斥,若母儿双方免疫不适应,可引起母体排斥胚胎而致流产。遗传因素是指父母与胎儿染色体异常,感染性因素是指母体多种微生物感染,内分泌因素是指内分泌系统不协调导致流产,解剖因素引起的流产,一般发生于极早期或中孕期,宫腔狭小、血液供应不足和宫腔内环境不良为主要原因。

科研人员对自然流产的胎儿染色体进行研究,发现染色体中 20%～50% 有异常变化,染色体异常在死胎中占 8%,新生儿占 5%。由于染色体异常可来自卵子、精子及受精卵等方面原因,从而引起染色体不分离和染色体畸变,结果导致染色体数目和结构的变化,产生胚胎发育异常或发生流产。

有一个妇女,前 2 次怀孕后不久,都发生了自然流产,第 3 次怀孕后进行保胎治疗,结果生下一个脑积水患儿,不到 1 个月就夭折了,第 4 次怀孕后,又进行保胎治疗,孩子足月生下来后,发现患有先天性脊柱畸形,当孩子长到 14 岁时,发现患有脊髓空洞症。这足以说明,勉强保胎不可取,不仅给家庭带来痛苦,也给社会造成负担。

从优生的角度讲,自然流产也是件好事,因为通过自然流产,发育异常的胎儿被流掉了,给未来的父母减少许多麻烦,有利于家庭幸福。因此,多次发生流产的妇女,切不可盲目保胎,应到医院做有关检查,找出病因,然后针对病因进行治疗,如果发现胚胎有染色体异常,保胎治疗就没有必要。

另外,自然流产以后,不要急于怀孕,待生殖器官和整个机体经过一段时间的修复和保养,才能再次怀孕。这样既可以保证胎儿的质量又能减少或避免自然流产的发生。目前对染色体异常尚无特殊的治疗办法,所以这些夫妇最好采取避孕措施,避免妊娠,如一定要生育,就必须在妊娠后到医院抽羊水检查胎儿脱落细胞有无染色体异常或做彩超检查,一经发现胎儿异常立即终止妊娠。

(《护理报》1996 年 2 月 1 日)

误做人流　险些丧命

吴英是一家公司经理,丈夫是一所理工大学的物理学副教授,3 年前俩人结婚,有一个可爱的女孩。为了进一步深造,取得更好的成就,丈夫经过努力,考取了博士研究生,到北京上学去了。

丈夫走后,吴英为了工作,将女儿送进托儿所,每周接 1 次。平时就吴英 1 个人在家,没事的时候就会感到寂寞。半年后,一位中学同学闯进了吴英的生活。

不久,吴英出现停经,她知道这意味着自己怀孕了。吴英心里很清楚,这事如果让丈夫知道,丈夫肯定会闹离婚。公司同事知道了,即使当面不说,背地里也会议论自己,毁坏自己的名声,经过一番思考,吴英决定避开人们的视线,悄悄到一家私人诊所做人流。

做过人流的第 3 天,吴英感到腹痛加重,剧烈难忍,持续 1 天没有任何减轻。她感到事情严重,就叫来同事,强忍着坐车到医院诊治。途中吴英两次神志不清,面色苍白,到医院时已发生休克,测不到血压。妇产科医生检查后,诊断为宫外孕,急诊做了手术,才挽救了吴英的生命。

正常情况下,怀孕在子宫腔内,子宫肌壁随着胎儿的逐渐长大,慢慢拉长、变大,直至足月分娩。顾名思义,宫外孕就是怀孕在子宫以外的地方,一般以输卵管部位较多,称为输卵管妊娠。输卵管细如粉丝,管壁只有很薄的一层肌肉,当妊娠发生在输卵管时,孕卵不断长大,并侵蚀管壁,管壁的张力不能承受时就会破裂进入腹腔。一有破口,必然撑破血管,发生内出血,血流刺激腹腔,病人感到突然的刀绞样或是撕裂样疼痛,以后又变为持续性疼痛。随着内出血增多,病人出现晕厥、休克,如不及时抢救,病人就会有生命危险。

宫外孕多是由于炎症所致,盆腔炎时输卵管充血、肿胀或扭曲,当精子和卵子结合成受精卵后,应该在 3 天内移行到子宫腔内着床。在这条通路上,受精卵如果受到阻挡,不能按时到达子宫腔内,就地停留于输卵管内,就会发生宫外孕。

在宫外孕早期,由于症状多不典型,除停经或伴有早孕反应外,大部分患者仅有轻度下腹痛及少量阴道流血,如不注意鉴别易误诊为早孕或先兆流产。吴英发生宫外孕后如果到医院进行检查,很快就会明确诊断,但她害怕别人知道,在私人诊所未经任何检查就做人流,实在不应该。

已婚女性,平时月经正常,当月经过期不来时,应做尿妊娠试验,阳性可确诊为早孕,进一步做彩超检查可确定是宫内孕还是宫外孕。若为宫外孕可根据情况采取相应治疗。专家们指出,凡是月经过期的已婚女性,伴有一侧下腹胀痛、少量阴道流血,特别是有不孕史、上环、剖宫产史等高危因素者,人流术后应严密观察病情,尤其是在术后 24~72 小时内出现剧烈腹痛,应想到宫外孕的可能,立即进行检查,切忌被人流造成的假象所迷惑。

(《医药与保健》1999 年 7 期)

生活有序可防卵巢早衰

“中国女性性调查”显示,40 岁以上的女性有 57％的人经常感到阴道干涩,润滑缺乏。究其原因,是卵巢功能过早衰退,雌激素分泌减少直至消失所致。临床发现,现代都市女性中卵巢早衰越来越多,其原因多与一些不良生活习惯有关。因此,预防卵巢早衰还是要从日常生活做起。

不可频繁做人流 怀孕时女性体内的雌激素、孕激素水平升高,人流手术人为的中断妊娠,使体内雌激素、孕激素水平急剧下降,造成下丘脑—垂体—卵巢轴调节紊乱,可导致月经不调,甚至闭经,造成卵巢早衰。

保持良好情绪 不良情绪会使人体内的免疫活性物质分泌减少,强烈的情绪波动或精神刺激会改变中枢神经系统,造成月经失调,进而影响卵巢甚至导致早衰。除此以外,经常出差、环境改变、情绪紧张等也可以造成月经失调。

戒烟 烟中的尼古丁、镉和多环芳烃类物质可使女性卵巢受到毒害,使成熟的卵母细胞减少;同时对卵巢雌激素合成过程中的芳香化酶有特异性抑制作用,使雌激素生成减少,进而引起月经紊乱甚至闭经,进一步发展为卵巢早衰。

不要长期熬夜　作息要规律,最好晚上 11 点前睡觉,因为有些和生殖相关的激素只在晚上 10 点～早上 6 点之间分泌。研究发现,许多卵巢早衰者长期睡眠不足,因加班、聚会、泡吧、上网通宵达旦或昼夜颠倒,不知不觉中透支了自己的健康。

不可频繁服用紧急避孕药　孕激素对雌激素具有拮抗作用,若长期大剂量补充孕激素,会导致雌激素水平下降,对下丘脑和垂体的抑制作用解除,引起 FSH、LH 升高,导致卵巢早衰。避孕药的主要成分是左炔诺孕酮,在排卵期服药,能使子宫内膜发育出现不利于受精卵着床的改变;在排卵前服药可以延迟排卵;黄体期服药,可以影响黄体功能,不利于妊娠。紧急避孕药相当于常规避孕药的 10 倍剂量,长期服用,势必会影响卵巢功能。因此,紧急避孕药只能在避孕措施失败后临时补救。

减肥应适当　过度减肥会导致体内脂肪急剧降低,脂肪比率过低时会影响体内雌激素水平。合成雌激素的主要原料为脂肪,体内脂肪不足,导致雌激素合成不足,雌激素减少又会引起月经紊乱,甚至闭经,而非正常闭经又会抑制卵巢的排卵功能,造成卵巢功能早衰。

增加雌激素食物的摄入　卵巢功能减退者可以适当补充一些含雌激素的食物,如鸡蛋黄和豆浆雌激素含量比较高,是营养卵巢的经济食品。但是不建议卵巢功能正常的女性多吃,因为摄入含雌激素高的食物会导致乳腺增生等妇科疾病。另外,月经期间,经血会带走身体中大量铁元素,而铁能为卵子提供充足养分,应多吃菠菜、动物内脏等食品,能让卵巢更健康。

规律愉悦性生活　规律的性爱是保持卵巢等生殖器官健康的最佳"增效剂",也是女性最佳的"美容剂"。所以,女性也要有规律的、愉悦的性生活。

总之,改变不良的生活习惯,是预防卵巢早衰的重要措施。

(《家庭医学》2017 年 2 期上)

"卵巢保养"缺乏科学依据

时下众多美容院大肆宣传的"营造浪漫气氛,激发兴奋,刺激女性荷尔蒙分泌,令您光彩夺目、优雅动人,还能增进生殖器官健康、提高性生活质量、预防妇科疾病……"等神奇功效的"卵巢保养",到底有没有科学依据呢?

卵巢是不可能进行保养的。卵巢是女性最重要的生殖器官,也是主要的生殖内分泌腺,卵巢除了自身的分泌调节以外,主要控制来自脑垂体,脑垂体直接决定它的排卵是否正常。脑垂体受下丘脑控制,下丘脑又受大脑皮层控制,而大脑皮层主要由人的心情来控制。而且雌激素的合成并不是卵巢一个器官的功劳,而是靠一个综合系统,医学上称为"内分泌轴"——共同完成的。换言之,下丘脑、脑垂体与卵巢三者必须同心协力,步调一致,形成一个完整而协调的神经内分泌系统,方有足量的雌激素从卵巢释放出来。如此纷繁奇妙的生理过程,岂止是仅仅单纯保养一个器官就能解决得了?

另外,卵巢离肚皮很远,用手无法隔着肚皮触及,也不可能促进它的循环。加热与否对卵巢不起任何作用。相反,过高的温度会导致排卵紊乱。严格来讲,美容院是不应该随意对内脏器官穴位进行按摩的,在重要器官上施压,有可能造成排卵期卵泡破裂。此外,腹内其他众多的器官都有可能受到损伤。所以,不具备医学知识的按摩是非常危险的。经过正规训练的按摩对身体能起到放松的作用,但对内脏起的保养作用却是微乎其微的,并且这需要相当长的时间才能体现出来,比如两年。

女性的卵巢寿命大概在 35 年左右,30 岁左右的女性正处于雌性激素分泌最旺盛的时期,基本不需要通过药物刺激。但现代生活节奏加快,生活工作压力大,职业女性出现早衰情况也不少见。女性接近更年期时,卵巢功能会下降,不同的人会有个体差异,有人衰退得快,有人衰退得慢。虽然西医对卵巢功能衰退有替代疗法,但目前争议很大。在肚皮上按摩精油肯定是皮肤吸收而非卵巢吸收,这种精油的成分能否起到促进卵巢雌激素的分泌还说不准,因此,美容院所说的这种保养、护理是缺乏理论根据的,顶多是商家一种概念上的炒作。

(《医药卫生报》2008 年 12 月 4 日)

她为什么会性交疼痛

刘敏今年 37 岁,是一个 12 岁孩子的妈妈,有一个当工程师的丈夫,一家三口生活得很幸福。可是,近半年来,刘敏有一个难以说出口的苦衷,给家庭生活带来不和谐,在丈夫的催促下,她走进了市妇产科医院。

原来,这半年来,刘敏的月经不正常,经期延长,经量增多,性生活时有性交疼痛,尤以月经来潮前更为明显,自觉下腹部有一包块。

经大夫检查,确诊为子宫内膜异位症,先进行了药物治疗,效果不佳,手术治疗后缓解。

刘敏出院后,她的同学大夫问她:"你的病你知道是怎么得的吗?"

"我正想问你呢？"

"自从生孩子后，你采取的避孕措施是上环，你告诉我 1 年前你怀孕了，这是因为环脱落了，怀孕后你做了人流，之后你未采取避孕措施，8 个月前你又怀孕做人流，而人流使你患上了子宫内膜异位症。"大夫根据刘敏提供的情况做了说明。

原来，人工流产还会引起子宫内膜异位症，许多人并不清楚。

子宫内膜异位症是妇科常见疾病，近年来此病有增多趋势。专家们指出，子宫内膜异位症患者的增加，与人工流产的增加有密切关系。如有人报告在128 例子宫内膜异位症中，65 例曾有人工流产史；还有人调查 44 例子宫内膜异位症中有 28 例有过人工流产或刮宫手术史，术前距子宫内膜异位症发病时间最短为半年，最长为 7 年；还有人报告 200 例人工流产术后 8 例发生子宫内膜异位症。

人流吸宫时，宫腔内压力突然改变，蜕膜碎片随宫腔血流倒流入腹腔，造成宫内膜异位种植，发生子宫内膜异位症；甚至由于人工流产致子宫穿孔，进入腹腔的血液，导致子宫内膜异位症。

子宫内膜异位症的主要症状有：月经不调，经量增多与经期延长，痛经、不孕症，即使妊娠也易发生流产、宫外孕等，自觉下腹包块，性交疼痛，尤以月经来潮前更为明显，这是由于病灶充血、水肿所致。还有的出现消化道症状如腹痛、腹泻、便秘、血便等。

子宫内膜异位症是良性机能性器质病变，若不治疗，其变化难以逆转，因而有人称之为良性肿瘤。由于本病特异症状较少，易与子宫肌瘤、卵巢囊肿等病混淆，造成误诊。因此，人工流产后的妇女出现上述症状，应高度警惕子宫内膜异位症，到医院检查，确诊后根据情况进行手术或药物治疗。

最后还要补充一句，人工流产只是避孕失败的补救措施，要慎重对待，尽量避免，决不应该认为做 1 次或几次人工流产没啥，对身体不会有大的损害，否则，只能自找苦吃。

（《大家健康》1991 年 1 期）

分清恼人的五种妇科腹痛

人在一生中几乎都会经历过腹痛，许多女性更会因妇科方面的问题而出现腹痛。不同的部位、不同症状的疼痛预示着不同的疾患，女性朋友要擦亮眼睛，仔细分辨。

两次月经间：排卵性腹痛

少女或育龄妇女两次月经之间，即相当于排卵的时候，发生腹痛，一两天后则会自行停止。妇科将这种腹痛称为"排卵性腹痛"或"排卵期腹痛"。这是因为自月经来潮后，卵巢便每月有一个成熟的卵子排出。卵子突破卵巢被膜，经腹腔进入输卵管。当卵子突破卵巢被膜时，卵巢就会发生纤维组织的破裂，偶尔也会使小的血管和神经受损。一般情况下，由于裂口较小（约1毫米左右），故不致出现明显症状，大多数妇女会在不知不觉中完成这一生理过程。但是，有排卵性腹痛的少数妇女，其腹痛的发生，多是因为卵巢裂口稍大，出血量较一般人多所致。

一般情况下，不需要处理，自觉疼痛严重者可在医生指导下服用止痛药。

月经期前后：痛经

痛经是月经期和月经期前后出现的周期性下腹痛，常发生在月经前和月经期，偶尔发生在月经期后数日内。下腹痛呈痉挛痛和胀痛，可放射至腰骶部、大腿内侧及肛门周围。可伴有面色苍白、恶心、呕吐、全身或下腹部畏寒、大便频数，剧痛时可发生虚脱。痛经程度依赖主观感觉，无客观标准。有一半的妇女都有痛经，但多数是原发性的，原发性就是查不出任何病因，是生理现象。继发性痛经指的是由某些疾病引发的痛经，如子宫内膜异位症、盆腔炎等。

对于痛经，先要减轻经前紧张和经期紧张情绪，因为紧张的情绪会引起前列腺素的产生，加重疼痛的感觉，要避免寒冷刺激，喝些热的红糖水、热牛奶；因为热饮有舒张血管、对抗前列腺素的收缩血管作用，也可用热水袋温敷腹部或按摩腹部。疼痛严重者可服用前列腺素合成酶抑制剂、解痉镇痛剂等。

突然刺痛：卵巢囊肿

卵巢囊肿属广义上的卵巢肿瘤的一种，各种年龄均可患病，以20～50岁的女性最为多见。卵巢肿瘤是女性生殖器常见肿瘤，有各种不同的性质和形态，即：单一型或混合型，一侧性或双侧性，囊性或实质性，良性或恶性，其中以囊性多见，恶性变的程度很高。

如果身体右侧突然刺痛，就像被钉子戳了似的，且伴有恶心、呕吐和发烧，很可能是卵巢囊肿蒂扭转或破裂。此时腹部还会有明显压痛和肌肉紧张感，需要马上到医院接受治疗。生育年龄的女性如果发现直径小于5厘米的卵巢囊肿，彩超提示完全是液性，可以随访3个月，再选择月经干净后立即复查彩超。如伴有痛经、不孕等情况，医生诊断为巧克力囊肿者，则需根据情况采用药物治疗或手术治疗。

劳累后加重：慢性盆腔炎

盆腔炎有急性和慢性之分，以及一般性化脓菌感染和结核杆菌感染两大类。通常所说的盆腔炎多指一般性化脓菌感染引起的炎症。慢性盆腔炎多因急性炎症治疗不彻底，或患者体质较弱，病情迁延所致。慢性盆腔炎引起的下腹痛一般在劳累、性生活后及月经前后加重，有些人会感到疲乏、失眠，需要进行检查及治疗。

盆腔炎患者要注意个人生殖卫生，避孕，尽量避免宫腔操作；饮食清淡，忌辛辣、生冷食物；注意腰腹部和手脚保暖，治疗期间避免性生活；保持心情舒畅，劳逸适度。

小腹坠痛：节育环嵌顿

绝经后，女性宫颈、宫体逐渐萎缩，而节育环的大小不变，就会卡在子宫里，甚至出现异位，伴有腰痛、腹痛、小腹下坠或不规则流血等。这被称为节育环嵌顿，绝经时间越长，节育环嵌顿的概率越高，取出困难也就越大。

不锈钢金属环可放 15～20 年，硅胶、塑料或其他类型的节育环可放置 5～7 年。放环后，有明显不适症状者，需要取环或更换，或者计划怀孕时可以把环取出。绝经后的女性停止排卵，也就不必再避孕了，可以取环。一般在绝经后 6 个月至 3 年时取环。过早取环，由于绝经不稳定，可能再怀孕；太迟了，子宫萎缩，则会给取环带来困难。

（《家庭百事通》2015 年 10 期）

孕期呕吐腹痛要小心糖尿病

七八年前的一天，我正在上班，突然来了一位恶心、呕吐的病人，我一看就认识，这是一位业余女歌手。平时好好的身体，3 个月不见怎么有病了，是胃肠炎吗？

原来，这位女歌手几个月前刚结婚，已经怀孕。我看她不像是妊娠反应，因为她的情况太重了。我就是给她做了化验，结果是糖尿病合并酮症酸中毒，经过抢救才脱离危险。

有些孕妇患了糖尿病，由于没有症状或者症状轻微，没有引起重视，也有些在孕前没有糖尿病，但是身体已经出现了异常，怀孕后由于身体内分泌的变化，发生糖尿病就在所难免了，而且突然发生的也多是 1 型糖尿病。

妊娠期糖尿病的发生主要是因为随着胎儿的生长发育,对母体的物质需求日渐增多,母体发生一系列生理变化,其中糖代谢的变化较为突出。另外,胎盘分泌的多种激素对胰岛素产生抵抗作用,使糖代谢发生紊乱,体内葡萄糖不能很好地利用,出现血糖升高和尿糖。可见,妊娠期糖尿病的发生主要是因为孕期物质代谢和激素水平变化引起,不一定有糖尿病家族史。另外,妊娠糖尿病的增加与孕妇的饮食结构有很大关系,营养过剩,高糖、高脂肪、高蛋白质食物摄取得多,容易导致糖代谢受损。高龄孕妇增加,都是妊娠糖尿病增加的客观原因。

暴发型 1 型糖尿病,是一种临床上较为少见且死亡率很高、发病极其凶险的疾病,会有恶心、呕吐等诸多类似妊娠反应的症状,很容易被孕妇忽略掉。

因此,怀孕后应当定期进行体检,对血糖的筛查不能轻视。孕期糖尿病的常规筛查时间一般在妊娠 24～28 周。对年龄大于 30 岁、肥胖、糖尿病家族史、具有多饮、多食、多尿者以及早孕期空腹尿糖反复阳性等糖尿病高危症状者,在首次孕期检查要进行血糖筛查,以便及早诊断出孕前漏诊的糖尿病患者。

(《健康周报》2015 年 9 月 1 日)

宫颈糜烂　没有想象中那么可怕

宫颈糜烂是个常见症状,至少有半数以上的成年女性受到过宫颈糜烂的折磨,这种折磨往往不是疾病本身引起的痛苦,绝大多数是心理上的压力和焦虑,不仅糜烂两字听了叫人害怕,而宫颈糜烂引起的"后果"更可怕,如网络上许多文章写道宫颈糜烂不及时治疗或者治疗不彻底,会造成慢性盆腔炎、息肉、裂伤、外翻及囊肿,严重的还引起不孕症,尤其是引起宫颈癌。结果导致宫颈糜烂治疗过度。

宫颈糜烂本质上是雌激素水平高引起的鳞柱交界上皮外移,生育期雌激素水平高,表现为宫颈糜烂,绝经后雌激素水平下降宫颈也会变得光滑,为生理性改变。2008 年,本科教材第 7 版《妇产科学》取消宫颈糜烂病名,以"宫颈柱状上皮异位"取代,这也可以说宫颈糜烂这个病名相应地不存在了。

宫颈柱状上皮异位属正常生理现象,没有特殊的临床表现。有些人可能会有接触性出血,但只是宫颈的个体差异,就像有些人嚼点硬东西,牙齿或者口腔就会出点血。如果有白带增多、发黄,有异味时,则是宫颈炎症的表现。

宫颈糜烂引起重视主要与很多人认为宫颈糜烂与宫颈癌有关,再加上少数医生因为利益驱使大势吹嘘误导所致,使心理压力加大,变成"心病",甚至重度糜烂后几年都不同房,四处求医。实际上宫颈癌跟宫颈糜烂没多大关系,看上去糜烂得很厉害的宫颈多数无宫颈癌,而光滑宫颈或表面有几个小红点的反而很多为宫颈癌或癌前病变。因为宫颈癌的发生与人乳头状瘤病毒(HPV)感染有关,有些高危型 HPV 感染患者,在宫颈鳞柱交界区持续感染时,容易发生癌前病变和宫颈癌。

由于对宫颈糜烂认识上的不同,对宫颈糜烂的治疗存在观念差异,国外医生对无临床症状者,不做任何治疗,仅做细胞学筛查(TCT)和 HPV 检测(如果条件许可),若细胞学异常,根据细胞学结果进行相应处理。必要时做阴道镜和病理学检查,如果存在宫颈癌前病变按癌前病变治疗,如果没有异常,根据 HPV 和 TCT 的结果决定下次随访的时间。

不管有无宫颈糜烂,建议 TCT 每年做 1 次,就可早期筛查出宫颈癌或癌前病变;如同时做 HPV 检测阴性,每 3 年做 1 次 TCT 就够了。如果担心有漏诊情况出现,建议每年做 TCT,如中间有性生活后出血或接触性出血,增加检查次数。

未生育女性宫颈糜烂一般不建议治疗,严重者也可用药物治疗。物理治疗如过度可影响宫颈的弹性和硬度,可能在分娩中易造成宫颈裂伤,所以不主张采用。生育后宫颈糜烂如糜烂严重有白带过多或经常性交后出血可做激光、微波或冷冻治疗。有合并阴道炎或者沙眼衣原体等感染者积极治疗,一般经过控制局部感染后症状可以明显好转。治疗前应先排除宫颈癌,以免将早期癌误诊为炎症而延误治疗。

(《健康周报》2015 年 9 月 8 日)

生殖器结核与不孕症

生殖器结核是由于结核杆菌感染引起的生殖器炎症,多由身体其他部位如肺结核、肠结核、肾结核血行播散而来,原发病灶最多见于肺和肾,男女均可发病;女性多见于 20～40 岁的妇女,结核杆菌侵及卵巢,沿输卵管下行,侵犯子宫内膜、子宫颈等部位,分别产生卵巢结核、输卵管结核、子宫内膜及子宫颈结核,在这些部位形成囊肿、坏死、粘连。在男性,结核杆菌侵犯前列腺、精囊、附睾、输精管形成干酪样坏死、纤维化、输精管道堵塞等。

生殖器结核多具有结核病人的共同症状,如发热、盗汗、体重减轻等。女性还可出现月经失调、闭经、下腹痛等症状,是女性原发性不孕症的主要病因之一。结核杆菌侵入输卵管,使输卵管黏膜破损、粘连、管腔阻塞,输卵管蠕动功能减退或丧失,造成卵子和精子运行障碍,不能顺利结合;同时输卵管黏膜碳酸杆酶含量明显下降,输卵管腔液中碳酸氢盐的浓度降低,受精环境改变,导致不孕。子宫内膜结核使正常的子宫膜遭到破坏,宫腔粘连以及疤痕组织形成,严重影响孕卵着床,同时还使得子宫正常的前倾前屈位置改变而导致不孕。

生殖器官结核有一半以上累及子宫内膜,且内膜组织容易获得。因此,内膜的病理检查以及宫腔分泌物的细菌培养与动物接种均为确诊生殖器结核的方法。月经前 2～3 天内或月经来潮 12 小时内施行最为适宜。病理检查结果阴性还不能排除结核的可能性。临床可疑者应间隔 2～3 月重复诊刮,如经 3 次检查均为阴性,可认为无子宫内膜结核或已治愈。

男性患生殖器结核,可出现血性精液,精子质量下降,精子数量减少或无精子,以及性机能障碍,而导致不孕。

生殖器结核的防治,首先在于预防肺结核、肠结核、肾结核等,平时要锻炼身体,增强体质,加强营养。如果患了生殖器结核,应当和治疗其他部位的结核病一样,早期用药、联合用药、规律、全程用药。结核病的痊愈是慢性过程,不能半途而废。首选药物有链霉素、异烟肼、对氨基水杨酸钠;二线药物有乙胺乙醇、利福平等。应用时,要遵医嘱,一般选用毒性低、副作用小、使用方便、杀菌或抑菌作用较强的药物。

(《家庭医学》1987 年 9 月总 13 期)

吃素食过多易致不孕

随着健康观念的不断调整,素食日益受到消费者的欢迎。尤其是体形稍胖的女性,甚至把吃素当成了习惯,希望借此达到减肥目的。但是,育龄女性经常食素,会对体内激素分泌造成破坏性影响,严重者甚至可能导致不育。

以素食为主,确能起到保健作用,举例来说,纤维素是人体必不可少的食物成分,它能增强胃肠功能,促进食物消化吸收,还能使粪便膨胀软化,促进肠蠕动,排便通畅。纤维素食物还有抑癌作用。医学家告诫,如排便不畅,粪便在肠内长期滞留,会使次级胆汁酸和其他致癌物质接触肠壁的机会增多,致使癌症发生率增高,纤维素通过限制某些肠道细菌的增长而使次级胆汁酸降低。所以,纤维素是最方便、最有效、最廉价的抑癌食物。

德国慕尼黑马斯保兰学院的卡儿宝克教授将参加试验的健康少女分成两组,其中一组除了进食少量乳酪和牛奶外,其他食物全部是素食;而另外一组则进食正常食物。在为期6周的减肥计划结束后,研究者发现,吃素食减肥女性中,有78%的人出现了停止排卵的生理现象,而且几乎全组人的月经周期都比正常时间短。但是在正常饮食的一组中,67%的女性排卵正常,月经周期也没有明显变化。

卡儿宝克教授分析认为,两组试验者的体重都下降了同等幅度,并且她们的运动量都一样的条件下,素食一组女性之所以出现排卵停止,与她们进食的食物中所含蛋白质过少,从而导致激素分泌失常,月经周期紊乱有关。这样她推论出,素食会导致生殖机能异常,甚至严重影响生殖能力。

因此,素食应因人而异,对于处于生育期的女性来说,如果还没有生育,就暂不要多吃素食。

(《大众卫生报》2009年5月5日)

女性当防更年期提前

有不少人认为,更年期就是指绝经期,其实这是含义完全不同的两个医学概念。更年期是指妇女从性腺功能衰退开始至完全丧失为止的一个转变时期。而绝经则仅仅是指月经停止。也就是说,虽然绝经是更年期的明确标志,但它只是更年期中的一个里程碑,并不包括更年期的全部过程。据调查,一般人在绝经前2~4年性腺功能开始衰退,不同的人长短不一,称为绝经前期。绝经之后性腺功能更为低下,但不一定立即完全消失,一般也要经历2~3年,也有的长达6~8年,甚至更长。所以更年期是绝经前期、绝经和绝经后期的总和,短至2~3年,长则10~20年。

在30~40岁白领女性中,27%存在着不同程度的更年期现象。她们大多35岁左右,生活较富裕,对生活要求较高。这些女性常常自诉身心疲惫、体重攀升或锐减、烦躁失眠、皮肤干燥、发色枯黄、月经紊乱、性腺激素变化等症状,有时候还会厌倦工作。这些都是更年期症状,只不过是在这个年龄群中提前出现罢了,医学上称之为隐性更年期现象。而且知识层次越高、性格越内向、生活条件越优裕的女性,更年期往往开始得越早,症状也越明显。

隐性更年期出现在真正更年期以前,以自主神经系统功能紊乱为主。所谓自主神经,既有中枢的,又有周围的,布满人体全身,其最大的特点就是不受意志支配，如人的心跳之快慢、血压的上下波动、体温的高低等，都不受人意志的控制而自主调节。这种调节由自主神经中枢控制，该神经中枢会受到内外环境的影响而发生指挥失调。在隐性更年期内，内环境的变化主要是指卵巢功能下降，激素分泌水平降低或突然消失，外环境变化则涉及工作、生活、学习、家庭等一系列问题。

受内外环境的影响，这一年龄段的女性会表现出各种症状，如皮肤失水起皱、乳房下垂、体型趋胖。这些现象会导致她们心理焦虑。一些女性会在公众场合突然颜面潮红，随即全身出汗，有的会感到胸闷、心跳快，怀疑自己得了心脏病，也有的因消化道功能失调导致腹泻或便秘症状出现而加重了紧张情绪。

出现上述情况，首先要到医院进行内分泌检测。职业女性从 35 岁起，就应该注意体内性激素的平衡，预防更年期症状。对于提前出现更年期症状的女性，要从以下诸方面注意。

保持稳定、乐观的情绪　稳定、乐观的情绪是本病得以恢复的重要条件。情绪不稳，易激惹、焦虑及抑郁的患者，应保持乐观、豁达的性情，平时要注意培养自己的业余爱好，如养花、养鸟、养鱼、书法、绘画、编织，这不仅能够转移对病症的注意力，而且可以"静"的习惯克服"躁"的不良情绪。

积极参加体育活动　参加体育活动，不仅能增强体质，控制体重，而且可以改善呼吸功能，吸入氧量增加，使人体供氧充足，进而使人精神饱满，头脑清楚，记忆力增强。反复的肌肉活动，可使神经系统兴奋和抑制的调节能力更为完善，从而使大脑皮质功能得到调节，对失眠、精神抑郁等也有良好的治疗作用。运动还可以促进钙在骨骼中的沉积，防止因雌激素降低引起的骨质疏松症，但要注意活动量及活动强度，同时避免在活动中摔倒，以防骨折。

合理安排饮食　适当控制进食量，少食过甜和含脂肪高的食品，以防肥胖。同时，应多食高蛋白食物，如鱼、瘦肉、豆制品、花生，多吃含钙较高的食物，如牛奶、乳制品、小鱼、虾、蟹和蛋类，以增加人体含钙量，防止出现骨质疏松症，多吃含纤维素高的水果和蔬菜，如香蕉、梨、芹菜、韭菜、白菜，以促进肠蠕动，防止便秘。

合理安排作息时间　处于更年期女性，容易疲劳，夜睡欠安，如果休息不好，生活不规律，可以加重病情。而规律的生活，使人处于一个人"稳定"的环境中，有利于逐渐适应其机体内一系列的变化。入睡前应尽量避免看有趣而使人激动的小说，但也不要因夜间睡眠欠安，而迟迟不敢入睡。对于夜间出汗、潮红、心跳的病人，睡前床头可放一杯冷开水，以备症状出现时饮用。穿衣、盖被不宜太多。平时还应注意居室安静、清洁、空气流通、温度适宜。

控制体重防止肥胖　更年期病人，由于机体生化、生理机能的改变和活动量的相对减少,很容易出现肥胖,肥胖不仅影响人体美观,妨碍身体活动,加重原有病情,而且是多种疾病的诱发因素,如高血压、冠心病、脑血管病、胆石症、脂肪肝等。因此,应注意控制进食量,一般认为比中年总热量降低 10％～15％,少食过甜、高脂肪饮食,并配合体育活动以控制体重。

规律、正常的性生活　规律、正常的性生活是顺利度过更年期的重要内容。要消除传统观念的束缚,如身体无严重疾病时,均可过正常的性生活,但不可纵欲,也不因性欲或性功能减退而忧心忡忡。

(《医药与保健》2005 年 6 期)

节食不当　招致闭经

　　爱美之心,人皆有之,处于青春期的妙龄少女,更希望自己打扮得亮丽动人。为此,不少爱美的女性首先想到的便是使自己的身材先苗条起来,为了达到这一目标,首先采用的措施就是节食减肥。由于节食不当,常会引来各种疾病,更易发生闭经。

　　月经是一种生理现象,每月 1 次的月经,约有 50～100 毫升经血流失。科学家们认为,这种周期性的特殊变化能使女性的免疫力得到增强与调节,因而在抗衰老方面优于男性,平均寿命也就超过男性。

　　正常的月经来潮,有赖于丘脑下部—脑垂体—卵巢轴的神经内分泌调节,以及子宫内膜对性激素的周期反应,其中任何一个环节发生故障都可导致闭经。闭经是指女性年满 18 岁尚未月经来潮者(原发性闭经)或不是因为妊娠、哺乳、绝经而 3 个月以上者(继发性闭经)。引起闭经的原因各种各样,因过度节食或精神性厌食而消瘦所致者不在少数。这是因为在大脑里有一个杏仁大的脑垂体,会分泌促性腺激素,促使卵巢成熟,出现排卵,随之出现有规律的月经。而促性腺激素是一种蛋白质,如果过度节食,连起码的营养标准都达不到,就必然造成营养物质尤其是蛋白质缺乏,促性腺激素分泌就会减少。科学家们曾用小动物做实验:证明小动物在长期饥饿之后,会出现脑垂体功能衰退,不能分泌大量的促性腺激素,从而使这些小动物的卵巢等生殖器官萎缩,功能减退。

　　美不是单一的,是人的综合性表现,如果要保持良好的气质,就要有一个合适的体重。所以,青年女性不可不顾及自身条件,盲目进行节食减肥,把自己弄得像豆芽一样,损害健康。如果节食不当出现闭经,就应该及时采取措施,其基本原则是:加强身体锻炼,合理安排生活和工作,避免精神紧张,消除不良刺激,保持情绪稳定,遇精神不稳定者,可酌情使用植物神经调节剂或镇静剂。更要注意合理调节饮食,增加营养,尤其要增加蛋白质和维生素的摄入,必要时还要对闭经进行药物治疗。

(《中外妇儿身心保健》1997 年 6 期)

性洁癖也可引起妇科炎症

所谓性洁癖,是指当事人明知对方的生殖器和性行为是干净卫生的,但心理上却无法控制地感到对方"脏"。性洁癖者在性生活中的种种洁癖行为,会严重影响性生活质量,能导致夫妻感情失谐或破裂。更为严重的是,性洁癖者在性生活后立即起床去里外大清洗,会使精子失去与卵子结合的机会而不孕,还会引起女性生殖器官炎症。研究发现,城市女性生殖器炎症呈现逐年上升趋势,原因之一就是不正确清洁阴部。

妇女的外阴上皮细胞中存在糖原,正常情况下,寄生有乳酸杆菌。糖原在乳酸杆菌作用下,可产生乳酸,乳酸使阴部呈现弱酸性环境(酸碱度一般为5.5)。乳酸杆菌可以起到防御病原微生物入侵的作用,成为一道抵御细菌的天然屏障。有些女性,生殖系统原本健康,却频繁使用中药外洗剂、高锰酸钾溶液等消毒剂来冲洗阴道及外阴,想以此来预防妇科疾病。实际上这种做法反而可能产生不良后果。这是因为,阴道有"自洁"作用,可在一定程度上保护女性生殖系统。如没有用药指征而自行用消毒剂冲洗阴道,就有可能破坏阴道的防御功能。另外,频繁使用中药洗剂和高锰酸钾洗外阴,会使外阴皮肤的抗病能力下降。经常使用高锰酸钾还可使皮肤油脂减少,皮肤过干,引起外阴瘙痒症。

性洁癖是一种心理障碍,要预防性洁癖的发生应该纠正对性的错误看法,对男女生殖器要有正确的认识。一旦察觉自己在亲吻、爱抚和做爱时出现厌恶、勉强或事后懊悔时,不应该只从男女感情上去找症结,还应该考虑一下自己是否患了性洁癖。如果已经确诊自己患有性洁癖,要用积极的性热情来取代,使性生活成为夫妻感情交流中的一种必不可少的措施,使性洁癖在夫妻快乐的激情中得到消除,另外,还可以请教性心理咨询专家。

(《农村百事通》2006 年 24 期)

慢性盆腔炎重在预防

盆腔炎症有急性、慢性之分,慢性盆腔炎多由急性盆腔炎治疗不彻底,病程迁延所致,也有的妇女并没有急性盆腔炎的过程,而直接表现为慢性盆腔炎。引起盆腔炎的常见原因有:

1. 产后或流产后感染　患者产后或小产后体质虚弱,宫颈口经过扩张尚未很好地关闭,此时阴道、宫颈中存在的细菌有可能上行感染盆腔;如果宫腔内尚有胎盘、胎膜残留,则感染的机会更大。

2. 妇科手术后感染　行人工流产术、放环或取环手术、输卵管通液术、输卵管造影术、子宫内膜息肉摘除术,或黏膜下子宫肌瘤摘除术时,如果消毒不严格或原有生殖系统慢性炎症,即有可能引起术后感染。也有的患者手术后不注意个人卫生,或术后不遵守医嘱,有性生活,同样可以使细菌上行感染,引起盆腔炎。

3. 月经期不注意卫生　月经期间子宫内膜剥脱,宫腔内血窦开放,并有凝血块存在,这是细菌滋生的良好条件。如果在月经期间不注意卫生,使用不合格的卫生巾或卫生纸,或有性生活,就会给细菌提供逆行感染机会,导致盆腔炎。

4. 邻近器官的炎症蔓延　最常见的是阑尾炎、腹膜炎时,由于它们与女性内生殖器官毗邻,炎症可以通过直接蔓延,引起盆腔炎症。患慢性宫颈炎时,炎症也能够通过淋巴循环,引起盆腔结缔组织炎。

慢性盆腔炎全身症状多不明显,主要表现为小腹和腰部坠胀性疼痛,有时伴肛门坠胀不适。常在劳累、性交或排便时及月经前后加重,可伴有尿频、白带量多、月经异常、痛经及不孕等。在身体抵抗力下降时,如工作繁忙、劳累还会出现急性发作。

慢性盆腔炎危害很大。慢性盆腔炎可使输卵管内层黏膜因炎症粘连,使管腔变窄或闭锁。这样,使卵子、精子或受精卵的通行发生障碍,导致不孕。严重的盆腔炎可蔓延至盆腔腹膜、子宫等组织,最终导致这些器官组织广泛粘连。

因此,预防要注意以下方面:

(1)保持会阴部清洁,每晚用清水清洗外阴,做到专人专盆,切不可用手掏洗阴道内,也不可用热水、肥皂等洗外阴;勤换内裤,不穿紧身、化纤质地内裤。

（2）避免不良性生活，在月经期、人流术后及取环等妇科手术后时，阴道会有流血现象，这时一定要禁止性生活、游泳、盆浴等，以免致病菌乘机而入，造成感染。

（3）尽量少做妇科手术人流手术、剖宫产等，在操作过程中，致病菌可能入侵，引发盆腔炎，所以要做好避孕工作，减少人工流产术的创伤。

（《大众卫生报》2007 年 3 月 27 日）

孕妇何时要尽快看医生

孕妇出现不适症状是孕妇普遍的经历，但并非每个孕妇都要经历所有的不适，而且在不同孕期所出现的症状不同，个体所感受的程度也有明显差异。当症状不严重时，可让孕妇休息，使症状得到缓解，还可以采取各种预防措施避免症状的发生。

正常情况下，凡怀孕 12 周内确诊早孕并继续妊娠者，均应进行产前初诊，并进行登记及检查。以后应从怀孕 4 个月开始，每 4 周检查一次；怀孕 28 周后，每 2 周检查一次；怀孕 36 周后，每周检查一次。以及时发现影响正常分娩的各种因素及妊娠期并发症、合并症，以便更好地为接生做好准备。如有异常发现应随时去医院检查。

1. **出血**　怀孕时有任何出血现象者必须尽快去妇产科检查。早期怀孕出血可能是流产或宫外孕的症状，也可能是与怀孕没有直接关系的其他疾病，如宫颈息肉、炎症或子宫颈癌等。怀孕中期以后则要注意是否有早产、前置胎盘、胎盘早期剥离、子宫颈闭锁不全等。

2. **腹痛**　与怀孕直接相关的腹痛，在初期怀孕以流产、宫外孕为多，中期以后则可能为早产、胎盘早剥，或是与怀孕无直接相关的阑尾炎、肠梗阻、消化性溃疡等。

3. **羊水早破**　羊膜囊是保护胎儿的一道天然屏障，它能保护胎儿免受撞击，并使胎儿与外界隔离，避免从母亲生殖道而来的细菌感染，如果在怀孕 37 周以前破水，有可能造成早产、胎儿感染、脐带脱垂，需要立即住院处理。

4. **胎动减少或消失**　一般在怀孕 20 周左右，孕妇开始感到胎动，在妈妈兴奋或吃饱饭时，胎儿也会感受到而跟着手舞足蹈，胎动减少是一个警示的信号，宝宝可能受到某些因素影响而丧失了活力。

5.**瘙痒**　瘙痒是胆汁淤积症患者出现的首发症状,多发于怀孕28～32周。瘙痒症状随孕期的增加而加重,以四肢为主,其次是腹部,夜间瘙痒尤甚。其危害主要是影响胎婴儿的安全。

6.**下肢浮肿**　妊娠后期,孕妇常有踝部及小腿下半部轻度浮肿。若浮肿明显,经休息后不消退,可能为妊娠高血压综合征、肾脏疾病及其他并发症。

(《健康导报》2006 年 6 月 26 日)

乙肝病毒携带者的生育经

乙型肝炎携带者通常是指经血液检测,血中乙肝表面抗原(HBsAg)阳性,同时出现 HBeAg 阳性、抗－HBc 阳性,俗称大三阳;或同时出现抗 HBe、抗 HBc 阳性,俗称小三阳;但是,肝功能各指标检测在正常范围。大三阳往往有较多病毒在血液中复制,有较强的传染性,小三阳往往病毒复制较少,传染性较弱。如果上述情况发生在妊娠期,就叫作妊娠期乙肝携带者。

那么,乙肝携带者可否怀孕,怀孕后有哪些注意事项呢?一般认为,乙肝携带者可以怀孕,只要在怀孕期间注意休息,加强产前检查,定期复查肝功能即可。如果夫妇肝功能检查正常,妻子可以选择怀孕。但专家指出,乙肝妈妈想生一个健康宝宝,要做好认真细致的准备。

孕前全面体检

已婚乙肝妇女应该在计划怀孕之前进行 1 次全面体检,评估一下自己的身体状态,以便选择最佳怀孕时机。

(1)如果乙肝妇女为急性乙肝,经过适当治疗和合理调养后,数月内即可获得痊愈,此时检查肝功能恢复正常,乙肝病毒抗原指标都已转阴。患者再休养一段时间,体力完全恢复,即可怀孕。

(2)慢性乙肝患者应该首先搞清自己病情的轻重程度,再决定是否怀孕。如果患者属于病毒携带者,长期随访检查肝功始终正常,彩超检查不提示肝硬化,可以考虑怀孕。如果彩超检查发现肝炎已经发展到肝硬化,伴有明显的血小板减少,脾脏功能亢进,凝血功能障碍的,最好不要怀孕。

另外,慢性乙肝患者伴有严重的肝外系统表现,如肾病、再生障碍性贫血等,最好不要怀孕。对于活动性肝炎患者经治疗后,病情稳定,肝功正常半年以上,怀孕较为安全。

孕期全程呵护

我国自 80 年代起,临床上也已应用乙肝免疫球蛋白,为乙肝母亲生育解决了后顾之忧。据临床研究,对乙肝表面抗原阳性孕妇从怀孕 20 周起多次肌注乙肝免疫球蛋白,新生儿出生时乙肝表面抗原均未检出阳性,其机理是怀孕 20 周起胎盘有主动从母体转输 IgG 抗体给胎儿的功能。所以,携带乙肝病毒的妇女如怀孕,可从怀孕 3 个月起,每月注射 1 支乙肝免疫球蛋白,可使胎儿受到有效保护。

对于已经怀孕接近临产的妇女,如果发现是乙肝病毒携带者,则新生儿在诞生 24 小时内立即注射乙肝疫苗,剂量加倍,再于 1 个月和 6 个月时作加强注射,对新生儿的保护率可达 86.65%。如果在出生后立即及生后 1 个月在注射乙肝疫苗的同时注射 1 支乙肝免疫球蛋白,则保护率可高达 97.13%。再加上母亲又从怀孕 3 个月起,每月注射乙肝免疫球蛋白,则对子女的保护效果更好。

有些人误认为如果婚检发现一方有"阳性",需要通过治疗转阴后才能结婚。其实,目前尚无特效疗法能够彻底清除乙肝病毒,所以等待转阴后才结婚的想法是极不现实的。由于对乙肝知识的缺乏,社会上的误解和广告宣传的夸张,使许多携带者及其家庭精神压力很大,甚至发生恋人分手、退婚、离婚、轻生等情况。其实,对乙肝病毒携带者来说,结婚并无限制。如果配偶表面抗体已经阳性,肝功能正常,就可结婚。如果配偶乙肝指标全阴性,可在接种乙肝疫苗 3 个月后结婚。只要体内产生了保护性抗体(即表面抗体阳性),就很难被感染。

(《医药经济报新社区》2009 年 11 月 5 日)

从日本王妃做剖宫产谈起

日本天皇次子秋筱宫王妃纪子(39 岁)2006 年 9 月 6 日在东京爱育医院接受剖宫产手术,当地时间早上 8 点 27 分产下一名男婴,这是自 1965 年秋筱宫诞生以来,日本皇室时隔 41 年诞生的首名男性成员。

自然分娩是人类繁衍后代的正常生理变化,也是女性的一种本能。身体健康、年龄适宜、正常足月妊娠的妇女,其自然分娩是瓜熟蒂落,水到渠成的事。在分娩过程中,由于子宫收缩,产妇会有腹痛甚至相当剧烈,由此带来肉体上的痛苦和精神上的紧张。但是,这些都是暂时的,也是可以承受的。

　　剖宫产虽然在减少产妇产前痛苦和增加胎儿安全分娩方面要胜于自然分娩,但其弊端也不少。首先是产妇术后恢复要比自然分娩慢得多,刀口完全愈合和身体完全恢复需要1~2个月,甚至更久一些。如果发生术中意外或术后刀口感染,则会带来更多麻烦。尤其应该明确指出的是,在一些人中间流传有剖宫产生的婴儿头脑聪明、体格健壮的说法,这是不科学和毫无根据的。相反,剖宫产新生儿的脐血中,免疫球蛋白含量比自然分娩的新生儿要低,能抗病的补体含量更低。所以,剖宫产生的新生儿更易感染疾病。从婴儿角度看剖宫产也不如自然分娩。

　　但是,若孕妇有剖宫产指征时,如骨盆畸形、臀位、前置胎盘、高龄初产妇、巨大儿等,自然分娩可能有困难,容易出现难产,这就应该听从医嘱,医生根据孕妇的具体情况,决定是否进行剖宫产。因此,必须作剖宫产时,孕妇及其家属应该主动与医生合作,愉快地接受手术。

　　由于剖宫产手术对产妇身体会有一些损伤,所以,产妇应懂得一些自我保健常识,以利早日康复。

　　(1)早期下床活动,是帮助子宫收缩、促进伤口愈合、防止肠粘连的主要环节。术后活动少,肠蠕动减弱,容易发生肠胀气和粘连。所以产妇不要静卧,术后麻醉消失恢复知觉后,要进行机体活动。24小时拔出尿管后尽早下床活动。

　　(2)注意伤口渗液及有无感染,保持伤口部位周围清洁,渗出液较多时,及时请医护人员查看,并更换敷料。痒时不要搔抓,防止伤口感染化脓。如伤口疼痛并局部发硬,用手摸有波动感,说明伤口感染化脓,应及早诊治。

　　(3)术后产妇要担负喂养婴儿的重任,更应注意饮食,遵医嘱进食。产后有乏力、纳差等现象属正常反应,应食易消化的食物。在腹胀排气前不能吃产气多的食物。排气之后,可以和一般正常产妇一样吃营养丰富的食物。

　　(4)剖宫产后抵抗力低,如不注意卫生易引起感染。产妇除照常刷牙、洗脸、洗手外,及时更换会阴垫及因出汗和乳汁弄湿了的衣服,卫生用品要经常消毒、勤换。不要过早地将伤口部位形成的痂皮揭去。在伤口折线前用温水擦洗全身,拆线后可洗澡,以淋浴为好。

　　(5)及时采取避孕措施。房事一般于产后42天、恶露完全干净后开始。初期宜用避孕套,产后3个月应去原手术医院放环。如果一旦受孕,做人工流产,会特别危险。

　　(6)剖宫产的妈妈与阴道产的孕妇不同,为了避免在复原运动中伤口疼痛或不小心扯裂,产后的复原操,最初以呼吸为主,等到伤口愈合之后,再进行较大动作的肢体伸展,并根据自己的情况而定运动的次数。

（《医药卫生报》2007年9月1日）

剖宫产无助于提高性生活质量

胎儿分娩主要是阴道自然分娩和剖宫产两种方式。这两种分娩方式哪种更好，对性生活有没有影响，这是许多人关心的。

孕妇提出剖宫产的要求，源于四种想法：一是认为剖宫产比起阴道自然分娩，产妇痛苦更少；二是认为剖宫产的小孩由于头颅未受挤压，会更聪明；三是潜意识中存在，又不好意思说出口的因素，即怕阴道分娩会导致阴道松弛，影响性生活；还有人认为剖宫产后，产妇的体形更易恢复；等等。

生活中还有一种说法更会令一些女性相信：自然分娩带来的伤口疼痛与阴道松弛，会造成夫妻间性生活不和谐，而选择剖宫产生小孩，侧切口在腹部，对阴道没有影响，所以在以后的性生活中，丈夫得到的性刺激会更强。

《生育》杂志发表文章指出，无论剖宫产还是自然生产，对性生活影响都不大。在英国，近年来剖宫产的比例不断上升，2003 年～2004 年度约有 23％的妇女接受了剖宫产手术。全世界范围内，每 10 个产妇中就有一个选择剖宫产，其中相当一部分人是出于保持自己性能力的考虑，做了这个选择。不过，世界卫生组织认为，仅有 10％～15％左右的产妇确实需要接受剖宫产。

英国布鲁内尔大学研究人员在英国调查了约 500 名初次生产的母亲，其中 50％选择了自然生产，25％是在医疗器械的帮助下自然生产的，另外 25％选择了剖宫产。研究发现，在产后 3 个月，剖宫产的女性比其他女性的性健康问题稍少，性交痛苦比正常生产的女性少。但是 6 个月以后，剖宫产和自然生产的女性在性生活中的差异明显减少。

有些人认为阴道分娩会影响阴道松紧度，影响日后的性生活质量，影响性快感的获得等等。这种担心完全是多余的，阴道是一个扩张性很强的筒状器官，完全能够在不影响日后收缩的前提下，让胎儿顺利通过。分娩后经过近 2个月的休整，阴道的弹性完全能够恢复到孕前水平。更何况当前绝大多数家庭多是只生一个，对阴道的损伤几乎可忽略不计，除非是那些分娩多次的女性，由于阴道多次反复扩张，才有可能受到影响。其实，只要身体健康壮实，平时注意锻炼身体，特别是加强会阴部肌肉的锻炼，那么即使生过几个子女也不会影响阴道的松紧度。

为了探讨分娩方式与性生活的关系，国内有人专门调查了 958 例已经生育过的妇女，其中通过阴道顺产为 643 人，剖宫产为 176 人，用助产钳助产的 99

人,记不清的 11 人。结果显示分娩后与怀孕前性生活频率和性高潮的出现,经统计学处理均无显著差异。也就是说分娩方式与性生活没有直接的影响,不会左右性生活的好坏。

专家解释说,短期内让自然生产者出现性困难的,并不是阴道松弛,而是伤口恢复。从长期发展角度来看,真正影响夫妻产后性生活的主要原因,是情绪低落以及照顾孩子带来的极度困倦。

(《大众卫生报》2007 年 5 月 29 日)

从日本太子妃患产后抑郁症谈起

2006 年 1 月 5 日出版的日本《周刊新潮》爆出惊人内幕——日本皇太子德仁和妻子,即 42 岁的雅子妃正面临离婚危机。罹患抑郁症的雅子妃日前多次在重要公开场合怠慢天皇,引发王室不满。据报道,现年 42 岁的雅子妃是日本明仁天皇长子德仁太子的妻子。自 2002 年生下女儿后,雅子妃就传闻罹患产后抑郁症,

产后抑郁症是一种具有特殊症状的心理疾病,一般认为此病与产妇在分娩后整个机体内环境的变化、包括体内多种激素水平的急剧下降有关。怀孕期间,女性雌激素和黄体酮均会急剧增长;分娩后,迅速降低并达到以前水平。因为这些内分泌的变化,70%～80%的产妇在产后数天内会出现孤独、忧伤等产后忧虑症状。一般来说,多数产妇会在症状出现的 2～3 天内自行痊愈,另有 10%左右的产妇因情绪等其他因素影响,会导致产后抑郁症状加重,出现空虚、无助、悲观等情绪,严重者甚至会想到自杀。

产后抑郁症可造成母婴连接障碍。母婴连接是指母亲和婴儿间的情绪纽带,它取决于一些因素,包括母婴间躯体接触、婴儿的行为和母亲的情绪反应性。这种情感障碍往往会对孩子造成不良影响。研究表明,母婴连接不良时母亲可能拒绝照管婴儿,并妨碍婴儿的正常生长发育。

预防产后抑郁症,可以从以下几个方面入手:

首先,家人要理解产妇,知道在产后这个阶段会出现情绪上的波动。可以通过阅读有关书籍,对产后抑郁症多些了解,做好心理准备。

其次,来自家人的关心非常重要。在产后这个阶段,产妇特别需要亲人的支持和关心,她出现情绪的波动,可能并不是对食物等物质的需求,而是要求更多的关心。所以,若产妇出现抑郁或沮丧的症状,丈夫、亲人或朋友应对她信

任、同情,给予支持,尤其丈夫的爱护和谅解至为重要,可以把波动当作是一种特别需要关心的信号和反应。当然,丈夫或家人也可以提供实际的帮助,例如:分担日常的家务和照顾孩子,让产妇有休息、放松的机会。

如果抑郁症状持续了较长时间(比如2周以上),仍然没有改善,或者变得更加严重,影响到与他人的关系、孩子的抚养,影响到正常的生活,这时,患者必须尽快寻求专科医生治疗,可能同时需要药物及心理治疗。

(《医药星期三》2006年1月25日)

孕期性生活　该过不该过

《平原晚报》2005年9月14日报道,大足县邮亭镇曾发生悲惨一幕:妻子唐某因孕期担心流产,拒绝丈夫苏某的房事要求,结果不但自己被丈夫用开水泼面烫成重伤,连其母亲也受牵连,被苏某用酒瓶砸伤。

事实上,通常情况下,孕期性生活不是被禁止的。健康而适度的性生活不仅不会对胎儿造成危害,还能增进夫妻感情。而且怀孕后不必担心避孕问题,可使夫妻生活更放松,提高两人的性感觉,更能体验到房事的快乐。害怕性生活对胎儿造成危害是没有科学根据的。由于胎儿生活在厚壁的子宫腔里,周围又是温暖的羊水,羊水可以减轻震荡和摇摆,所以不必担心胎儿会受到干扰。孕妇的子宫颈在孕期是紧闭的,而且还有许多黏液封闭着,能够防止病原菌的侵入。

怀孕后由于性激素的作用,孕妇的生殖器官血流更加丰富,血管充血而粗大,阴道变得湿润,生殖器和乳房更加敏感。如果孕妇对自己的体形很欣赏,又不用担心避孕问题,就可能会发现怀孕后性欲增强。有的孕妇由于早孕反应较重,或担心自己不再有吸引力,或过于担忧胎儿,可能会出现性欲低下。这时作为丈夫,一定不能气恼或沮丧,应该理解妻子,并多给予妻子一些感情上的支持和身体上的爱抚,千万不可因孕期性生活的减少而影响夫妻感情。

美国北卡莱罗纳州大学的研究人员近日指出:性生活不会导致婴儿早产,无论女性的年龄、民族以及受教育程度如何,其在孕期进行性生活不会导致婴儿早产。

研究人员指出,妇女在孕期与配偶进行性交说明两人之间存在亲密的关系,配偶对妇女的生产起着强大的支持作用,这种感情上的支持对于降低早产概率具有一定作用。研究显示,如果女性在孕期一直与配偶生活在一起,并且仍然坚持性生活,那么,她们生下早产婴儿的可能性更低。那些产下早产儿可能性较高的妇女之所以会面临这一风险,原因之一可能就是她们有意地避免与配偶进行性生活,这些妇女往往会以身体原因为由拒绝与配偶进行性生活,而且她们在怀孕末期的身体状况往往较差。

尽管孕期性生活没有害处,但要注意下面几点:

孕早期应适当减少性生活　怀孕后因内分泌机能发生改变、早孕反应和顾及对胚胎的影响,对性生活的要求和性反应降低。妊娠前 3 个月,一方面由于胎盘尚未发育成熟,胎盘与子宫壁的连接还不紧密,另一方面孕激素分泌不足,不能给予胚胎强有力的维护,此时性生活,可能会造成流产。

孕中期适当性生活　怀孕中期,胎盘已形成,妊娠较稳定;早孕反应也过去了,性欲增加,可以适度地过性生活。国内外的研究表明:孕期夫妻感情和睦恩爱,孕妇心情愉悦,能有效促进胎儿的生长和发育,生下来的孩子反应敏捷,语言发育而且身体健康。但性生活也不是多多益善,对性交姿势与频率要加以注意,避免对胎儿产生不良影响。

孕晚期应尽量避免性生活　孕晚期,孕妇腹部明显膨隆,体型和体重发生明显变化,身体笨重,腰背酸痛,性欲减退。子宫敏感性增加,任何外来刺激即使是轻度冲击都易于引起子宫收缩,引发早产。

专家指出,怀孕后性生活的原则一定要记住,首先不能压迫或撞击肚子,不要给子宫以直接的强烈刺激。当孕妇子宫还没有明显增大的时候,性生活可取正常位,但不要压迫孕妇的肚子。肚子越来越大以后,可采取前侧位、侧卧位或前坐位,动作不要过于激烈。孕晚期的时候,也可取后侧位。如果孕妇自己不愿性生活,绝不可勉强。性生活不仅仅是指性交本身,还包括性爱抚等。因此,在怀孕期间,夫妇双方一定要相互体谅、相互体贴,共同度过这一生中的特殊时期。

(《医药与保健》2006 年 4 期)

孕妇适量运动益处多　但要分清适应证

在今年的里约奥运会上,有一个与冠亚军无关的大新闻,说奥运会上出现一个怀孕妈妈,开始以为是射击之类的轻运动项目,仔细一看,原来是波多黎各的女排选手戴安娜·雷耶斯在出战里约奥运前遭遇车祸,结果在医院检查的时候发现自己怀孕了。虽然有 4 个月的身孕,但是戴安娜·雷耶斯依然在对阵中国女排的比赛中出场。

其实,女子怀孕后参加奥运会并非少见,2012 年伦敦奥运会上,怀孕 5 周的美国沙滩排球选手沃尔什就和搭档梅一起获得了金牌。

这就引出了一个话题,孕妇能否运动?

在中国人传统观念中,别说孕妇运动,连日常简单的家务都不让做,比如有些家庭对孕妇的关心:上下班有人接送,回到家里让孕妇歇着。为什么?一则体现到家里对孕妇的关心,做婆婆的更是如此,二则怕孕妇发生流产、早产等情况。

托马斯杰弗逊大学对 9 个随机对照研究进行汇总和数据分析,该研究共涉及 2059 名女性,研究人员将她们随机分为 2 组:实验组孕妇进行有氧运动,每周 3～4 次,每次 35～90 分钟,共持续 10 周或直至分娩。对照组孕妇不进行有氧运动。结果显示两组孕妇早产发生率无明显差异。但实验组阴道分娩的发生率更高(实验组:对照组＝73.6％:67.5％),剖宫产发生率明显降低(实验组:对照组＝17.9％:22％)。此外,研究人员发现,实验组孕妇出现妊娠期糖尿病和高血压的发病率明显降低。就新生儿而言,研究人员没有发现两组新生儿低出生体重儿数量和平均出生体重之间存在差异。

对于怀孕女性而言,运动的方式有很多种,像散步、跳简单的韵律舞、做操、游泳等一些有节奏性的有氧运动都是可以的。但有下面情况的孕妇不宜运动。

(1)患有心脏病、泌尿系统疾病的孕妇不适宜做运动。

(2)患有妊娠期高血压疾病者,由于血压不稳定,也不适宜做运动。

(3)曾经有过流产史,或是有流产先兆的孕妇不适宜做运动。

(4)前置胎盘,阴道出现了不规则出血、提前出现宫缩等现象的孕妇不适宜做运动。

(5)怀双胞胎的孕妇不适宜随意运动。

(6)轻微活动就会引发子宫收缩的孕妇不适宜做运动。

(7)正常活动时会呼吸急促、心跳加快的孕妇不适宜做运动。

（《中国妇女报》2016 年 9 月 26 日）

产后谨防血栓性静脉炎

一位产妇在剖宫产后第 5 天出现右下肢疼痛、肿胀,医生诊断为血栓性静脉炎,经用抗生素、中药治疗与局部理疗后逐渐痊愈。还有一位产妇,产后发生下肢血栓性静脉炎,却因诊断延误,治疗不及时,发展为肺栓塞,出现呼吸困难,发绀,最后抢救无效死亡。

妇女在分娩后会发生多种疾病,血栓性静脉炎是其中之一,由于这种病比较少见,又没有特殊症状,非常容易误诊,轻者延长病程,重者可危及生命。

产后发生血栓性静脉炎的主要诱因是剖宫产手术,还有妊娠高血压综合征、静脉曲张及产后感染等。而静脉内血栓的形成一般与血液淤积、血管内膜受损及血液凝固系统亢进有关;妊娠高血压综合征的病理生理变化是血管痉挛性收缩、血液浓缩、血流缓慢。静脉曲张者不但静脉血液回流缓慢,而且血液倒流、血液淤积,导致血管内皮细胞缺氧,血管内膜受损,毛细血管通透性增加、液体漏出,产生局部病变;产后感染、子宫内膜炎及子宫旁结缔组织发炎时,先感染至静脉周围,然后蔓延至静脉内膜,引起盆腔或下肢血栓性静脉炎。

产后血栓性静脉炎多发生于 20～30 岁肥胖或有静脉曲张的产妇,一般于产后 7～14 天发病。先出现下腹痛或下肢跳动性疼痛,局部皮肤发红、水肿,可触及硬条状静脉,局部有压痛,站立和行走时疼痛加重,常伴有发热;如果下腹及大腿根部出现压痛,表示下肢静脉内已有广泛的静脉血栓,严重者患侧肢体坏死,甚至发生肺栓塞,导致呼吸困难而死亡。

为了预防此病的发生,产前应注意纠正贫血,及时纠正各种疾病,预防各种感染,剖宫产手术后应及早下床活动。如果产后出现持续性低热或腹痛、下肢疼痛、肿胀,应警惕此病的发生。

治疗血栓性静脉炎,首先应积极控制感染,轻者抬高患肢,卧床休息,进行局部理疗或服清热解毒、活血化瘀中药,用如意金黄散、马齿苋等外敷;此外,可使用抗凝药等加强疗效。如果药物治疗效果不显著,要尽早手术,将血栓取出。

(《大众优生》1994 年 3 期)

胎儿会打嗝吗

提起呃逆(俗称打嗝),几乎每个人都有过体验。进食过快、吞下气体、患有胃肠道疾病以及脑血管病等,都可引起呃逆。而说到孕妇腹中的胎儿会发生呃逆,就鲜为人知了。

有时候,孕妇腹部会出现阵发性的跳动,这种跳动不同于胎动,实际上就是胎儿在呃逆。早在 1942 年,诺曼就在动物实验中首次发现胎儿有呃逆样动作,此后有人使用压力计记录到了一种阵发性基本等幅的系列低振幅波动,认为这就是胎儿呃逆运动。1983 年,我国医学专家林周璋应用实时超声仪,在生理条件下用图像显示方法记录了正常胎儿呃逆运动,并将其发表在 1984 年的《自然杂志》上。后来的研究证明,胎儿呃逆并非少见,发生率约为 66.7%,绝大多数胎儿呃逆发生的时间不规律,每天 1～5 次不等,95% 时间为 3～5 分钟,频率慢的每分钟少于 10 次,快的可达 50 次以上。

胎儿呃逆是由于胎儿的横膈肌痉挛所致,是胎儿呼吸功能发育早期的一种特殊形式的呼吸运动。胎儿发生呃逆时,孕妇腹部出现局限固定的跳动,如用手触摸就可以感知类似脉搏的搏动。由于孕妇对此不了解,长时间出现时,会使部分孕妇精神紧张,怀疑胎儿是在不断地抽搐,或以为是胎儿的心脏出问题。有些基层医院的产科医师对此也无足够认识,不能对孕妇做出解释,甚至盲目地让孕妇吸氧、用药,使孕妇精神负担进一步加重。

胎儿呃逆是正常的生理现象,出现后不必紧张,因其对母婴均无不利影响,无须特殊处理。由于胎儿呃逆在孕妇腹部的位置是胎儿胸部所在位置,孕妇还可利用这一特点自我检测胎位的变化。如果这种跳动在腹部明显上升,有可能是胎位出现异常应及时就诊。如果矫正胎位后位置明显下降,说明胎位已正,可停止矫正。

(《大众优生》1996 年 3 期)

胎教音乐不当能损新生儿听力

近十多年来,越来越多的准父母开始选择用音乐来胎教,期望对胎儿进行最早的启蒙教育。有关专家表示,妊娠期间良好的音乐胎教,对新生儿确实有许多好处,但方法不当,可能导致孩子出生后丧失听力。

音乐胎教是最好的胎教之一。孕妇在妊娠期经常听清新而愉快的乐曲,对胎儿大脑边缘系统和脑干网状结构有直接影响,从而促进大脑和感觉的发育。优美的音乐还能促使孕妇分泌出一些有益于健康的物质,有调节血液流量和使神经细胞兴奋的作用,进而改善胎盘供血状况,使血液的有益成分增多,对促进胎儿发育成长有利。音乐刺激也是对胎儿的音感训练。实验表明,受过音乐胎教的孩子有良好的音乐感,学习成绩也比没有受过音乐胎教的孩子好。

研究发现,胎儿五六个月大时,已有听觉反应。选择优美的音乐进行胎教,出生后宝宝不易哭闹,并能提升情绪智商指数。但不少孕妇进行音乐胎教时方法不当,她们直接把录音机、收音机等放在肚皮上,这是不正确的。如果让胎儿听了音频高达 4000～5000 赫兹的胎教音乐,乐声就变成了噪声,对胎儿将是恶性刺激。这是因为放在肚皮上的传声器会让声波进入母体宫腔内,由于胎儿耳蜗很稚嫩,如果受到高频声音刺激,很容易遭到不可逆性损伤。

有关专家建议,在进行音乐胎教时传声器不要直接放在孕妇肚皮上,最好离肚皮 2 厘米左右。音频应该保持在 1000 赫兹以下,噪声不要超过 85 分贝。孕妇们最好选择听一些轻柔、优美、舒缓的音乐,间断让胎儿听,这样对孕妇、对胎儿都有好处。所以,胎教音乐应具备下列条件:

(1)节奏不能太快,音量不宜太大;太快的节奏会使胎儿紧张,太大的音量会令胎儿不舒服。因此,节奏太强烈、音量太大的摇滚乐不适合作为胎教音乐。

(2)音域不宜过高;胎儿的脑部发育尚未完整,其脑神经之间的分隔不完全。因此,过高的音域会造成神经之间的刺激串连,使胎儿无法负荷,造成脑神经损伤。

(3)不要有突然的巨响,因为这样会造成胎儿受到惊吓。

(4)时间不宜过长,5～10 分钟的长度比较适合,而且要让胎儿反复聆听,才能造成适当的刺激;等到胎儿出生之后听到这些音乐就有熟悉的感觉,能够令初生婴儿有待在母体内的安全感,对于安抚婴儿情绪有相当好的功能。

(《中国中医药报》2007 年 6 月 1 日)

小儿睡觉爱出汗多数不是病

许多小儿在睡觉时经常会出汗,甚至出汗很多,这常会引起许多家长的重视,并为此产生了担忧,害怕孩子患病。其实,在大多数情况下,小儿出汗不是病态。

生理性盗汗　小儿自主神经发育不健全,在入睡时,主管汗腺的交感神经因失去大脑控制而一时兴奋,出现多汗现象,完全是正常的。再有,小儿生长发育迅速,所产生的热量及代谢产物也相对较多。同时,小儿在睡前进食可使胃肠蠕动增强,胃液分泌增多,汗腺的分泌也随之增加。这些情况都可以造成小儿在入睡后出汗较多,轻者只是头部潮湿,重者表现为睡觉时汗液在枕头上浸湿一大片。这种情况一般出现在刚刚入睡后不久,大多持续 2～3 小时以后逐渐减少或消失。小儿在入睡前喝牛奶、麦乳精或吃巧克力等也会引起出汗。如果小儿生长发育正常,白天精神饱满、活泼好动、食欲正常,这种现象大部分是属于正常生理现象,会随着年龄的增大而逐渐消失。也有些家长往往习惯于以自己的主观感觉来决定小儿的最佳环境温度,喜欢给孩子多盖被,捂得严严实实。小儿在过热的刺激下,只有通过出汗来调节体温。

对策 对于生理性盗汗,不主张药物治疗,而是调整生活规律。消除生活中的致热诱因,如:入睡前适当限制小儿活动,尤其是剧烈活动,睡前不宜吃得太饱,更不宜在睡前给予大量热食物和热饮料。睡觉时卧室温度不宜过高,更不要穿厚衣服,睡觉盖的被子要随气温变化而增减。

病理性盗汗 多见于佝偻病,以3岁以下小儿为主。主要表现为上半夜出汗,这是由于血钙偏低引起。结核病患儿的盗汗以整夜出汗为特点,患儿同时还有低热、消瘦、体重不增或下降,食欲不振、情绪改变等症状。

对策 如果怀疑小儿是病理性盗汗,首先要及时查明原因,并给予适当的治疗。其次,小儿盗汗后要及时用毛巾擦干皮肤、更换衣服、还要勤沐浴,要让小儿经常参加户外锻炼,以增强体质,提高适应能力。体质增强了盗汗亦会随之而止。

(《健康报》2014 年 8 月 16 日)

正确对待小儿厌食

厌食是小儿常见的一种杂症,主要表现为较长时间的食欲不振、食量明显减少,甚至拒食。厌食症是小儿长时间的食欲低下,以致使小儿正常的营养发育受到明显影响的症状。如小儿的营养发育状态较好,只是偶有食欲低下,则不能视为厌食症。引起本病的原因很多,如长期服用某些药物,患有十二指肠溃疡、肝炎、慢性肠炎、结核病、尿毒症、长期便秘等疾病。小儿生活不规律,气候过于炎热,家长对孩子过于严厉,特别是吃饭时对孩子进行刺激等,都可引起厌食。

在弄清厌食症的病因后,对此症的防治就比较容易,对各种急、慢性疾病引起的厌食,应在医生的指导下遵医嘱接受治疗。平时亦可在改善食谱上多下功夫,尽可能使食谱多样化,做些美味可口、容易消化的食品,以刺激小儿食欲。这里着重谈谈由不良饮食习惯和精神因素所致厌食症的防治。

有近半的厌食儿童,是因为家长溺爱放纵,缺乏正常进食心理所致。幼儿期的孩子,其饥饿与进食的关系,不再像婴儿期那样一饿就要吃,呈必然因果联系。当他们的情绪还集中在某件事上时,如玩游戏趣味盎然时,为失去玩具而生气等等,是不会因为开饭时间到了而主动进食的。长此下去就会出现严重厌食。此种情况发生之初,可顺其自然,在满足其兴趣之后再诱导进食,并指出不定时进食的危害。当然,对有不按时进餐习惯的孩子,应在餐前让他们参与择菜、抹桌子之类的事情。最好有同龄儿"竞争"和陪餐,因为模仿对矫治心理性厌食有一定效果。

现代生活节奏增快,家长忙于事业,往往使家庭进餐时间紊乱。尤其是经常性的餐距拉长,使孩子在有饥饿感时无餐可进,而饥饿感消失则又愁对餐桌上的佳肴了。每天或每餐的饭菜质量反差太大,也会使孩子出现"等待性"厌食。所以,进餐时间和膳食质量都必须有规律。另外,孩子过度游戏后的疲劳,以及睡眠不足和睡眠质量不高,也是引起周期性厌食的常见原因。因而,家长无论再忙,也应重视孩子的生活规律。

(《健康导报》2007 年 3 月 5 日)

小儿易患疱疹性口腔炎

不少小儿会出现口唇疱疹、口腔溃疡,甚至疼痛发热,这种疾病叫疱疹性口腔炎,该病多发生于 6 岁以下小儿,尤以 6 个月～2 岁婴幼儿更易罹患,这是因为婴儿在出生后半年内由母体获得抗体,以后逐渐减少,2 岁以后幼儿才能产生自身抗体。据报道,小儿疱疹性口腔炎主要由于 I 型单纯疱疹病毒所致,I 型疱疹病毒主要与呼吸道、消化道及皮肤黏膜直接感染有关。

小儿发生疱疹性口腔炎后,可有发热、流涎、拒食、颌下淋巴结肿大压痛等现象。年龄越小,全身反应越剧烈,口腔症状亦越重。本病发病较急,往往在发热后,口腔黏膜充血,继而出现斑疹,在大小不等斑疹上出现一簇或数簇小水疱,水疱很快破裂,形成小溃疡,溃疡面可覆盖有白色假膜,有时若干小溃疡融合成不规则溃疡面,溃疡多发生于舌、腭、唇、颊黏膜,患儿因口腔溃疡疼痛而拒食,唾液分泌明显增多,出现流涎。由于唾液中带有大量病毒,下唇及颏部皮肤受唾液浸渍亦可出现疱疹,本病病程一般为 10 天,当出现继发感染时病程延长。

此病的治疗可分局部治疗及全身治疗,局部可用 2.5％金霉素甘油,每 2 小时涂 1 次,重者可用 2.5％金霉素甘油 10ml 加强的松 10mg 碾碎混合均匀后外涂,也可使用抗病毒药物、退热镇痛药、胎盘球蛋白等药物治疗。中药防风、竹叶、藿香、山栀、生石膏、生甘草六味药煎服,对有明显患口燥唇干、口疮、口臭患儿有治疗作用,可使创面自行愈合。

(《家庭育儿》1995 年第 12 期)

有惊无险的屏气发作

冰冰已经 2 岁了,自生下来后,既没有患过感冒,也没有患过腹泻,身体一直很健康。但近 1 个月来却经常哭闹,啼哭时间一长就出现呼吸暂停、面色青紫、四肢抽动等症状,每次约 1～2 分钟缓解,冰冰的父母怕女儿患癫痫,就去求医,医生目睹了冰冰发病过程,进行了脑电图检查,排除了癫痫,诊断为"屏气发作"。

冰冰的父母稍稍松了口气,但屏气发作又是怎么回事呢?

屏气发作又叫呼吸暂停综合征,多发生于 2～4 岁小儿,是一种常见症状,原因与婴幼儿大脑功能和结构的发育不完善、对自主神经和情绪活动的调节能力较弱有关。婴幼儿在屏气发作之前,常有情绪因素作为诱因,如拿走了婴幼儿正在玩耍的玩具,或父母未立即满足他们的要求等等。屏气发作患儿常伴有缺铁性贫血,用铁剂治疗后,不仅贫血得到纠正,有的屏气发作也不再发生。

典型的屏气发作表现为:婴幼儿受到刺激(包括物理和情绪)出现痛苦、恐惧,发怒后突然哭叫,在过度换气之后紧接着出现呼吸暂停、口唇青紫、四肢强直,严重者可出现短暂的意识丧失、角弓反张、四肢阵挛性抽动等。屏气发作全过程的时间,轻者半分钟,重者 2～3 分钟。发作停止后全身肌肉松弛,呼吸恢复,面色也转红。呼吸恢复后,大部分患儿的意识都清楚,可正常活动,也有的出现暂时性发呆,既不哭也不说话。婴幼儿期发作较频繁,3～4 岁以后逐渐减轻,最晚的到 5 岁便停止发作。

由于父母们多数对屏气发作很陌生,出现后往往惶恐不安,没有经验的医生有时也会误诊。针对屏气发作,父母应有意识地对患儿"忽视"和"不理解",要采取解释、鼓励、劝告等方式进行诱导,帮助患儿找出其他合理表现情绪的方法。患儿屏气发作后,父母应让其平卧于床上,尽快让他安静下来,避免不良刺激。一般不需要药物治疗,如果发作频繁,可在医生指导下适量服用苯巴比妥或苯妥英钠,可起到镇静作用,少数患儿可减少发作。

(《大众优生》1995 年第 6 期)

小儿也应防精索静脉曲张

在男性的阴囊里,左右分别有一条由动脉、静脉和输精管组成的精索,这是睾丸的命脉。精索里的静脉叫精索静脉,精索静脉极易发生异常,使阴囊出现像"蚯蚓"似的静脉团,称为精索静脉曲张。在人们的印象中,精索静脉曲张只是成年男性才会患的病,其实,小儿精索静脉曲张并非少见,却没有引起足够的重视。

精索静脉曲张若不及时治疗,容易引起不育,这是因为患精索静脉曲张后,睾丸温度上升,内分泌激素水平改变、睾丸血液逆流瘀滞和代谢产物中毒等因素,使睾丸生精细胞减少,发育障碍而造成不育。

在 9～14 岁的儿童中,精索静脉曲张的发生率为 7.87％。有人对 700 名小学生进行随机体检,发现 38 例患精索静脉曲张,占 5.37％,对其中 11 例进行手术治疗,经组织病理学证实,已有 9 例睾丸发生损害。精索静脉曲张的主要表现是:患病一侧精索粗大,阴囊皮下可见隐隐发蓝的曲张静脉,用手扪摸时有柔软、蚯蚓似的盘状团块,该侧阴囊松弛、下垂,在平卧时,将阴囊托起片刻,团块可明显缩小,甚至消失,站立时又出现。这是典型的症状,小儿多数不典型,有的仅有一侧阴囊肿大,也有的无自觉症状在体检时偶然发现,还有的在患腹股沟斜疝时经体检发现。

专家们指出,发现小儿患精索静脉曲张,应当早期手术治疗,手术的目的是为了解除睾丸淤血,避免睾丸组织长期受损而导致不育。

(《祝您健康》1998 年 2 期)

小儿隐睾尽早手术

隐睾症是指婴儿出生 2 个月以后,双侧或单侧睾丸没有下降到阴囊内的一种畸形状态。隐睾症分真性隐睾和假性隐睾两神。假性隐睾是指在阴囊内摸不到睾丸,但阴囊上方或腹股沟部可摸到睾丸;真性隐睾不但在阴囊内摸不到睾丸,就是在阴囊上部或腹股沟处也摸不到睾丸,其位置过高,常位于腹腔内。

为什么会出现隐睾症呢？这要从胚胎发育说起。胚胎发育早期，睾丸位于腹膜后间隙，之后会随着胚胎发育逐渐下降。至第 3 个月时睾丸已降至髂窝内，第 4～6 个月接近腹股沟内环口，第 7 个月随腹膜鞘状突一起降至腹股沟管内，第 8～9 个月又随腹膜鞘状突一起降至阴囊内，部分婴儿也可在 1 岁内降入。睾丸未降入阴囊内就称为隐睾。

隐睾的主要病理变化是生殖细胞发育障碍，可导致生育能力下降或不育。单侧隐睾生育能力还受健侧睾丸与附睾的发育与成熟程度的影响，如附睾与睾丸附着变异，将阻碍成熟的精子向外输送而引起不育。双侧隐睾患者生育能力显著下降，如睾丸位置较高由于病理损害严重，生殖细胞发育严重障碍可致不育。但若隐睾位置较低，经适当治疗后，可望残留部分生育能力。

隐睾患者恶性变的危险较正常阴囊内睾丸大 20～48 倍，而腹腔内睾丸恶性变的危险较腹股沟睾丸大 5 倍。睾丸先天性缺陷以及睾丸处于不正常的位置、周围温度较高是隐睾发生恶性变的原因。

隐睾的治疗应包括激素治疗和手术治疗。激素治疗主要用 HCG（人绒膜促性腺激素）。使用原则是保持持久而稳定的血清 HCG 浓度以刺激睾丸间质细胞分泌足量的睾酮使睾丸下降。出生后 6 个月之内，隐睾有下降到阴囊的可能性。6 个月后，应考虑激素治疗。最佳治疗年龄在 2 岁以内。

手术是最有效的治疗方法，适用于儿童单侧隐睾、儿童双侧隐睾经绒毛膜促性腺激素治疗仍未下降者、成人隐睾等。现已证明，隐睾从 2 岁起就开始受到损害，所以，手术年龄以 1 岁最为合适。

（《健康周报》2016 年 10 月 4 日）

婴幼儿看电视可引起斜视

斜视多数始于学龄前儿童时期，它非但严重影响孩子眼睛的正常发育，更会让儿童的形象受损。

幼儿的眼球比较小，呈一种高度远视眼的状态，因此具有很强的调节力。看近物时靠调节力克服，双侧眼球向内靠近，此称辐辏。若双眼长时间视近物，两侧眼球必然产生很强的辐辏，久而久之，会使眼球向内转的肌肉特别发达，而向外转的肌肉相对变得薄弱，形成斜视。

看电视为什么会造成斜视？

大人看电视时，或抱着孩子，或把婴儿连同摇篮一起放在身边，婴幼儿在电视声响和影像吸引下，往往会侧头注视电视。有时候，大人看多久他也会看多久，而且常是同一姿势。时间一长，造成斜视。

还有一种情况，幼儿由于看电视太久，视力疲劳，为使两眼看得更清晰些，不得不使用眼内肌过度调节，或用不正常的头位姿势来缩短角膜两焦线的距离，以此增加视觉的清晰度，于是便不由自主地出现歪头姿势，其结果也会造成斜视。

斜视的危害很多

（1）从外观上讲，由于斜视影响美观，斜视儿童常被人起外号，给儿童心理发育蒙上阴影，从而造成其孤僻，自卑及反常心理。

（2）从视功能损害上讲，大部分斜视儿童斜眼的视力都比较差，易形成斜视性的弱视，即使斜视眼的视力正常，视物时也仅能用一眼注视，视野不如正常人开阔，更重要的是没有融像能力和立体视觉，使斜视患儿从事许多专业会受到限制，如：驾驶、绘图等。

（3）还有一些麻痹性斜视的患者，由于眼肌麻痹，常采用偏头、侧脸等一些特殊的头位来克服视物时的不适，医学上称"代偿头位"。如不及早矫治，会导致全身骨骼发育畸形，如：脊柱侧弯等。

预防"电视性斜视"的方法很简单，即婴儿远离电视，幼儿少看电视，关键是大人要注意，尤其是保姆，如果发觉孩子出现斜视，应及早去医院诊治。哈伯尔和威塞尔两位学者极力主张，斜视的手术治疗最好在 6 岁以前进行。如果这个关键期过后再行手术，则只能达到整容目的，而无法矫正斜视患者的视力。

当孩子出现歪头侧视和低头上视等不正常的视物姿势时，常表明幼儿有视力下降甚至斜视的可能，此时就应带孩子去医院检查，以免斜视继续发展或视力下降。一旦丧失治疗斜视的最佳时期，将会后悔终身。

（《开卷有益求医问药》2009 年 6 期）

女孩为何将牙膏当零食吃

《江南都市报》2006 年 11 月 20 日报道：年仅 8 岁的抚州女孩婷婷身体发育正常，却有着爱吃牙膏的怪癖。她爷爷说，去年 9 月，在检查作业时，发现孙女的书包里经常有一支牙膏,他感到非常诧异。不久,老师告诉吴老先生,婷婷在课堂上有吃牙膏的习惯。在吴老先生的追问下,婷婷才说出她很久以前就开始吃牙膏,想吃的时候就挤一点放到嘴巴里。为了改变她这一不良习惯,家里大人曾经教育开导过,并购买了大量的零食希望替代,但是婷婷吃牙膏的习惯还是没有改变,并且偏爱吃"草珊瑚"牌牙膏。

婷婷患的是异食癖,是指进食通常不能当作食物的东西,如有的儿童吃自己的鼻涕痂,有的吃纸、破布、树叶、毛发等。由于吞食的异物不同,造成的后果也不一样,如吞食污物可发生肠寄生虫病;大量吞食灰土、泥沙可造成铅中毒;吞食不能被机体消化的东西如头发、布头还可能造成异物团块,形成肠梗阻以致需要手术。

异食癖在儿童发育阶段中不少见,常常能发现幼儿咬玩具、咬衣襟、啃指甲、咬带子、咬书本,但极少吞食。对于 1～2 岁的婴幼儿咬食非食物性的东西不能都认为是病态。异食癖是指那种吞食非食物性的东西达到不能遏制的地步,当不让他们吞食时,他们就表现情绪忧郁,焦躁不安。

异食癖首先与心理因素有关,如较多的物质剥夺、父母分离、破裂家庭和父母对儿童的忽视等。其次与化学物质有关,锌参与了体内多种酶的合成,缺锌可引起免疫功能损伤;有人研究发现头发低锌者的反复呼吸道感染和食欲不振及异食癖的患病率高,分别占 71.61%、57.57% 和 11.47%,说明锌与反复呼吸道感染及食欲异常的关系较为密切。儿童异食癖(如吃白垩、灰粉等)可出现神经系统急性铅中毒症状。研究发现异食癖幼儿血铅平均峰浓度在 0.22×10^{-6} 左右,而未患异食癖幼儿血铅平均峰浓度在 0.12×10^{-6} 左右。异食癖幼儿血铅含量显著升高。

孩子出现异食癖应及时请医生检查,以找出病因,给予适当的治疗。同时,父母也应该给孩子更多的关心,并通过一定的方法帮助孩子克服这个毛病。一般说来,异食癖的产生与食品卫生和营养有直接关系,因此父母可以从这两方面下手进行防治。

(1)应注意个人饮食卫生。父母平时要教育孩子饭前、便后要洗手,不吃不洁的食物和瓜果,帮助孩子建立只吃洁净食物的习惯。

(2)注意合理的营养平衡膳食。除了合理搭配荤素、粗细以外,要有意识地为孩子补充一些矿物质和维生素。首先要注意铁和维生素 C 的搭配摄入,日常饮食中要多选择含铁高的食物如肝、血、鸡蛋、谷类、蔬菜、水果等;增加维生素 C 的摄入则可以帮助铁的吸收。其次,注意锌和蛋白质的摄入,平时可多选含锌高的食物如牡蛎、瘦肉、动物内脏、鱼及硬壳果类给孩子食用,并搭配能促进锌的吸收利用的蛋白质食物,比如说经发酵后的谷类、豆类等。

(《家庭医学》2007 年 6 期)

小儿吃盐多　更易患肥胖

　　盐与人的身体状况息息相关,没有盐肯定不行,食品无味、食欲下降、肢体无力。食盐过多更不行,会带来各种疾病,如高血压、骨质疏松等,尤其是高血压的增多,使心脑血管病的发病率增加。近来,研究发现,高盐饮食不仅对成年人健康有害,小儿长期吃盐过多会导致儿童期肥胖。

　　澳大利亚迪肯大学发表在《英国营养学杂志》上的一项研究显示,儿童摄入高盐饮食将增加超重或肥胖的风险,根据调查结果,发现 70% 的学龄儿童摄入食盐量超出了健康标准。

　　这项研究共对 666 所小学的 4～12 岁学生进行了调查,由于人体每天摄入的盐分主要通过尿液排出,只需分析其中的成分就能准确地测出学生的食盐摄入量。分析结果显示,每位学生平均每天摄入 6 克食盐,相当于一茶匙多的分量,普遍超过健康饮食标准规定的每天 4～5 克。研究还显示,对于学龄儿童,每额外摄入 1 克盐,出现超重或肥胖问题的可能性就增加了 23%。

　　其实,小儿吃盐过多不仅引起肥胖,摄盐过多还会抑制口腔黏膜上皮细胞的繁殖,减少唾液分泌,削弱口腔对细菌、病毒的防御功能,还会影响对锌、钙的吸收,易导致缺锌、缺钙,影响智力和体格发育,甚至会造成孩子免疫力下降,引发各种疾病。美国一医学组织曾做过调查,发现 10～13 岁儿童中有 11% 患高血压。而这些孩子在婴儿时代绝大多数经常食用过咸的食物。过咸食物导致血压增高,还会加重心脏负担,引起水肿和充血性心力衰竭。

　　因此,小儿的饮食也要以清淡为宜,对于 1 岁以内的婴儿食品不要再额外加盐,因为天然食品中存在的盐已能满足宝宝需要,1 岁以后可以适当食用加碘盐,炒菜或做汤时,待快熟或出锅时再放盐,效果更好。对于 1～3 岁的小儿,每天做菜时也要尽可能地少放盐。一般 1～6 岁的幼童每天食盐不应超过 2 克。超市里的成品,如面包、奶酪、火腿和香肠,往往含有更多的盐,一定不要多吃。

(《大众卫生报》2016 年 8 月 2 日)

12 岁是矫正牙齿的最佳年龄

由于饮食结构发生变化,现在的孩子们容易出现牙齿排列不齐,除了遗传、胚胎时期母亲受疾病影响或营养不良等先天因素之外,后天的不良习惯也是罪魁之一。如今,孩子的营养越来越好,牙胚发育比以前早,往往是恒牙都长出来了,乳牙却还没掉,新的牙齿没地方去,只能挤着长,自然很难齐整。

牙齿的问题不仅引起疼痛,有的还会直接影响颌骨的发育,造成错位,使咀嚼功能不正常,严重的还会让外表发生改变。孩子不懂事,通常会乱起外号,使被取笑的孩子心灵受创伤,可能会引发性格的改变。

儿童的口腔正畸宜早不宜迟。因为处于生长发育期的儿童对外力刺激的生物反应性好,骨头改建速度快,可塑性高,细胞代谢旺盛,长大后就不会出现"地包天""小下颌"等情况,同时还能防止牙龈萎缩、流血、牙齿松动、牙齿早失等口腔疾病的发生。

选择 12 岁左右矫正牙齿,是因为这时期孩子整个牙弓基本发育完全,乳牙基本替换完成,恒牙基本长全,恒牙牙根逐渐发育完成,上下牙齿间的咬合关系也调整完成,牙医可对错颌畸形的类型做出明确诊断,并采取合适的矫治方法。

同时 12 岁的儿童对外力刺激的生物反应性好,骨骼改建速度快,可塑性高,组织代谢旺盛,治疗周期短效果好,矫治完成后也容易保持效果。

矫正通常需要 1 年到 1 年半的时间,矫正期间除了每月坚持检查,由医生调整牙箍的拉力外,还要注意口腔卫生,饭后一定要刷牙,彻底清洁,避免口腔溃疡等疾病。

(《大众卫生报》2016 年 5 月 26 日)

秋冬季节预防小儿上呼吸道感染

上呼吸道感染是小儿时期最常见的疾病,一年四季均可发生,尤其多见于季节变换时。更是小儿秋冬季节多发和常见的疾病。

小儿上呼吸道感染大多由病毒感染引起,常见的有鼻病毒、流感病毒、呼吸道合胞病毒、腺病毒等。由于引起感冒的病原体不同以及小儿体质和年龄各异,感冒时不一定出现发热,但会打喷嚏、流鼻涕,有些轻微的咳嗽。当鼻腔被浓鼻涕阻塞时,婴儿就会出现呼吸困难,拒绝吃奶等;2～6 岁的小儿感冒时,常常先出现高热,1～2 天后才出现流鼻涕、咳嗽等症状;而 5～6 岁以后的小儿感冒后,常常仅有流鼻涕、咳嗽或咽喉痛等症状,很少发热。一般轻症感冒在 3～4 天内即可自愈,重症感冒高热持续可达 1 周。小儿患上呼吸道感染后,机体抵抗力下降,一些细菌如链球菌、肺炎球菌、流感杆菌等,乘机侵入人体,继发细菌感染。感染可以向下呼吸道及邻近器官蔓延,引起气管炎、肺炎、中耳炎、鼻窦炎等,甚至可以通过血循环向全身播散,引起败血症及各种化脓性疾病。

　　上呼吸道感染的预防包括:①平素注意营养及体格锻炼,增强体质及御寒能力,室内通风、经常户外活动,提高对环境温度的适应能力。②婴幼儿应避免接触呼吸道感染的病人,小婴儿上呼吸道感染后易发展成为肺炎,应积极治疗,防止病情进展。③孩子多的家庭或托幼机构,应注意正常小儿和患病小儿隔离,避免交叉感染。④目前只有流感疫苗较成功,其他病毒疫苗尚在进一步研制中,流感病毒活疫苗适用于一般人群,鼻腔喷雾或滴鼻,现规定用于 16～65 岁健康人。7～15 岁儿童接种后易引起发热反应,但不影响学习,2～3 天后体温可自行下降,流感病毒活疫苗适于易患呼吸道感染的高危人群皮下注射。高危人群是指婴幼儿、患有慢性病小儿、使用激素及免疫抑制剂小儿以及流感流行期或与流感病人密切接触者。

　　呼吸道感染的预防还要注意对引起疾病的诱因进行控制。如环境温度的影响,要根据天气适当穿衣、包裹,避免引起受寒,也不要捂得太多而受热。饮食也需注意,如营养不良、身体抵抗力低下,就容易被病原体侵袭患呼吸道感染,而且病情严重的话,容易引起并发症。所以消除营养不良,防治佝偻病、贫血、缺锌等营养性疾病也是对呼吸道感染的预防。

　　关于药物预防,主要是一般增强机体抵抗力的药物比较有效,对于抵抗力低下人群可在呼吸道感染疾病流行季节适当服用。抗生素没有预防呼吸道感染的作用,不要作为预防药来服用。

(《健康导报》2006 年 10 月 23 日)

什么是小儿过敏性咳嗽

　　小儿过敏性咳嗽是哮喘的一种特殊类型,为儿科较为常见的临床现象。其临床特点以慢性咳嗽为主要症状。多因呼吸道感染而诱发,易被误诊为感染性疾病而滥用抗生素,贻误治疗,使病情迁延。

过敏性咳嗽主要表现为:一般不发烧;吐白色泡沫痰;喜欢揉眼睛和鼻子,爱抓头皮;睡觉时爱出汗,不安分,喜欢蜷曲着睡;多以咳嗽为主,不喘。其咳嗽有三大特点:晚上睡觉前咳一阵;半夜醒来咳一阵;早上醒来咳一阵。有的儿童能一连咳上 3 个月。

引起儿童慢性咳嗽的原因很多,过敏是重要原因之一。患儿往往长期咳嗽,久治不见好转。由于咳嗽一般是在夜间或清晨发作,白天通常不咳嗽或很少咳嗽,家长容易以为孩子是着凉感冒引起的而不太在意,或是一味给孩子用抗生素和止咳药。其实,孩子患的是过敏性咳嗽,也称变异性哮喘。时间长了,患儿可以发展成典型的支气管哮喘。所以,及时明确诊断和进行规范治疗很重要。

治疗上应避免滥用抗生素及激素,由医生进行规范化治疗,以免使过敏性咳嗽转变为支气管哮喘或引起其他不良反应。可通过寻找过敏原的方法进行脱敏;同时提倡使用吸入激素、扩张支气管、服用抗炎、脱敏药物等进行联合治疗。中医认为主要与"风""痰"有关,急性期采用祛风化痰的中药来疏风、清肺、化痰止咳,缓解期则用补肺健脾方法去除"宿根",常能取得不错的效果。临床上中西药结合治疗是最好的方法。

(《大众卫生报》2016 年 4 月 5 日)

儿童高血压应早防早治

高血压病在过去被认为是一种中老年疾病,但近十多年来的研究表明,任何年龄段的人都可能患高血压。

儿童高血压多无症状或症状不典型,常在体检时发现。少数患儿血压明显升高时,可表现为生长发育迟缓、头痛、恶心、呕吐、易激动、生气、视力障碍,甚至出现心功能不全等。儿童高血压患者多有家族史,且约半数儿童高血压患者伴有肥胖。

儿童高血压也分为原发性高血压(又称高血压病)和继发性高血压(又称症状性高血压)两种。

原发性高血压发病机理比较复杂,除与遗传因素和神经内分泌因素有关外,还和环境因素,如食盐摄入量过多、高糖高脂饮食致营养过剩和运动不足等引起的肥胖症关系密切。

继发性高血压是指有明确原因引起的高血压,一般来说,年龄越小血压越高者发生继发性高血压的可能性越大,也就是说年龄越小能够查到高血压原因的机会越大。常见的继发性高血压病因有这样几个方面:肾脏疾病、肾血管疾病、心血管疾病、内分泌疾病等,继发性高血压儿童除有上述血压高的表现外,还会伴有原发病的症状,如急性肾小球肾炎在血压升高的同时有发烧、浮肿、血尿、少尿、蛋白尿等等,根据典型的症状及有关特殊检查往往不难诊断。

儿童高血压明确诊断以后应去有条件的医院专科就诊,以明确高血压的分类、评估病情和确定靶器官损害情况。常要做的检查有:①常规检查,如血常规、尿常规、肾功能、血脂、尿酸和电解质等。②特殊检查主要是为了明确继发性高血压,如血、尿儿茶酚胺水平可鉴定是否为嗜铬细胞瘤,肾动脉彩超或肾血流图明确是否肾动脉狭窄,肾脏彩超可发现有无肾脏畸形及多囊肾,血浆醛固酮水平可以发现原发性醛固酮增多症,心脏彩超检查可评估心脏的结构和功能等。

高血压病程越长并发症越多,因此,发现儿童患高血压一定要积极防治,一般首先进行基础治疗,也就是非药物治疗,包括:①养成良好的生活习惯,制订有规律的作息时间并持之以恒地坚持下来。②合理饮食,适当多吃些蔬菜、水果及粗粮,以清淡饮食为主,避免过食脂肪和糖类,控制体重,避免肥胖。③鼓励低盐饮食,每日食盐摄入量不多于 3 克,适当进食富含钾的食品,如香蕉、橘子等。④坚持体育锻炼,以有氧运动为佳,鼓励积极参加适度的体力活动,控制体重在合适的范围内。⑤避免精神过度紧张,减轻过重的学业负担,减轻环境噪声,保证充足的睡眠时间,避免吸烟饮酒。⑥按照患儿能够理解的程度告知其一些高血压的科学常识,取得患儿的积极配合,以利于长期坚持合理治疗。

经过上述处理,如果血压能控制在正常范围,即可长期坚持基础治疗。如果经 1~3 个月的基础治疗血压仍高者,应该在医生指导下服用降压药,目前认为利尿剂和 β2 受体阻滞剂为首选药物。

对于儿童继发性高血压,应以治疗原发病为主,作为高血压儿童的家长应当明确,在患有原发疾病时,如果不治疗原发病,单纯控制高血压,病情会越来越重。同时参照上述原则控制血压,血压多可随着原发病的治愈而降至正常。如果发现上述可以引起高血压的疾病,但是还没有高血压的症状,也应积极治疗原发病,只有将原发病控制,才有可能控制高血压发生和发展。

(《医药与保健》2005 年 4 期)

从瑞典儿童超重现象严重谈起

瑞典全国儿童身体超重研究中心最近进行了有关调查后警告说,瑞典儿童身体超重现象已经到了全社会必须予以重视的严重程度。研究中心在对斯德哥尔摩郊区约 700 名儿童进行身体状况调查时发现,有 1/4 的被调查儿童体重超过正常标准 20%。

瑞典儿童患肥胖症者在不断增多,其实,这并非只出现在瑞典,世界很多国家都不同程度地存在这一现象,我国也不例外。儿童长期肥胖的不良后果是较早出现成年病,如高脂血症、高血压、脂肪肝等,同时肥胖对儿童智力有一定影响,肥胖儿的动手能力、辨别能力、认识事物能力均不如普通儿童。最近,一份关于 198 例肥胖儿童与同龄 200 例正常体重儿童的对照研究发现,肥胖儿童社会适应能力(包括运动能力、身体平衡、生活自理、劳动技能、购物能力)均较正常体重儿童差,反映了肥胖儿童运动、独立生活能力、经济生活能力存在一定的缺陷。

造成儿童肥胖症增多的原因,不外乎下面两种:①运动减少。现在,大多数家庭都是独生子女,父母疼爱孩子,又害怕孩子在外面出事,就让孩子待在家里,导致运动大幅度减少;与此相对应的是儿童看电视的时间却不断增多,这就会导致肥胖症。儿童电视肥胖症是由于长期长时间坐着看电视,缺少活动,加上营养过剩或相对性营养不良使内分泌调节功能失调所致。美国科学家对 13000 名 5～7 岁儿童进行观察发现,每天看电视 5 小时左右的孩子比每天只看 1～2 小时的"儿童电视肥胖症"的发生率高 1 倍,国内有人观察了 33 例肥胖症儿童,发现所有的肥胖儿都有一个最大的特点就是爱看电视。②营养过剩。父母为了孩子的身体一天比一天强壮,就想方设法给孩子增加营养,由于吃得多消耗少,摄入的热量超过消耗的热量,食物的过多脂肪及其他营养物质转变成脂肪,逐步积累储存于体内,导致体重不断增加,超过正常。

预防儿童肥胖症刻不容缓,在饮食方面,主要是做到饮食荤素搭配,不可让高脂肪食物占过大比例,食物中的糖类也要尽量少些,不要让孩子养成吃零食的习惯,避免糖果、糕点等甜食无节制的摄入。为使肥胖儿童有饱腹感,减少食量,可在吃饭前先喝些汤类或多吃些水果或蔬菜,在饮食习惯方面也要做适当改变,进食要定时定量,晚餐尽量吃得少而简单。同时,要鼓励孩子多到室外活动锻炼,运动量尽量大些,不要整日看电视,更不要长时间坐在电脑前打游戏。

(《中国中医药报》2003 年 10 月 24 日)

小儿常患肺炎　警惕先天性心脏病

　　3岁以下的小儿容易患肺炎,偶尔1次肺炎经过治疗就会很快痊愈。如果小儿患肺炎比较频繁,病情比较重,治疗的时间比较长,与别人家的孩子不一样,就应当引起警惕,进行心脏方面的检查,要排除小儿是否患有先天性心脏病。

　　心脏和肺是具有各自功能的两个器官,但彼此间的关系非常紧密,当心脏发生畸形时,则可能殃及肺部。比如,当心脏的室间隔或房间隔缺损时,血液就会通过缺损的部位分流到肺部,使肺部血液增多,为各种病原体的滋生提供有利环境,因此增加了肺炎的发生机会,而且病情容易反复。在一些基层医院,由于医疗技术水平有限,先心病小儿容易被误当成反复性肺炎发作来治疗,不但治疗时间长、花费多,还可能错过最佳的治疗时机。

　　先心病患儿如果合并了肺炎,首先应当选择敏感而有效的抗生素把孩子的肺炎控制好,然后再来解决心脏问题。不同类型的先心病的处理方案是不同的。少部分患儿畸形轻微,对循环功能无明显影响,无须任何治疗;部分先心病有自然闭合的可能性,患儿需要观察随访;大多数先心病需要治疗,目前常用的方法是介入治疗及外科手术治疗。对于左到右分流类(如房间隔缺损、室间隔缺损、动脉导管未闭等)或者无分流类(肺动脉瓣狭窄或者主动脉瓣狭窄等)的先心病,及时手术效果良好。对于紫绀型先心病(完全性大动脉转位、右室双出口等)或复合畸形,病情较重者,手术复杂困难,部分患者由于某些心脏结构发育不完善而无法完全矫正,只能进行姑息性手术减轻症状,改善生活质量。至于选择何种治疗手段及最佳手术时机,应由心脏专科医师根据患儿具体情况制定出治疗方案。需要注意的是,部分先心病可以择期手术,但也有部分先心病属于急诊或者亚急诊手术(如完全性大动脉转位、完全性肺静脉异位引流等),要尽快手术治疗,否则将失去手术机会。

(《健康周报》2016年9月6日)

儿童肥胖更应防抑郁症

研究表明,肥胖和情绪障碍有密切关系。体重超标会导致严重的情绪问题;严重的情绪障碍反过来又会使体重超标。韩国《东亚日报》载文指出,有效地判定子女是否肥胖,不仅要从维护孩子的身体健康角度考虑,更要从维护心理健康着想。只有学会管理孩子的体重,才能教会孩子更好地适应社会。

澳大利亚墨尔本儿童研究所的约翰·威廉姆斯博士领导的研究小组,对1500名儿童进行了长达3年的追踪调查。结果显示,凡是体重超过平均值的儿童,抑郁、易激惹、叛逆行为的概率要高出正常儿童。他们往往不爱和年龄相仿的小朋友一起游戏,甚至固执地认为:同学们不希望和自己成为好朋友。

无独有偶,韩国三星汉城医院小儿精神科最近调查了450名中学生及其父母,希望找出体重和社会适应不良之间的关系。结果是:肥胖学生的学习成绩比体重正常学生要差,易激惹,存在着较多的暴力倾向和情绪障碍,并且社会适应能力较差。

三星汉城医院小儿精神科分析:"即便有些孩子想和胖墩儿一起玩,但肥胖孩子的动作过于迟钝,难以和其他小孩玩到一起。于是,无奈之下很多肥胖儿童只好回到家里,看电视或打电子游戏。"而越是没有人和他们玩,越容易让他们变胖。

儿童抑郁症并不少见,约占学龄期儿童的0.3%。由于儿童心理发育尚不成熟,临床表现多不典型。常见症状有:情绪症状(不愉快、悲伤、哭泣,自我评价过低,不愿上学或易激惹,好发脾气,违拗,无故离家出走等)、思维症状(言语减少,语流缓慢,自责自卑等,年龄大者可出现自罪妄想等精神症状)、行为症状(不服从管教、对抗、冲动、攻击行为或其他违纪不良行为等)、躯体症状(头痛、头昏、疲乏无力、胸闷气短、食欲减退、失眠等)。这些极易造成误诊误治。

因此,肥胖儿童仅靠减肥和运动治疗是不够的,家长还应该注意和孩子们倾心交谈,或请心理专家和孩子们交谈。与其对肥胖的孩子狂吼"你别再吃啦",不如坐下来和孩子交交心,引导他们说出心底的秘密,抚平他们的心理创伤。

预防儿童抑郁症要培养儿童活泼开朗的性格,良好的性格能使儿童保持愉快的情绪和健康的心理,这就要求家长和老师注意教育方式和方法,多鼓励,少训斥,忌打骂。对有较明显抑郁症状的儿童可针对病因进行心理治疗,包括个别心理治疗、认知行为治疗和家庭治疗等。病情严重者可在医生指导下,根据主要症状选择合适的药物进行治疗,家长切勿随便给孩子乱用药物。

(《健康导报》2005 年 6 月 27 日)

琴童患上钢琴恐惧症

《新闻晚报》2006 年 8 月 3 日报道:8 月 7 日,一年一度的夏季钢琴考级即将启动。然而,一名小学二年级女孩薇薇,却因承受不了紧张的练习压力,出现目光呆滞、见到钢琴就大哭大闹的焦虑症状。据报道,薇薇自小被认为有音乐天赋,父母从 3 岁起就让她学钢琴,薇薇很快对枯燥的钢琴练习产生厌倦,但在父母的“威逼利诱”下不得不坚持了 5 年多。今年,薇薇准备报考钢琴 4 级,每天的练习时间从平时的 2 个小时增加到 4 小时,父母还给她制定每天的指标,一旦哪天没有完成,练琴的时间就要增加。薇薇开始拒绝和父母说话,一个星期后竟变得目光呆滞,一走进钢琴房就大哭大闹,转身逃走。经诊断,薇薇产生了对钢琴和考级的强烈恐惧心理,得了“钢琴恐惧症”。

儿童恐惧症是指儿童对某些事物或某些特殊的场景表现出异常的恐惧情绪,患者虽然知道不用害怕,但仍然不能控制。正常儿童在其成长过程中几乎都有过恐惧体验,不过这种恐惧反应是一时性的,并不产生严重的使人焦虑不安的情绪。

近年来,不断有媒体披露一些幼儿园、小学的孩子为了逃避让他们感到害怕的上园、上学,不惜采取极端措施以达目的的事件。北京师范大学一位儿童心理专家说,中国儿童出现这种恐惧症增多的现象,归根到底是教育体制的弊端所致。当然也与当今社会竞争日益激烈,独生子女增多,父母望子成龙心切,期望值过高等因素有关。

帮助孩子克服学校恐惧症,可以采取脱敏治疗的方法,让孩子减轻压力,重回教室开始正常的学习,并解除对学习的焦虑和恐惧心理。

(1)帮助孩子一起完成作业或布置的任务,逐渐过渡到孩子自己做作业。

(2)孩子作业或布置的任务没有完成、出现错误也不要指责,减少给孩子的压力。

(3)与老师联系,可由老师帮助孩子补习落下的功课,让老师多给孩子鼓励,与老师关系的改善也会减轻孩子的压力。

(4)多请同伴到家中来和孩子一起做功课,增加同伴交往的时间,改善与同伴的关系,使孩子在幼儿园或学校有交流、沟通的机会。

(5)多给孩子一些自主选择的机会,让孩子学会独立地处理问题,学会有所取舍,对孩子不想做的事要给予充分的尊重和理解。

学校恐惧症的治疗关键在于让孩子减少焦虑,重树信心,可以逐步地分解治疗策略,让孩子有一个逐渐改善的过程,同时要相信孩子是一个健康的孩子,通过家长的帮助,是可以重回学校过正常生活的。

（《家庭医学》2007 年 4 期）

育儿方式影响孩子性格

一般来说,人的性格并不是一成不变的,随着时间和环境的变化会发生一定的变化,但是,一旦性格形成,就有一定的稳定性,也就是我们平时说的"江山易改,本性难移"。

科学研究告诉人们,人的性格绝大多数是在儿童时期形成的,一般来说,3 岁的孩子在性格上已有了明显的个体差异,且随着年龄的增长,性格改变的可能性越小。因此,培养孩子性格的关键取决于养育方式。

追究孩子性格形成的根源,其实就是父母性格的反射,孩子的性格深受父母性格的影响,在不知不觉中潜移默化。

孩子性格的形成与早期生活习惯有密切关系,常听到有的父母抱怨孩子天性胆小、娇气,殊不知,恰恰是自己无意中以错误的育儿方式养成了孩子的这种毛病。实际上,培养孩子性格品质要从小抓起,从建立良好的生活习惯着手,如饮食、睡眠、排泄安排、自理能力训练等,这些先入为主的习惯就是孩子日后的习性。

父母的情感态度对孩子性格的导向作用十分重要。现代父母的情感流露比以往更明显,频率和强度更高,这样会使孩子变得非常脆弱和具依赖性,在娇宠中变得批评不得,甚至父母的声音稍高一点,孩子也会因此受委屈而大哭不止,显示出脆弱的性格特征。一般情况下,娇气脆弱的孩子常缺乏足够的心理承受力,一旦受到挫折极容易出现心理障碍。

所以,家长在抱怨自己孩子性格不好的同时,也要考虑一下自己是否对孩子性格的形成负有一定的责任呢?

（《家庭医生报》2014 年 11 月 3 日）

莫让花儿早绽放

《扬子晚报》2006 年 1 月 25 日报道,各中小学、幼儿园放假没几天,南京多家医院的性早熟门诊竟异常热闹起来。虽然来就诊的孩子脸上稚气未脱,但与同龄孩子相比,还是显得人高马大,女孩子小小年纪就胸脯挺起。半年前王女士发现孩子双侧乳房有个小硬块,当时并没在意,很快两侧小乳房发育起来。其实,生活中像该女孩这种性早熟患儿非常多。

性发育实际上就是性腺的发育,受下丘脑—垂体—性腺这个中枢性腺轴的调控,取决于体内性激素的含量和水平。在一般情况下,青少年到了 13～14 岁,生殖腺才逐渐成熟,性激素的分泌开始增加,男孩和女孩随之出现不同的第二性征。正常性发育有一定规律:女孩乳房发育标志着青春期的开始,然后出现阴毛和外生殖器发育,最后初潮和腋毛出现,整个过程约需 1.5～6 年,平均 4 年;男孩从青春期开始睾丸增大,旋即阴囊皮肤变薄、红,阴茎增粗变长,然后出现阴毛、腋毛、声音低沉和胡须等成年男性体态特征,整个过程需时 5 年或更久。在我国,女孩子 8 岁前、男孩子 9 岁前呈现性发育征象即为性早熟。

儿童性早熟可能产生最严重的问题就是早孕和矮小。性早熟的孩子其智力和性心理尚未成熟,容易发生早孕、早恋和性犯罪。患儿还可因自己体型与周围小伙伴不同,产生自卑、恐惧和不安。过早来月经的女孩,往往精神紧张,影响其正常的生活与学习。此外,在性征提早出现的同时,往往伴有骨骼生长的加速,暂时看起来比同龄儿童长得高,但由于骨骼提早融合,最终身高往往比正常人矮小。

造成孩子性早熟的原因很复杂。中枢神经系统肿瘤、感染、颅脑外伤等造成中枢性腺轴过早启动,是真性性早熟。另外,卵巢或者睾丸肿瘤、卵巢囊肿、肾上腺皮质肿瘤或腺瘤等,也可造成患儿体内性激素分泌增加,由此引发假性性早熟。近年来发现,性早熟也有遗传因素,称为体质性或特发性性早熟,原因尚不清楚,发病率也不高。

生活中,由于家长疏忽大意,孩子误服避孕药、激素类药,或者父母缺乏基本的医学常识,给孩子长期大量食用富含激素的营养品、补品等,造成孩子出现性早熟的征兆,这种情况时有报道。上海某医院对 1000 余名性早熟患儿调查发现,至少有 40％是因为过多服用含有激素的营养品所致。

孩子们的周围还存在着许多导致性早熟的因素。国内外已有大量的学者报道,由于洗涤剂、农药及塑料业制造厂向环境排放有害物质及其分解物质,自然界产生了一系列的环境类激素污染物。研究表明,受环境雌激素样物质的影响,无论是蔬菜、瓜果,还是肉类食物,都含有很高剂量的雌激素。而人为地用激素饲养家禽家畜或催熟瓜果蔬菜,也是不可忽视的因素。比如:现在有一种补锌的鸡蛋,就是在鸡饲料中添加锌和激素;还有人用雌激素饲养黄鳝,使它长得又大又肥,这种鳝肉就含有激素;种植蔬菜时,使用雌激素会使蔬菜长得更鲜亮,这无疑会对人体产生副作用。据报载,女性使用丰乳膏,使那些摸着妈妈乳房睡觉的孩子也会造成性早熟。

既然性早熟有百害而无一益,那么怎样让本该天真无邪的孩子们远离性早熟,父母们又该如何替孩子把性早熟拒之门外呢?

现在的孩子大多营养已经过剩,所以提醒父母们慎用保健品,不要盲目地给孩子食用蜂王浆、花粉之类食品,也没有必要让孩子进食一些像人参、鸡精之类的补品。三餐摄食能够均衡,才是正确的育儿之道。

在日常生活饮食上,家长应该管好菜篮子,避免让孩子吃鸡、鸭、鹅的脖子,牛鞭、牛睾丸之类的动物性器也不要吃太多。另外,不合时节、色彩形状异常且价格昂贵的蔬果,钱花得冤枉又伤害孩子的身体,也应避免食用。

(《家庭医学》2006 年 4 期)

孩子为何不合群

文文上五年级了,学习成绩很好,考试在年级排名中总是前三,然而,细心的父母也发现,文文与别的孩子不合群,见了同一个小区的小朋友不打招呼,听老师说她在学校和班里的同学也不搭话。这让她父母非常焦急。

孩子不合群的原因有很多,要帮助孩子必须先了解具体情况。不合群的最大原因之一来自家庭,比如父母离异,处于离异家庭中的孩子往往感到自卑、低人一等,易造成孩子孤僻性格,不愿接受他人。而有些孩子会过分依恋成人,家庭溺爱或隔代教育导致孩子从小没离开过成人的怀抱,适应环境的能力比较差。

还有些孩子是不自信导致不合群,比如,觉得自己比别人丑、不如其他孩子聪明、学习成绩差等。与缺乏自信相反,恃才傲物、自命不凡是另一些孩子不合群的原因。

孩子不合群,作为家长,不能干着急,应当想一些办法来解决孩子不合群的

问题,比如:

(1)懂事的孩子可以与他讲应该怎么和同学交往。鼓励孩子多说话,不要批评和责怪他,性格一旦养成,改变比较困难,批评和责怪会使他更退缩。

(2)在假日,可以多带他到亲戚朋友家去串门,和那里的孩子一块玩,他也许会喜欢这种合作性的游戏,次数多了,不合群的性格也就渐渐改掉了。

(3)更重要的是,家庭环境要和谐,父母不要在孩子面前吵架、打骂,更不要动不动就训斥孩子。

(《大众卫生报》2015 年 5 月 26 日)

光绪皇帝的苦恼

清朝历代皇帝中,光绪可能患病最多。其中反复发作,缠绵难愈,深以为苦恼,遗精滑泄居其一。光绪大约十六七岁即患此症,至十九岁大婚时,病仍如故,已成宿疾。其症状表现为:于昼夜一闻锣声即觉心动而自泄,夜间梦寐亦然,并有"时有滑泄,下部潮冷"之症。对于光绪皇帝遗精病的治疗,御医们殚尽心机,想尽办法,虽有好转,但仍然是"遗精之病将二十余年,前数年每月必发数十次,近数年每月不过二三次"。

所谓遗精,就是指在没有性交或手淫情况下的射精,在清醒状态下的遗精称为"滑精",在入睡后做梦时的遗精叫"梦遗",毫无梦影的情况下精液自动逸出,称为"无梦遗精"。一般而言,男孩首次遗精的年龄多为 14～16 岁,1980 年北京曾对近 2000 名男学生进行调查,至 18 岁时,97％的男生已有首次遗精。

遗精是未婚男子常见的生理现象,男孩到了青春期,性器官逐渐发育成熟,睾丸开始不断地产生精子并分泌男性激素,附属性器官精囊、前列腺、尿道球腺也不断地制造精浆,精子和精浆混合起来就成了精液。当精液在体内积聚到一定数量,再也存贮不了时,常常会通过遗精的方式排出体外,这就是中医所讲的"精满则溢"的道理。有时,在发生遗精前,可以找到一些刺激性器官的原因,如夜梦女性或清醒状态下接触女性而引起性冲动,生殖器局部包皮垢过多或炎症,内裤过紧,仰卧睡被子过重压在生殖器上,精神过度紧张,过度疲劳等,均可引起反射性遗精。

遗精往往没有规律,因此没有命名为"月精"或"周精",遗精的频率有时 1～2 周 1 次,有时 2～3 个月 1 次,有时可能 2～3 天 1 次。一般而言,1 个月遗精7～8 次均属正常。

不少人由于受旧思想或传统观念的影响，把精液当作人体精华，致使不少人（包括光绪皇帝）面对遗精惶恐不安、精神紧张，四处求治。其实，民间流传的"精液等于元气""一滴精九滴血"的说法毫无科学道理。科学研究证明，一个男子每次遗精的量约为 3 毫升，精液主要是前列腺等分泌的液体成分，精子只占一小部分，而精子又主要是蛋白质。因此，每次遗精体内丧失的蛋白量极少，不会构成对身体的危害。

既然遗精属于正常的生理现象，就要坦然地对待，不要背思想包袱，切莫由于精神紧张而使遗精次数增多。此外，需要说明的是，有些人把清醒状态下由于性兴奋而分泌的少量黏稠透明液体，或者在无性兴奋下的前列腺分泌液误认为是遗精，引起恐慌，这是不必要的。

（《卫生报》1996 年 9 月 28 日）

小儿吞异物　胃镜显身手

亮亮今年 9 岁，刚上小学三年级。亮亮平时不仅爱玩，还爱和同学们较真儿。一次，班里的一位同学买了一只玻璃球，说自己昨晚看了一场魔术表演，其中有一个节目就是魔术师将一只玻璃球吞入胃内，接着又吐出来。对魔术师的表演自己非常佩服。

亮亮听完后说，这有什么了不起，昨晚我也看了，看完后我半夜都没有睡着，把它仔细琢磨后，已经懂得了其中的道理，现在就给同学们表演一下。亮亮说完就将玻璃球从同学手中接过，放在口中吞了下去。

亮亮把玻璃球吞进胃内，再想吐出来就不容易了，不仅吓坏了亮亮，也吓坏了同学们，他们赶紧叫来老师，老师立即将亮亮送到了医院，并找来了亮亮的父母。医生进行检查后说亮亮吞进的玻璃球仍在胃内，需要做胃镜取出。亮亮的父母和老师听后很担心，针对他们的担心，医生进行了以下解释。

胃镜是目前消化科常用的检查和治疗手段之一，随着内窥镜设备性能的不断更新，各类纤维内镜和电子胃镜的插入部分的外径，越来越适合不同患者的使用，且都是软性镜。它在医生轻缓的输送下，可以寻腔进镜，随着体内腔道弯曲前进，并不损伤人体组织，也不会引起疼痛。除稍有恶心不适感外，很少有其他不适。在接受胃镜检查时，只要病人与医护人员密切配合，就可以使病人恶心、不适感减到最低程度。

小儿随着年龄增大，活动能力逐渐增强，活动范围和接触面渐广，好奇心强,但生活经验不足,识别能力较差,常常会在模仿当中出现意外。小儿将异物吞入消化道内多为无意吞服,吞服的异物可谓形形色色,如玩耍的小物品、纽扣、硬币、母亲的装饰品、各种果核等,放入口中后无意滑入食管,进入胃内,较大者也会因食管狭窄而嵌顿于食管内。亮亮则是有意吞入的,当然他不知道后果会如何。

　　小儿将异物吞入,经过胃镜、X线等检查可以准确判断异物的位置。在确定没有穿孔的情况下,应紧急进行胃镜检查并积极试取,尤其对锐利、不规则、巨大的异物及有毒异物,一旦确诊,即应取出,以免停留过久引起消化道黏膜损伤和中毒。当然,对于小而光滑的异物,估计能自行排出又不会引起严重后果者,也可让其自行排出。

　　因此,对小儿上消化道内的异物需要用胃镜取出时,家长们不必担心,一定要和医生配合。用胃镜找到异物所在部位后,根据异物情况选取适当的异物取出器械循器械管道插入,牢固抓取异物后尽量靠近镜端缓慢退镜取出,对异物较多者分别多次进镜,直到全部取尽,对锐利异物待取出后,再进镜观察有无黏膜损伤。如果孩子感觉受不了,也可做无痛胃镜。无痛胃镜是在全麻情况下进行检查,故患者感觉不到难受,这对于那些害怕做胃镜检查的患者来说,可以消除恐惧心理,提高胃镜的检查率。

　　医生的解释排除了亮亮父母和老师的疑虑,在胃镜下,医生顺利地取出了亮亮胃里的玻璃球。

(《父母世界》2001 年 4 期)

儿童也有亚健康

　　以往人们认为亚健康主要发生在生活压力大的成年人身上,近年的研究结果显示,亚健康正在低龄化,一些小学生正受其困扰。引起儿童亚健康的主要原因是家长们"望子成龙"心切,对子女期望过高,由此产生的非理性行为对孩子造成了巨大的压力。同时,社会上种种不良的价值观渗透进校园,造成孩子情感苦闷。近几年来,计算机也已成为诱发儿童亚健康的一个重要因素。长时间玩电脑游戏或者上网,会诱发儿童身体和心理上的一些不适感。

　　孩子的亚健康与成年人不一样,其症状常像某些疾病,因而很容易使父母担心。事实上,这类情况大多会不治而愈。这是因为从新生儿到成人,对环境需逐渐适应,且适应过程多不自觉,偶尔也会有所表现。如学龄儿童肠痉挛腹痛，就是常见的表现之一，表现为腹痛时间不长，痛后食欲、精神、活动一切正常，且常常发作，而患儿的营养状况、生长发育均正常，腹痛发作时的检查却无病征。随着人的生长与适应能力的完善，这种肠痉挛腹痛发作会逐渐消失。小儿自感不适，又查不出病因，也不妨碍健康的，都属此类。

要远离亚健康状态，以下几个方面需要多加注意：

均衡营养　要注意摄入脂肪类和富含维生素的食物。因为这类营养是大脑细胞正常代谢所必需的，及时补充可有效改善人在承受巨大的学习、心理压力时的迅速消耗。

保证睡眠　由于学生用脑时间长，脑细胞始终处于疲劳状态，而良好的睡眠可给大脑补充养分，保证学习、生活时精力充沛。每天睡眠时间应保证 8～9 小时，最好保证午睡半小时。

晒太阳　要养成每天上午光照半小时的习惯，对于经常处于萎靡状态、有忧郁倾向的孩子更为必要。

培养兴趣　培养良好的兴趣，既可充实业余生活，还可丰富心灵，甚至还能够辅助治疗一些心理疾病，防止亚健康向疾病转化。

户外活动　每周抽时间到郊外接受光照，呼吸负氧离子浓度较高的新鲜空气，可以调节神经系统，减少抑郁的发生。

正视压力　要认识到生存中有压力是必然的，必须学会以积极的身心状态应对各种挑战。

（《健康周报》2009 年 10 月 3 日）

警惕小儿川崎病

说起小儿发热，做父母的没有不知道的，因为人在一生中没有不发热的。但是，发热只是一个症状，多种疾病都可引起发热，其中有一种叫川崎病，想必读者不会太了解。

先说一个川崎病的例子：亮亮是一个 3 岁的男孩，以前发热，每次按上呼吸道感染进行治疗，均获痊愈。但不久前，亮亮又开始发热，体温达到 39℃ 以上，按上呼吸道感染治疗，无效。10 天后，他被诊断为川崎病，使用丙种球蛋白治疗后恢复正常。亮亮的父母问医生："这是一种啥病，以前咋没有听说过？"

从 20 世纪 60 年代中后期开始，日本出现了一种怪病，患者几乎都是咿呀学语的幼儿,当时这种病的死亡率在 5% 以上,因此,引起人们的恐慌。日本的川崎富作医生在 1967 年首先报告了此病,因此这种病就被称为"川崎病"。此后,世界各地均有报道。我国于 1983~1992 年对全国 100 所综合医院儿科和儿童医院进行调查,发现病例 3991 例。近年来发病率有增多的趋势,陕西省 1993 年 1 月~1997 年 12 月,就有 376 例川崎病确诊病例。

川崎病又名"急性发热性皮肤黏膜淋巴结综合征",是一种以全身性血管炎性改变为主要病理改变的急性发热性出疹性疾病,绝大多数患者为 4 岁以内的儿童。根据儿童川崎病临床表现,具备下列 6 项中的 5 项即可确定诊断:①持续发热 5 天以上。②双侧结膜充血。③躯干尤其会阴部多形性红斑。④口唇发红,草莓样舌,口腔及咽部黏膜弥漫性充血。⑤急性期手掌与足底充血、硬结性水肿,恢复期指尖开始脱皮。⑥急性非化脓性颈部淋巴结肿大。由于早期川崎病症状不典型,与上呼吸道感染的早期症状类似,因此常被延误治疗。另外,应与各种出疹性传染病、病毒感染、急性淋巴结炎、类风湿等病相鉴别。

有些患儿在发病第 10 天左右,当皮疹、发热和其他急性期症状开始消退时发生心肌炎,出现面色苍白、发绀、乏力、胸闷、心前区疼痛等症状。经心电图等检查,约 50% 的病人可发现心脏损害,包括急性心肌炎、心包炎、心律失常和心力衰竭。事实上,有心血管表现者可持续数月至数年,冠状动脉病变是猝死的主要原因。血常规检查急性期白细胞增高、轻度贫血,在患病的第 2~3 周血小板增多、血沉增快,其他表现有主要累及大关节的关节炎或关节肿痛、中耳炎、肺炎、无菌性脑膜炎、腹痛腹泻等。少见的表现有肝炎、胆囊水肿、肠麻痹及肠出血、胸腔积液、肛周皮肤潮红、脱皮等。本病一般经 4~6 周自行消退,无冠状动脉病变者可以自愈,预后良好。目前死亡率已降到 0.25% 以下,日本报道死亡率 0.1%~0.2%,但是死亡一般难以预测。死亡发生在发病后 1 月内者占 50%,2 月内 75%,6 个月内 95%,也有在 10 年后或其他时间突然死亡者。

目前治疗川崎病的主要方法是:

(1)急性发热期可用阿司匹林 80~150mg/kg,分 4 次口服。阿司匹林能减少冠状动脉瘤发生和防止血栓形成。

(2)发生冠状动脉瘤的高危病人,在应用阿司匹林的同时,可给予 γ-球蛋白每日 40mg/kg,连续使用 5 日。与单用阿司匹林相比,γ-球蛋白能显著减轻冠状动脉病变。有关专家指出,确诊后在发热 4 周内每周查 1 次心脏,后 2 个月、6 个月复查,然后根据病情至少每年检查 1 次。

(《家庭用药》2004 年 6 期)

脑瘫需要早发现

脑瘫是大脑在发育成熟前,因受到损伤或发育病变而引起的以运动和姿势障碍为主的临床综合征。母亲妊娠期间及孩子出生后发生的各种异常情况都有可能造成脑瘫,以早产、产伤、胎儿先天发育异常、宫内感染、新生儿脑缺血缺氧、核黄疸等原因为常见。有统计显示,我国现有脑瘫患者约 175 万人,其中 0～6 岁脑瘫患者约有 31 万,患病率为 1.86%,并以每年 4.6 万人的速度递增。这一现状对现代的家庭结构来说,极不乐观,给患者本人、家庭乃至社会都带来了极大负担。不妙的是,到目前为止,尚没有治愈此病的特效药,唯一能采取的措施便是康复治疗。

家长对脑瘫的认识存在很多误区。例如,有的家长发现小儿在半岁前有不明原因的哭闹、吃奶差、过于安静,受惊吓时出现身体打挺等现象,要么简单地认为是孩子年龄小、身体弱,要么就反复地就医检查。早产儿的家长见到小儿的翻身、趴卧、坐、立、走等运动发育落后于正常同龄儿时,往往会简单地认为是早产原因造成的,认为孩子会随着生长发育慢慢地恢复,所以常常采取观望、等待的态度。这些误区常常导致患儿早期漏诊,影响治疗效果。

脑瘫患儿早期出现的运动障碍、姿势异常以及进食异常等,只要细心观察,不难被发现。这些早期征兆可以帮助家长尽早识别。

(1)出生 1～2 个月以后的婴儿在仰卧位拉起时,头仍明显后仰,扶成坐位时竖头少于 10 秒钟,下肢硬性伸展。

(2)正常婴儿出生 4～6 周会笑,以后认人。痉挛型脑瘫患儿近于无表情,手足徐动型脑瘫患儿常愁眉苦脸,迟缓型脑瘫患儿对父母的呼唤无反应。

(3)出生 3 个月后还无站立或迈步表示。

(4)婴儿过百天还不能抬头。

(5)出生 4 个月后仍紧握拳,拇指内收,紧贴手掌,挺胸时头仍摇摆不定。

(6)正常婴儿出生 3～5 个月时看东西要伸手去抓,如 5 个月以后还不能抓或只用一只手抓者应怀疑脑瘫。

(7)发育比别的孩子晚,4～5 个月不会翻身,8 个月不会坐,手不能主动握物。

(8)10 个月还不会爬,1 周岁还不会站。以后学站时双脚并拢,脚尖着地,甚至出现两腿交叉,或不能坐、站。表情呆滞,全身发软无力或四肢发紧,硬挺易惊,动作过多或过少。

　　(9)婴儿期抚养十分费劲,过分哭闹,安抚往往无效,阵阵打挺;或者十分省心,不哭、少动、不喂则不吃。

　　专家提醒,尽管脑瘫是一种终身性残疾,但脑瘫患儿经过科学、有效的康复训练后,病情完全可以得到有效改善。6个月以前是脑瘫儿治疗的关键期,婴儿早期脑组织处于生长发育旺盛时期,此时进行早期干预,效果显著,治疗后运动障碍较易恢复。

(《家庭医学》2012年3期上)

五官疾病防治篇

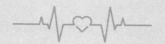

从李雪健患"鼻炎"谈起

　　曾在电视剧《渴望》中扮演宋大成、电影《焦裕禄》中扮演焦裕禄等角色的著名演员李雪健,患鼻咽癌的消息见诸报端后,观众们无不感到惊讶和惋惜。

　　据悉,李雪健得知自己的病情是在 2000 年 11 月。当时,他正在陕西渭南某军事基地参加一部以描写高科技部队为题材的电视连续剧《卫星测空》的拍摄。李雪健原来就患有鼻炎,在拍摄时,他感到"鼻炎"病重了,到医院检查得到结果,他患了鼻咽癌,李雪健坚强地控制住自己的情绪,提出请导演尽快"抢"自己的戏。同时,就在当地一家医院开始接受化疗。直到 12 月初自己的戏抢出来后,李雪健离开西安。经过 1 年多的治疗,现正在恢复修养中。

　　鼻咽癌是临床上常见的癌症之一,早期症状不典型,容易误诊,有些病人直到晚期才确诊,失去了治疗机会。鼻咽癌之所以容易误诊,一是与解剖位置关系密切。鼻咽腔是深埋于头颅正中的空腔,鼻咽癌可发生于腔内的任何一壁,如侵入颅底颅内,下延至口咽,前入鼻腔、鼻旁窦,向后侵蚀椎体,两侧通过咽鼓管侵入内耳、中耳甚至外耳等部位,由于鼻咽癌对周围器官组织侵及方式和范围不同,以及病理生物学特性,早期症状不典型,而且复杂多变,所以极易误诊。二是人们对鼻咽癌的发生、发展及复杂多变的临床表现缺乏认识,常误诊为其他疾病,如颈淋巴结结核、颈淋巴结炎、渗出性中耳炎、鼻衄等。

　　为了提高对鼻咽癌的认识,专家们指出,出现以下症状应当提高警惕,及早进行有关检查,以便及早发现鼻咽癌。

　　回缩性血涕　　早晨起床时,缩一下鼻子,如果从口腔里吸出带有血丝的鼻涕,这是由于肿瘤表面的血管破裂所致。鼻咽癌的出血是反复持续的,还有加重的表现,同时伴有耳鸣、听力减退、耳堵等症状。此时,只要到医院做个鼻咽镜检查,就可一目了然。

　　鼻衄　　鼻子出血不一定是小事,如果鼻涕中反复出现血性分泌物、鼻涕呈淡粉色,或是痰中带血丝时,很可能是鼻咽癌的早期信号。有时鼻咽癌的一个较早症状,可能是从鼻腔里流出少量鲜血。

　　颈部淋巴结肿大　　在鼻咽癌病人中,70%～80%有颈部淋巴结肿大,因而当有颈部淋巴结肿大时,应到五官科或肿瘤专科进行详细的鼻咽部检查。

　　耳鸣或耳闷胀感　　鼻咽癌引起咽鼓管阻塞,可出现耳鸣、闷胀感、听力下降等。若有不能解释的耳鸣,要尽快检查鼻咽部。

头痛　如果出现上述症状的同时还伴有头疼,癌细胞可能已转移到颅内,早期的头痛一般为间歇性,晚期则出现持续性剧烈头痛。

鼻塞　有时肿瘤长在鼻咽顶前壁,即与鼻腔后部邻接部位,可引起鼻塞。

(《家庭中医药》2002 年 3 期)

青年女性头痛须防上颌窦炎

有不少女性来神经内科看头痛病,医生检查后并未发现神经系统疾病,却查出上颌窦炎,经过一段时间治疗,上颌窦炎治愈,头痛也就缓解了。

上颌窦位于鼻外侧两旁,急性上颌窦炎所引起头痛的特点是上午轻下午重,面颊可肿胀,尖牙窝处压痛,伴有发热、咳嗽、流脓涕等。慢性上颌窦炎多为急性上颌炎未及时合理治疗或急性炎症反复发作所致,有不同程度的头痛、头昏、精神不振、记忆力减退等,还有轻重不等的鼻阻塞、多脓涕和嗅觉减退,吸烟、饮酒、情绪减退时也可促发头痛加重。

青年女性患有头痛,排除了神经科疾病后,应首先想到是否为上颌窦炎,有鼻塞、流涕时更要重视,有人统计 21～40 岁上颌窦炎 150 例,女性 100 例,占 2/3,明显多于男性,而又以 30 岁左右的女性居多,其原因可能与女性体内雌激素有关。因为鼻黏膜对雌激素相当敏感,30 岁左右女性是雌激素分泌相当旺盛的时期,大量的雌激素致鼻黏膜充血、水肿,使局部组织对外来的侵袭耐受力降低而招致感染。

怀疑鼻窦炎者,可做以下辅助检查确诊,①鼻内镜检查,鼻腔内可见脓液,鼻腔黏膜充血水肿。②X 线鼻窦摄片,X 线鼻颏位和鼻额位摄片有助于诊断,急性鼻窦炎时可显示鼻窦黏膜肿胀,窦腔混浊、透光度减弱,有时可见液平面。③鼻窦 CT,可见鼻窦内液平面或软组织密度影。CT 分辨率高,观察病变较为细致和全面,是目前诊断急性鼻窦炎的较好指标。

急性患者应去除病因、消炎、消肿,可足量使用抗生素、局部热敷、短波理疗等,还要保持鼻腔引流通畅。慢性患者应避免受冻,减少伤风感冒,鼻腔内滴用血管收缩剂,如 0.5％麻黄素液,保证鼻腔通畅,促使鼻腔脓液引流,必要时做上颌窦穿刺引流,注入抗生素治疗等。鼻窦炎在药物控制不满意或出现并发症时可采用鼻内窥镜手术,通过内镜引导直达病灶,开放鼻窦口,清除病变,改善局部引流，进而恢复鼻窦正常的生理功能。

鼻窦炎的预防措施：①应当及时治疗感冒，当有反复扁桃体炎发作时应彻底治疗。②早晨可用冷水洗脸，可以有效增强鼻腔黏膜的抗病能力。③平时可常做鼻部按摩。④注意擤涕方法。鼻塞多涕者，宜按塞一侧鼻孔，稍稍用力外擤。之后交替而擤。鼻涕过浓时以盐水洗鼻，避免伤及鼻黏膜。⑤在感冒流行期间，外出戴口罩，避免公众集会，尽量少去公共场所。

（《健康之友》1995 年第 5 期）

青少年近视不宜过早配眼镜

孩子近视，很多家长都习惯性地给孩子配眼镜，但是一段时间后，往往发现孩子的视力仍然下滑，又要重新配眼镜。为什么戴镜后度数还在加深？以后怎么办？

配镜可以解决孩子目前"看不清"的问题，但近视的根本原因是睫状肌痉挛，由于孩子的眼睛一般在 18 岁才发育成熟，在功课繁重以及看电视、上网等不断造成用眼过度疲劳的情况下，睫状肌痉挛在配镜后依然持续恶化，最终导致一次又一次配镜，度数却不断加深，直至高度近视。专家强调，青少年近视不宜过早配镜。尤其是近视时间越短、年龄越小、度数越浅的孩子，改善越早，视力恢复与防止下滑的效果越好。

那么，发现近视后如果近视还不严重，该怎么办呢？

1.**改善照明、端正坐姿**　最理想的光源为自然光源。不良光源会在不知不觉中对眼睛造成伤害。太强或太弱的光对眼睛都是有害的。研究表明，学生的近视和夜间长期应用不科学照明光源有直接关系。因此，灯光照明一定要特别注意，要选择良好的、亮度足够照明的灯具。

读写姿势要端正。眼离书本 1 尺远；这个距离符合眼的调节生理机能，可以使眼肌的调节紧张度达到最低程度，能减轻眼睛疲劳。

2.**节制看电视、用电脑**　电视、电脑进入家庭，孩子可以从中增长知识，开阔眼界。但它们因为光线强，图像有闪动感，看的时间过长，导致眼肌调节紧张和疲劳，会损害视力，产生近视。因此，看电视要有节制，注意调节好电视的亮度，距离要适当，位置一般保持和电视的距离为 3 米左右，和电脑的距离保持在50～70 厘米之间；看电视、用电脑的持续时间不要超过 1 个小时，1 天不超过 4

小时,连续用眼中间要休息 10～15 分钟。

3. 经常望远　不要过度用眼。连续近距离用眼中间要稍事休息,时间不应过长,青少年一般不超过 1 小时。积极参加户外活动,以求经常性地增加视距,开阔视野,放松调节,维持正常视觉功能。

经常进行眺望远训练,如可以眺望远处的树木或建筑物,也可以在夜晚辨认那满天的星斗。

(《家庭百事通》2015 年 11 期)

人到中年要护眼

青光眼,这个曾属于老年人"专利"的疾病,眼下正迅速向中青年人群渗透。青光眼,也逐渐成为眼睛"致盲"的第二大"杀手",拉响了中青年健康的警报。专家指出,出现以下症状,应及时找眼科医生检查,确诊是否患有青光眼,以便早期发现,及早治疗,提高治疗效果。

1. 过早出现老花眼　40 岁以前出现老花眼(但要与远视眼较早出现的老花眼相鉴别),女性戴老花镜度数变化很快,这都与眼调节减退有关,与青光眼早期病变程度成正比。

2. 眼胀、头痛、视物模糊　情绪激动或在暗处停留过久,可出现上述症状,休息后可缓解。这是闭角型青光眼的早期症状,又称作青光眼小发作。多次反复出现后,可能出现剧烈眼痛、头痛、视力急剧下降,伴恶心、呕吐等症状,有时可误诊为急性胃肠炎及脑血管病等。

3. 视力逐渐下降　高度近视者佩戴适度眼镜仍常有头痛、眼胀感。

4. 晨起后看书报鼻根酸胀、眼眶前额胀痛　正常人眼压有昼夜波动的规律,一般清晨偏高,夜间偏低。青光眼患者 24 小时眼压波动幅度更大,故早晨眼压更高,出现上述症状。

5. 晚上看灯光出现虹视　这是由于眼压升高,角膜水肿,造成角膜折光改变所致。

6. 喝水较多后眼痛　一次喝水较多,饮水 15～30 分钟后出现眼胀、头痛,就要注意。

中青年是人生、事业的黄金时期,要学会保护、珍惜自己的眼睛。首先要认识青光眼的危害性,特别是慢性单纯性青光眼患者。临床症状不明显或休息后症状缓解,自认为没什么大事,丧失宝贵治疗时机。对于已确诊的青光眼患者,要请医生及早制订合理的治疗方案,并坚持按方案进行治疗。想调整药物,一定要和医生商量,不要自行决定,以免耽误病情,失去宝贵的治疗时机。青光眼的药物治疗五原则是规律、按时、定量、长期和持续。在治疗期间,对于那些眼压控制满意,生活作息规律,情绪稳定的病人,建议每月测 1 次眼压,每 3 个月到半年测一次视野并检查眼底。但如果眼压控制不满意,生活作息欠规律或者情绪不稳定,则要争取每周或半个月就测 1 次眼压,每个月测 1 次视野并定期做眼底检查。

另外,青光眼患者在日常保健、护理当中应该注意:饮食清淡易消化,避免接触和食用烟、酒、浓茶和其他刺激性食物;避免快速饮水,每次饮水量不要超过 300 毫升;科学用眼,避免眼睛疲劳,避免在黑暗环境中停留过久,少戴颜色过深的墨镜;保持充分睡眠,衣服领子不要过紧,睡眠时枕头可以适当垫高,避免长时间低头;还要保持大便通畅。

(《大众健康》2006 年 2 期)

哪些人应该防眼病

眼病与遗传和生活方式等因素有一定关系,如果你是眼病的高危人群,请特别注意。

(1)青光眼是眼球内压力间断或持续升高的一种眼病,除眼压升高外还有视神经及视野改变。青光眼的类型很多,其中老年人常见为原发性闭角青光眼,女性多见。此病早期无明显症状,有时用眼过度后可出现头痛,视物不清,眼胀,经休息后可以好转。因此,父母、兄弟姐妹中有一人患有青光眼者,其他家庭成员均应定期检查眼压。

(2)斜视是由于婴儿大脑发育不完善,受到惊吓、高热或创伤等多种因素影响,导致眼球运动发生障碍,较重的远视、近视、散光等也是斜视的常见病因。儿童或者 6 个月以上的婴儿,出现斜视,应及早去医院诊治。此外,如果发现孩子看东西老喜欢歪着头或侧着身子,也应尽快就医。

(3)长时间操作电脑,会使人眼过度疲劳、干涩、发痒、灼痛、畏光、视觉模糊和视力下降,有的还感到头晕、头疼,这在医学上被称为电脑眼病。为预防电脑眼病,应注意以下几点:①操作时注意坐姿,使电脑屏幕中心线基本上与胸部水平,距眼睛 40～50 厘米。②室内的光亮适宜,避免阳光直射在荧光屏上。③经常眨眼或是闭目养神片刻,以使角膜表面保持湿润。④在电脑前工作 1 小时后,应休息 15 分钟。

(4)使用高速电钻和焊枪者,需要戴好防护镜。夏季外出或者前往海拔过高的地区旅游,需要佩戴品质良好的太阳镜,以减少紫外线对眼睛的损害。

(5)有糖尿病、高血压的慢性病患者,应定期检查眼睛。

(6)化妆女性要注意防眼病,目前市场上众多的化妆品,由于在生产、销售过程中,或多或少地会出现污染问题,故提醒乐于打扮的女士们,在美化您的双眼时,首先要防止化妆品的污染,在化妆扑粉时应轻轻闭合双目,以防止粉末落入眼中。据眼科专家介绍,有 4 种眼病与化妆品对眼睛的刺激有关,故称之为化妆品眼病。

上述人群,或 40 岁的人群以后应该每年做一次眼科检查,检测眼压、视网膜等各方面的情况。如果发现问题,请务必遵医嘱进行保健和治疗,防止眼病发生。

(《开卷有益求医问药》2010 年 7 期)

戴高乐何以患白内障

1958 年,法国反法西斯战争的民族英雄戴高乐将军在退隐多年之后重新执掌政权,这时他已经 68 岁了。

当时,很少有人知晓戴高乐总统是白内障的受害者,糖尿病引起了并发症,导致白内障。1956 年,66 岁的戴高乐做了白内障切除手术。

糖尿病是最常见的内分泌代谢疾病,其发病率在欧美发达国家为 3％～5％,我国统计达 1％,按我国 12 亿人口计算,则全国有 1200 万糖尿病人。糖尿病的主要症状是三多一少,即多饮、多食、多尿和体重下降,化验时有血糖增高,尿糖阳性,由于糖尿病属于全身性疾病,因而随着疾病的发展,可出现形形色色的并发症,糖尿病病人由于眼组织结构解剖生理的特殊性,易受体液理化性质的影响,更容易出现并发症,白内障是其中之一。

正常人房水和晶状体内,山梨醇含量极微或缺乏,糖尿病人由于血糖增高,房水和晶状体内所含的葡萄糖也增高,当葡萄糖增高时,山梨醇就成为主要代谢途径,而山梨醇不易通过细胞膜,它在细胞内蓄积后,使氨基酸不能渗入晶体,晶体蛋白质合成障碍,促使白内障形成。

　　糖尿病引起的白内障有两种情况,即真性糖尿病性白内障和糖尿病人发生的老年性白内障,真性糖尿病性白内障发生于血糖未能控制的 35 岁以下青少年糖尿病人,常为双眼,进展迅速,通常在几天内或 1～2 周发展成熟,血糖控制后白内障停止发展,也可称之为"急性糖尿病性白内障"。糖尿病人发生的老年性白内障,多见于 40 岁以上的患者,其演变时间较长,可长时间停留在混沌阶段,多先单眼后双眼,此种白内障发生率比非糖尿病患者高,发病年龄更早。

　　患了糖尿病以后,一定要注意饮食控制,定期化验血糖和尿糖,并坚持服用降血糖药或注射胰岛素,使血糖保持稳定。出现视力下降、视物模糊要及早检查,确诊为白内障后要及时治疗,如果平时健康的老年人患了白内障,也应化验血糖、尿糖,确定是否患有糖尿病。

　　当白内障明显影响视力,妨碍工作和生活时,可在血糖控制稳定后进行白内障摘除术和人工晶体植入术。通过手术摘除浑浊的晶状体,祛除挡住光线的障碍物,是有效的治疗方法。

　　目前,采用晶状体超声乳化摘除术治疗白内障,效果很好。晶状体超声乳化摘除术属于一种改良的白内障囊外摘除术。常规的白内障囊外摘除术需要通过弦长 11 毫米的切口,才能将晶状体核取出,而此术仅需弦长 3 毫米的切口,并通过小切口植入可折叠的人工晶体。随着手术切口的缩短,不但减轻了手术对角膜的损伤,而且可减少一系列手术并发症。

(《健康导报》1996 年 10 月 23 日)

老花眼突然好转不可掉以轻心

　　李老师刚退休不到两年,老花眼在几天内突然消失了,视力几乎恢复到年轻时的状态,这着实让李老师高兴了几天。很快,李老师又开始视力下降,经过检查发现李老师患了青光眼。这是怎么回事呢?

老花眼是老化的反映

　　老花眼的起因,是眼睛的晶状体退化。年轻时,晶状体柔软富有弹性,可以随时变厚变薄,看近物时有很好的调适能力。随着年龄增长,晶状体渐渐硬化,丧失了柔软度及弹性。看近的物体时,晶状体的调适能力降低,无法准确地聚焦于视网膜上,会有"雾里看花"的感觉。

老花眼突然好转，可能患上白内障

如果患有老花眼的人一旦突然出现好转，不一定就是真正的好转，也可能患了白内障。白内障是指晶状体发生混浊由透明变成不透明，阻碍了光线进入眼内，使视力下降的一种眼病。老年性白内障主要分为皮质性和核性两大类，皮质性白内障最多见，初发期晶状体混浊发展较慢，但继续发展就是膨胀期，此期晶状体因内部纤维的充分肿胀，使晶状体的厚度增加，中央部分变凸使眼睛屈光力增加，造成暂时性近视。此时，老年人会感觉自己视近物比过去清晰，甚至不必戴老花镜。

但这种视力好转还会有继发青光眼的可能，由于晶状体变凸还会使眼睛前房变浅，容易造成房角闭塞，使房水流出受阻而继发青光眼。所以，这时应严密观察有无继发青光眼。

药物治疗老花眼没有科学依据

近几年来，广告中不断出现"老花眼是病，不治就会导致严重后果"之类的言论。对此，专家提醒：药物治疗老花眼没有科学依据，不能轻信此类言论。目前，国内治疗老花眼主要有两种办法：手术和配镜。老花眼的治疗仍以配镜为主要方法，一般讲低矫正比矫正过足会获得相对舒适的视感觉。所以配镜要经医生检查之后正确配制。但是，患了老花眼以后一定要定期进行检查，以防患白内障。

对于白内障膨胀期继发青光眼急性发作的病人，和普通的白内障或青光眼治疗不完全一样。主要是采用药物将眼压降低至正常后，做手术摘除白内障，植入人工晶体，一般能达到治愈的目的。对白内障膨胀期前房变浅较明显，尚未出现青光眼急性发作的患者，可以行 YAG 激光虹膜周边打孔，以预防青光眼急性发作。

（《健康指南》2011 年 4 期）

青光眼患者不宜看 3D 电影

《华商晨报》2010 年 1 月 29 日报道，为了孝顺父亲，儿子给父亲买了 3D 大片的电影票，没想到近 3 个小时的视觉盛宴却让老爷子得了急性青光眼。

邓先生的老伴说,邓先生今年 62 岁,25 日那天儿子和儿媳好心为老两口买了 3D 大片电影票。可电影还没看完,邓先生就出现视力模糊、两眼发胀、头晕、头痛、恶心想吐的症状。她开始以为老伴看电影太激动得了脑出血,经医生检查是眼压升高诱发的急性青光眼。邓先生老伴说,邓先生有青光眼家族史,但他以前的眼压一直正常,怎么也没想到一场电影就发病了。

什么是 3D 电影?D 是英文 Dimension(线度、维)的字头,3D 是指三维空间。国际上以 3D 电影来表示立体电影。

最近,《阿凡达》在全球同步上映,这部耗费 5 亿美元打造的 3D 科幻大片突破了人类视觉效果的极限,据国外媒体报道,仅用了 6 周时间,詹姆斯·卡梅隆的新片《阿凡达》便打破了同样由其导演的《泰坦尼克号》的全球票房纪录,成为有史以来全球最卖座电影排行榜的冠军。

人在正常状态下看东西是双眼同时,两个眼睛看到一个影像显示在视网膜上,而 3D 电影的图像之所以看起来立体感很强,是利用了"双眼分视"原理,3D 电影是用两个镜头从两个不同方向同时拍摄下景物的影像,制成电影胶片,3D 眼镜实际上是偏光镜,戴上后左眼只能看到左像,右眼只能看到右像,通过双眼汇聚功能将左、右像叠合在眼底上,由大脑产生三维立体的视觉效果。

不少人有一些轻微眼疾,通常情况下大脑能够自然调节。然而,观看 3D 电影时,幻觉效果与平时人们双眼看到的视觉效果并不完全相同,要适应这种变化,需要投入更多脑力,从而容易导致头痛。3D 电影一般时间比较长,观众长时间处于黑暗中,随着剧情变化,注意力高度集中会造成不同程度的视觉疲劳。而情绪、环境往往是青光眼的诱发因素。电影院光线很暗,长时间处于这种环境中,人的瞳孔会放大,导致某些眼睛有疾者突然眼压升高,诱发急性青光眼。

专家提醒,青光眼高危人群通常在天气变化、过度劳累、长时间阅读或看电影电视、过分的喜怒哀乐、失眠等情况下引起急性发作。如果在看场面逼真而刺激的 3D 电影时,感到头痛或恶心、视物模糊不清;或者看灯光时,周围有一圈缤纷的彩虹圈,即使用手揉也不能除去,应该警惕青光眼急性发作,及时就医。

看 3D 电影时,尽量选择后面的位置,因为越往后眼睛的调节程度会大幅度减缓,隔段时间或者眼睛酸痛时,取下眼镜休息一会,还可以滴些眼药水湿润角膜。近视、远视、散光的人,一定要戴矫正眼镜观看,双眼度数相差大于 250 度的人,最好戴隐形眼镜观看,40 岁以上有青光眼家族史者,实在忍不住要看 3D 电影,应间隔半小时到亮环境下休息 5～10 分钟。

(《家庭百事通》2010 年 7 期)

弱视须及时治疗

　　眼部无明显器质性病变,矫正视力低于或等于 0.8 为弱视。弱视是由于在小儿视觉发育过程中,各种影响外界光线在视网膜上正常投射的因素,使视觉中枢及视觉传导通路发育不良所致。比如常常让婴儿看电视,或是常常让孩子躺着斜着眼睛看一个方向的东西等等。弱视患者不仅视力低,而且没有双眼同时视和立体视觉。

　　视觉发育是从出生到 6～9 岁,如果弱视眼在这段最佳治疗时间里没有得到诊断及治疗,大脑就选择永远放弃这个弱视眼,导致患者弱视眼一生视力低下。因此,一旦发现,应及时治疗,这样可使弱视得到矫正或部分矫正,如果弱视在视觉发育期没有得到治疗,将失去治愈机会。

　　弱视治疗主要为:

　　(1)根据弱视病因予以相应治疗——矫正屈光不正;通过镜片或手术矫正眼位;手术解决白内障或上睑下垂等。

　　(2)加强弱视眼的训练——常规的遮盖训练,目前认为是治疗弱视的主要和有效的方法,包括完全性遮盖法和不完全性遮盖法,必须根据患儿弱视程度及两眼视力情况选择合适的遮盖时间比例,以免因遮盖时间过久发生遮盖性弱视。

　　此外,后像疗法适于旁中心注视者改善注视性质;红色滤光片疗法对视觉发育有一定促进作用,借以提高弱视眼的功能。还有精细目力训练,根据视力高低选择不同的作业。对于弱视采用综合疗法比单一疗法要好,可缩短疗程。

　　大多数患儿经过综合治疗后视力都有不同程度提高,但还需要通过同视机等进行双眼视功能训练,包括同时视训练、融合训练、立体视训练,以期重建双眼单视功能。

(《中国中医药报》2006 年 7 月 27 日)

会遗传的视网膜母细胞瘤

《大河报》2005 年 10 月 25 日报道：1990 年，焦作市博爱县柏山镇马营村村民杜华军和王钦结为夫妻。婚后，他们为第 1 个女儿取名叫杜鹃。杜鹃出生后不久，王钦就发现女儿的眼睛有点不大对劲。当他们捂住孩子的一只眼睛时，小杜鹃摇头晃脑不愿意，而捂住另一只眼时，小杜鹃一动不动地朝着大人发笑。他们预感到小杜鹃可能一只眼睛失明。明确诊断后，小杜鹃患的是视网膜母细胞瘤。

2002 年 12 月，杜华军的第 2 个女儿杜若兰出生。本以为有了这样乖巧、俊秀的女儿，可以将多年积压在夫妇心中的哀痛一扫而光，不料，小若兰出生 5 个月后，被查出也患有视网膜母细胞瘤。

两个女儿先后都患上罕见的视网膜母细胞瘤，杜华军想到可能是遗传所致。但是，多家医院的体检结果显示夫妇 2 人都很正常。怀着一线希望，他们下决心再要一个孩子，并预先给孩子起好了名字——杜明明。2005 年 2 月第 3 个孩子出生，3 个月后，杜明明的右眼也因患上视网膜母细胞瘤而做了切除手术。

视网膜母细胞瘤是婴幼儿最常见的眼内恶性肿瘤。2/3 的患儿在 3 岁前发病，30％患儿为双眼受累，40％病例属于遗传型。有家族遗传史及双眼的患者，较散发或单眼的患者发病要早，成年人发病罕见。遗传型和非遗传型的视网膜母细胞瘤都是由位于染色体 13q14 的等位基因控制。遗传性视网膜母细胞瘤患者的体内每一个细胞都有一个异常的等位基因，当生长中的视网膜细胞的另一个等位基因发生自发性突变时，就产生肿瘤。遗传型视网膜母细胞瘤患者的后代有 50％患病概率。

丹麦的研究人员指出，因遗传而有患视网膜母细胞瘤风险的儿童，以及曾接受治疗者，容易产生其他癌症。这与孩童是否接受放射线治疗无关。研究人员追踪了自 1943 年至 2000 年，共 266 名患者。他们发现其中有 22 名存活者罹患其他肿瘤。148 名非遗传性视网膜母细胞瘤患者，有 7 位产生其他肿瘤；但其他 88 名遗传性患者中，则有 15 位。

根据视网膜细胞瘤的发展过程，可分为 4 期：

1.眼内生长期 早期患眼无红、肿、痛等症状，只是医生检查患儿眼底时可发现肿瘤突起。肿瘤逐渐长大后,瞳孔散大,出现黄白色或灰白色反射光亮,像猫眼那样闪光。

2.青光眼期　因肿瘤在眼内继续长大,眼球内容物增加,眼内压力升高而继发青光眼。此时患儿精神不振,哭闹不安,并出现眼球变大、突出,结膜充血,角膜水肿,混浊流泪等症状。

3.眼外蔓延期　肿瘤长至一定程度后,即可穿破眼球壁向外蔓延。向前形成溃烂区;向后可沿视神经向颅内扩展,浸润颅脑。

4.全身转移期　本病晚期,瘤细胞通过淋巴及血液向全身转移,此时患儿已处于生命垂危状态。

由于患儿较小,视力下降无法诉说,往往发现时肿瘤已经生长较大,主要采用的治疗方法是摘除眼球,治愈率可达50%以上。如果发现较早,还可以应用激光,温热治疗,覆贴放疗等方法。

若为双眼,往往采取摘除病情严重的一眼,另一眼可应用激光,冷冻,放射治疗等方法,保留视功能。若已有眼外转移,应用化疗,挽救患儿生命。

视网膜母细胞瘤目前尚无特效方法可以根治,注意观察孩子的眼部发育,及时发现,早期诊断及治疗至关重要。

(《医药星期三》2011 年 6 月 22 日)

嗓音嘶哑不能忽视

喉癌是耳鼻喉科最常见的一种恶性肿瘤,约占全身癌肿的2%～5%,其中有95%为50～70岁的中老年人,男性发病率是女性的8～10倍。

男子患喉癌与其生理特征有关。首先,男子肺活量大,发音时声门下压力高,声带负担较之女性更重,因而易受损害,随着年龄增长,喉咙也随之老化,成为癌肿的好发部位。其次,男性中吸烟、酗酒者甚多。资料表明,喉癌患者97%为"瘾君子",日平均吸烟高达60支以上。长期酗酒造成声带充血和炎症性损害,进而诱发声带鳞状上皮细胞癌变。此外,长期与有害化学气体接触,也是喉癌的易患因素之一。不科学的饮食、熬夜、精神因素心理压力过重等等都与喉癌的发生有着密切关系。

由于癌肿生长在喉腔的不同部位,临床表现亦不尽相同。一般把喉癌分成三型:

1.**声门上型** 即癌肿位于声带以上部位。这里是喉腔中最为宽阔的部位，在早期可无明显症状，仅有咽喉异物感，肿瘤向下侵及声带才出现声音嘶哑或呼吸困难。此型癌肿分化差，恶性程度高，发展快，容易向颈部淋巴结转移，出现颈部肿块。肿瘤表面溃烂出现咽喉疼痛，吞咽困难或有耳部牵引痛，如侵及血管可以出现痰血。

2.**声门型** 即声带癌。声门是发音部位，患癌肿首先出现声音嘶哑，并呈进行性加重。声门是呼吸道最狭窄的部分，肿瘤长大阻塞声门会出现呼吸困难。由于声门区淋巴组织少，肿瘤细胞分化较好，出现声音嘶哑早，所以预后较其他型为好。

3.**声门下型** 即癌肿位于声门下至环状软骨下缘以上的声门下区内。这里比较隐蔽，缺乏早期症状。随着肿瘤增大，会出现咳嗽，血痰，晚期可有呼吸困难，向前侵犯甲状腺，向后累及食管前壁，并出现吞咽困难。

以上是喉癌早期可能发生的一些表现，为了早期发现喉癌，凡有原因不明的声音嘶哑或咽喉部异物感，经过一般对症治疗后症状不见好转，尤其是年龄在40岁以上者，应尽早到医院请专科医生进一步详细检查，以便确诊。

目前，喉癌的治疗效果较好。首先，喉癌的检查手段多，如：放大动态喉镜检查、纤维喉镜检查、喉部CT及核磁共振等检查，只要医生从症状上联想到这种病，通过检查容易诊断。其次，在喉癌的治疗方面也日趋成熟。我国目前主要以手术切除为主，放疗、化疗为辅。由于喉癌治愈率高，所以早发现、早就诊、早诊断和早治疗的四早原则尤为重要。而有意识地进行早期预防更是扼杀喉癌的灵药。

（1）本病与吸烟有关，吸烟者发病率明显高于不吸烟者，吸烟越多发病率越高，因此，为预防发生喉癌，必须禁烟。

（2）忌辛辣食物，宜食用新鲜蔬菜、水果及高蛋白食品。水果蔬菜中含有丰富的微量元素及维生素，对预防喉癌起协同保护作用。因此，用水果蔬菜代替部分脂肪、蛋白质和精加工谷物是一种健康的生活方式。多吃水果蔬菜，少吃精加工的面包等谷物制品，不仅能降低喉癌风险，还能降低患多种癌症的风险。

（3）放疗后如有喉部干燥等症状时，可用清热解毒的中药，如：西瓜霜含片、金银花等。

（4）治疗后必须定期到医院复查，每1～2月1次间接喉镜检查，颈部有无肿大淋巴结，必要时做胸部CT及彩超检查。

（5）患者应树立战胜疾病的信心和保持乐观情绪，适当的体育活动可增强机体抵抗力。

（《抗癌》2005 年 3 期）

打出来的鼓膜穿孔

《焦作日报》报道：河南省博爱县 24 岁的刘某，与丈夫因生活琐事发生争执，进而厮打。之后，刘某左耳出现耳聋、耳鸣、耳痛等症状，经医生诊断为左耳外伤性鼓膜穿孔。刘某愤而走上法庭状告丈夫，丈夫知罪认错，表示以后要处理好夫妻关系，不再打骂妻子，并赔偿妻子经济损失 250 元。

厮打为何会导致鼓膜穿孔呢？

鼓膜也叫耳膜，位于外耳道最深部，距外耳道口约 2.5～3 厘米，鼓膜具有集音和扩音作用，鼓膜可保护人耳圆窗膜，使之不受音波的过分干扰而损伤，鼓膜也能保护中耳，如果鼓膜穿孔破裂，细菌容易直接侵入耳腔内而发生中耳炎。

鼓膜有一定的弹性和韧性，受伤的机会不是太多，正常情况下不容易穿孔。鼓膜穿孔的直接原因有挖耳、冲洗、溅入热金属屑、电火花或误滴腐蚀剂等，间接外伤多发生于空气压力的急剧改变，如炮震、爆炸、掌击、擤鼻用力、跳水等。鼓膜破裂的一刹那突然发生耳疼、耳聋、耳鸣或短暂的眩晕，外耳道可有少量鲜血。

鼓膜的修复能力很强，在外伤穿孔破裂后，大多数可能痊愈。但必须注意以下几点：

（1）保持外耳道干燥。外伤后即可用酒精消毒外耳道，擦净和取出外耳道异物、耵聍（耳屎）等，不要取下附在鼓膜上的血痂，以免引起细菌感染。

（2）禁止用水冲洗外耳道，也不要用任何药物滴耳，因为这样不但无益，相反，可以使细菌进入中耳引起感染。

（3）不要用力擤鼻涕，如有鼻涕，可吸入口中吐出，也可服消炎药，以免感染。

如果因感染而发生了中耳炎，要按中耳炎进行治疗。此外，穿孔未有愈合封闭，医生常用以下方法治疗。

（1）烧灼贴片法：用 30％硝酸银或 50％三氯醋酸烧灼穿孔边缘使之成为新鲜创面，再贴薄片，如塑料膜或大蒜等，新生组织沿贴片向中心生成，数周可愈合。

（2）刺激疗法：在穿孔的边缘刮除上皮，促进组织新生，再滴 5％尿素硼酸液，以加速修复。

（3）经以上处理仍未愈合，可采用手术方法修补穿孔，现多选用自身软骨膜、筋膜等作修复材料。

（《中国保健营养》2002 年 3 期）

老人耳聋要正确选用助听器

老年人在听力下降，经药物或手术治疗都无法恢复时，就需要配戴助听器。但不少患者因担心"形象"受损，或者害怕戴上助听器会加重耳聋，拒绝使用助听器。其实，助听器的配置与眼镜有异曲同工之妙。

耳聋应尽早配助听器，以不断刺激耳神经，尽量保持现有的听力。如果等到聋得实在听不清楚时，语言神经中枢老化，分辨能力退化，即使听得到别人说话的声音，也可能不理解对方说话的意思。

目前，助听器的销售店在国内十分普遍，不少老人以为随便买一个助听器就可以解决听力问题。在配验助听器之前，一定要去医院做三项检查：①常规的耳鼻喉检查；②纯音测听；③声导抗等相应的听力学检查。经诊断确定需配置助听器后再行购买，切忌盲目听信宣传，自行配置助听器，延误治疗时机。

在配置时，需根据个人的听力曲线图来验配助听器，通过专业的不断调试，直到佩戴后感觉舒适且听力得到改善。在使用助听器的时候，需要注意以下事项：

（1）配助听器前，老年人一直处于安静环境中，一旦戴上，周围的声音突然放大会不适应。因此要学会戴机集中精力，听周围人讲话，区分背景噪音。

（2）戴助听器后，如果觉得听清每个字困难，可适量放大助听器增益，但要避免因放得过大而产生噪音，且宜采用近距离放低音量的交流方式。

（3）由于长时间听力下降，语言功能也会受到影响。因此，戴助听器的老年人每天应通过朗读练习，掌控自身发音强度，使之调整到适当音量。

（4）配戴助听器 3～5 周需要一次随访，以对助听器做进一步调试。

（5）在佩戴助听器时若出现问题，应及时与助听器验配专业人员联系，不应放弃配戴。

（《家庭医学》2009 年 11 期）

打鼾影响性生活质量

吴先生结过两次婚,每次都是婚后不久婚姻便出现了问题,原因很简单,就是男方患有阳痿,不能使夫妻生活满意,吴先生曾经求医多次,各种药物用了不少,但都没有效果。

朋友提醒吴先生,他长得胖,体重严重超标,睡眠打鼾,白天说睡就能睡着,闺房之事失谐会不会与此有关? 他在医生指导下进行了一段时间的减肥治疗,体重下降 30 多千克,不仅睡眠不闻鼾声,性生活质量也有了一定程度的提高。1 年多后,妻子生了一个可爱的宝宝。

打鼾影响性生活质量

打鼾,学名睡眠呼吸暂停综合征,是一种普遍存在的睡眠现象,尤其在中年男性中十分常见。很多人认为打鼾是睡得香的表现,其实,呼噜声越大,健康越容易受到伤害,夫妻生活质量也会大大降低。英国一项研究发现,打鼾是性生活杀手,有 25% 的夫妇性生活受到打鼾的影响。

首先,打鼾者睡觉时呼吸会反复暂停,形成低氧血症,造成身体器官严重缺氧。由于血液到达身体各个器官不充分,阴茎勃起时需要的血液也会"供不应求",长此以往,会造成勃起缓慢、勃起硬度降低或勃起持续时间太短,甚至无法勃起。

其次,打鼾说明睡眠质量不高。英国最大的关系顾问机构 Rekate 的两性关系专家丹尼斯·诺丽斯说,打鼾首先是影响睡眠,进而影响到夫妻间的性生活,这是因为缺乏睡眠会使得身体和精神上感到过度疲劳。她认为:"缺乏睡眠的人不得不忍受着身体和精神的双重折磨。当人感到无法忍受时,性爱就成为你想要做的最后一件事。"美国性爱医师学会的一份研究报告指出,长久以来的睡眠质量不好,使得男性总是处在疲倦状态之中。这会导致身体新陈代谢失调,性激素分泌不正常,性欲自然就不会旺盛。

再次,打鼾可能使得对方产生厌恶和反感情绪,影响性爱情趣,甚至引发分床、分居、争吵等情感问题。矛盾得不到解决,双方自然也就对性生活失去兴趣。英国打鼾和睡眠呼吸暂停协会的玛里亚娜证实,打鼾是夫妻生活的一大杀手,因为她们常收到一些女性的来电,抱怨说自己已处于绝望之中。

最后,打鼾还可能是某种疾病的征兆,如打鼾严重的人患高血压、心脏病的可能性较大,而这些慢性疾病如果得不到及时发现和治疗,会进一步影响性功能。

打鼾者如何进行婚姻自救

长期打鼾需要及时对症治疗,因睡眠不足、饮酒、睡姿不当等因素引起的打鼾,要避免相应的行为或利用机械通气治疗;因口、咽、鼻等器官病变引起的打呼噜,应到正规医院进行治疗。

专家建议,打呼噜患者先进行睡眠呼吸监测,检查睡眠时阻碍呼吸的关键器官部位,如果是鼻腔狭窄就做鼻腔拓宽手术,手术的主要目的是要保持患者呼吸畅通。睡眠呼吸暂停综合征的病人治疗视病情轻重和特点主要有三个方面。第一,比如是口腔、下颚的问题,戴各种口腔矫治器。第二,戴呼吸器,经鼻持续气道正压通气治疗。第三,进行外科手术治疗。

(《家庭医学》2014 年 3 期上)

儿童打鼾智力差

研究表明,儿童睡眠障碍总发生率为 27.1%,其中睡眠频繁打鼾占 5.7%,睡眠呼吸暂停达 0.4%。另有报告显示,那些睡眠中伴有鼾声的 5 岁大儿童的智力、理解力、记忆力明显低于同龄儿童。同时,他们的肢体活动能力也会比较低下。

容貌受损

小儿夜间睡眠打鼾,特别是重度打鼾,使呼吸道气体交换受阻,血氧含量下降,可致大脑缺氧,还可以影响心脏血液供应;长期张口呼吸,影响颌面骨发育,产生高拱腭、牙列不齐、鼻中隔偏曲等,且常有鼻孔小,上唇短厚外翻,下颌下垂,面部表情呆滞,而呈现"腺样体面容",重者可发生鸡胸。

妨碍发育

增大的腺样体可堵塞咽鼓管的开口,导致渗出性中耳炎,影响听力;还可影响生长激素释放使生长发育受影响,身高、体重均会低于同年龄的正常小孩,身体抵抗力降低,易患慢性呼吸系统疾病。故儿童打鼾对其智力和生长发育均有较大影响。打鼾严重时可能会出现呼吸暂停,由于吸入氧气减少而诱发睡眠癫痛,或不明原因猝死。研究还表明,患有睡眠呼吸障碍的儿童发生多动症的比例是普通儿童的 2～3 倍。

须尽快祛除阻塞

小儿出现打鼾,绝大多数是因为鼻咽部腺样体及扁桃体肥大,或者有颅面结构发育畸形。

呼吸道的细菌、病毒感染很容易引起腺样体发炎,腺样体急性发炎对孩子的健康危害并不很大,但如果腺样体因炎症反复刺激而发生病理性增生肥大,就会堵住后鼻孔,影响鼻腔的通气功能,导致缺氧、窒息。一些小孩扁桃体经常感染刺激,不断化脓引发炎症等因素导致扁桃体或者腺样体肥大。

由于扁桃体或者腺样体肥大是引起上气道阻塞的最常见原因,所以腺样体切除术和扁桃体摘除术是最有效的治疗方式,有效率达 90%。如果情况不严重,药物消炎等治疗可以缓解和控制症状,但一旦孩子出现憋气和打鼾就要引起高度重视,特别是对于堵塞严重的孩子,只要没有手术适应证,必须尽快手术,以保持呼吸道通畅。但也有 7%～8% 的肥胖儿,手术后效果不是很理想,需要控制饮食,加强锻炼。

当然,也不是所有的腺样体和扁桃体肥大都会发展为睡眠呼吸暂停综合征,还有一些其他病因,如严重过敏性鼻炎、鼻窦炎、颅面畸形等,这样的情况做手术效果则不佳,需要手术后继续进行抗过敏治疗。

试试改变睡姿

孩子出现打鼾,有可能是睡眠姿势不当,所以家长可以先不要孩子仰睡,因为仰睡颈部软腭会下陷,阻塞气流,最好让其侧卧。

（《健康报》2007 年 1 月 16 日）

龋齿也有母婴传播

龋齿就是通常所说的"虫牙",它的危害很大。患了龋齿如不及时治疗,龋洞会越来越深,逐渐侵犯到牙神经,产生剧烈疼痛,炎症继续发展可引起根尖周围组织发炎,导致颜面局部肿胀、疼痛,严重时可引起败血症。慢性根尖炎症反复发作,还会导致全身病变,引起心脏病、肾病、关节病等。孩子处于生长发育期,如果因为牙齿龋坏造成咀嚼功能低下,会影响食物的消化吸收,导致孩子营养不良。

诱发龋齿的原因很多,除了不科学的饮食习惯,龋齿也有可能在母婴之间形成传播。虽然还无法准确描述出龋齿在母婴间的传播过程,但实验已经证实:变性链球菌是导致这种传播的罪魁祸首。因此,只要去除龋齿的致病因素,幼儿发生龋齿是完全可以预防的。

首先,为了宝宝的牙齿健康,患有龋齿的母亲应当尽量避免与幼儿的口腔接触,不要将自己咀嚼过的食物喂给孩子。

其次,母亲也应当尽量减少发生龋齿的机会。研究发现,咀嚼木糖醇口香糖能有效阻止口腔牙菌斑 pH 值的降低,具有抑制变性链球菌作用,对初期龋齿起到再矿化效果。

再次,去除牙齿表面的菌斑,保持良好口腔卫生是预防龋齿的关键。口腔清洁应从孩子出生时开始做起。此时,婴儿虽然没有长牙,家长也应像每日给孩子洗脸、洗澡一样为孩子擦洗口腔。随着孩子乳牙萌出,改用带毛刷的橡皮指套为孩子刷牙。待 2~2.5 岁孩子乳牙基本上完全萌出之后,逐渐过渡到用幼儿牙刷为孩子刷牙。

最后,注意合理的营养。尤其是多吃含有磷、钙、维生素类的食物,例如黄豆和豆类制品、肉骨头汤、小虾干、海带、蛋黄、牛奶、鱼肝油和含有大量维生素与矿物质的新鲜蔬菜及水果等,这些食物对牙齿的发育、钙化都有很大的好处。

母亲在怀孕期间的营养、健康状况以及用药情况都会影响胎儿牙齿的生长发育。倘若胎儿牙齿钙化不足,牙质就显得疏松,甚至缺损,造成龋齿。为了消除孩子龋齿的先天因素,母亲在怀孕后就应注意适当补充蛋白质、钙、磷、铁等无机盐以及充足的维生素。特别在妊娠中期以后,应多喝一些骨头汤、多吃些含维生素 A、D 较丰富的食物,如动物肝、禽蛋、牛奶、胡萝卜、西红柿、新鲜绿叶蔬菜和水果;多到户外活动,多晒太阳。

(《大众卫生报》2009 年 3 月 31 日)

洗牙应当注意啥

周女士是一位大学教师,但却有一个不好的习惯,就是在年轻时学会了吸烟,这一吸就是 20 多年,结果形成一口黑牙,很不美观。如今她想去洗牙,谁知朋友听后说:"洗什么牙,听说洗牙会破坏牙齿,洗牙以后牙齿容易掉,还容易染上传染病,多年前报纸上有过报道,说美国佛罗里达州一个牙科诊所有多个患者被传染上艾滋病。"

　　洗牙,医学上称洁齿术,是预防牙周病的重要手段,在美化口腔、预防牙病、维护口腔健康及改善已有牙周炎症、预防牙周病复发等方面,有积极作用。但周女士朋友的看法也有一定道理。因为大多数患者在洗牙过程中容易出现牙龈出血,如果前一个患者洗牙用的器械消毒不彻底,而且这个患者患有传染性疾病,那么这些传染性疾病的确有可能通过残存的血液传染给下一个洗牙的患者。

　　有人会问,刷牙是绝大多数人养成的习惯,对牙齿保健起到不可小视的作用,为什么还要洗牙呢? 这是因为刷牙虽然能起到清洁牙齿表面的作用,但难以彻底根除牙菌斑和牙结石,特别是龈下牙菌斑和牙结石。牙齿在清刷后数小时就会有新的菌株产生,又积聚形成新的菌斑,牙菌斑生长 24 小时后就可以矿化形成牙结石。特别对有些唾液分泌量少的人,口腔自洁作用差,牙菌斑和牙石沉积速度更快。牙齿上大量牙石堆积不仅影响美观,而且造成牙龈发炎、化脓、水肿、流血、口臭,最终引起牙齿松动,甚至牙齿脱落,影响患者饮食。所以,成年人若从未洗过牙,就应尽早去医院做一次洁治,以清除牙面上多年积存的牙菌斑和牙结石。一般人在洗牙后几个月内会形成新的牙石,所以需定期洗牙。一般每隔 3～6 个月洗牙 1 次为佳,若牙齿保护得当,1 年洗 1 次也可以,洗牙同时还可检查全部牙齿,尽早发现牙病及时治疗。

　　有些人洗牙后出现牙齿松动,并不是洗牙本身所致,而是在洗牙前就已经有了严重的牙周疾病。洗牙只是把导致牙齿松动的因素去除掉。对于松动的牙齿,应该积极进行牙周病的治疗,必要时可以通过结扎或者夹板固定。

　　洗牙一定要到正规医院,在不正规的地方洗牙,有以下危害:

　　(1)只清除看得见的牙垢,而留下了致病作用最强的深层牙垢,达不到防治牙周病的目的。

　　(2)损坏牙龈,尤其是对清除牙垢之后暴露出牙根时不能及时进行进一步的专业治疗,不仅导致患者疼痛难忍,还加重牙周病的病情。

　　(3)洗牙一般都会有出血,极易造成交叉感染。所以,应该到正规医院找经过严格培训的医务人员洗牙。洗牙不能使牙齿变白,只能去除牙石。

　　医生提示,以下人群不宜去洗牙:

　　(1)患有严重出血性疾病者不宜洗牙,以免在洁牙过程中造成大出血。

　　(2)糖尿病人血糖未控制时不能洗牙。

　　(3)孕妇、哺乳妇女及经期妇女最好不洗牙。

　　(4)体内放置有心脏起搏器的患者不宜用超声洁治术,否则会造成患者眩晕及心律失常。

　　(5)肝炎、肺结核、艾滋病等传染性疾病者不宜用超声洗牙,以免污染诊室,将疾病传染给他人。

(《家庭医学》2009 年 9 期上)

颠覆对洗牙的错误认识

牙齿是陪伴人类最久的器官之一，一口健康洁白的牙齿，不仅能够提高人的生活质量，而且对社会交往也有重要作用，难怪有些人把牙齿当作"门面"工程很重要的一部分。世界卫生组织对口腔保健特别重视，并把"牙齿清洁，无龋洞，无疼痛感，牙龈颜色正常，无出血现象"制定为口腔健康标准。

"洗牙"，医学称之为牙周洁治术，就是把附着在牙齿表面的菌斑和食物残渣，天长日久形成的钙化物——牙结石，通过牙科医生专门的器械，彻底地从口腔中清除出去。然而，由于人们对"洗牙"并不是十分了解，常产生以下几个误区。

误区一：为了美容，保养牙齿，不算治病。

牙结石和牙菌斑是造成龋病和牙周病的元凶。根据实验研究，牙结石表面的菌斑中所含细菌种类达 160 种以上，且密度极高，对坚硬的牙体组织腐蚀性极强，容易导致"虫牙"，牙龈和牙槽骨更易遭受破坏，轻则"口臭"、牙龈出血，重则牙周脓肿、牙齿松动、脱落。实际上，"洗牙"就是牙周病的基础治疗，大多数轻度的牙龈炎和牙周炎通过"洗牙"就可以治好。所以，洁牙不仅为美观和保健，更为治疗和预防口腔疾病。

误区二：洁牙一次完成，不用复查。

很多人第一次做洁牙，牙结石非常多，牙龈出血也非常明显，加上超声波洁牙机喷出的水流，常常影响到医生的视野；而且牙齿结构复杂，牙结石比较隐蔽，有种称作"龈下结石"的深部结石，个头细小，呈黑褐色，位置深，且附着极其牢固，需用专业器械做"深刮术"，多次治疗，方能清洁干净。对于严重的牙周病患者，一次洗牙治疗，在临床上很难做到彻底治愈牙周病。因此，牙周病人做完洁牙后，一定要及时复查，防止牙周炎症复发。

误区三：洁牙仅适合中青年人，老年人不宜做。

有的老年人，一辈子没有接受过牙周检查，牙面的结石比较大，牙周病也比较严重。他们认为结石对牙齿起保护和固定作用，一旦去除，牙齿就会松动。其实，这种认识非常错误和有害。牙结石不仅对牙齿起不到保护作用，而且口腔卫生状况愈差，有害细菌侵犯体内其他器官的概率愈大。牙结石对人体百害而无一利。老年人做过洁牙之后，松动牙比较轻者，可以治疗固定保存下来，比较重者应及时拔除，以便日后镶复。

误区四:洗牙既花钱又浪费时间,并且还难受,没有必要。

一般情况下,每半年或 1 年洗 1 次牙即可,对于吸烟者,最好 3 个月左右洗 1 次。定期洗牙,在清洁牙齿的同时又检查了 1 次,便于及时发现问题及时治疗。第 1 次洗牙,因为牙垢较多,可能有些难受,一旦坚持下来,能够很好地保持口腔的清洁。

误区五:洗牙会导致牙缝增大,引起牙部过敏,牙体受到损伤。

持这类观点的人,首先对洗牙原理认识不明确。目前,医院及正规牙科诊所进行的洗牙并不是利用磨屑作用将牙齿表面的附着物去除,而是通过超声波高频振荡,去掉牙齿表面的结石及钙化的污物,避免其进一步刺激牙龈,出现出血、怕酸、怕甜、怕热、怕冷等症状,进而导致牙龈发炎。

其次,洗牙后过敏、牙缝增大,感觉不太舒服,是由于多年来没有洗牙习惯,牙结石附着在牙体上时间过长,坚硬度高,一旦去掉后不太适应。再加上长期不洗牙,导致牙龈萎缩,牙根外露,洗掉后会出现一定的过敏症状。实际上,这种清洗对牙齿是没有磨损和伤害的,不必过于担心。

(《健康》2007 年 12 期)

口腔不卫生　真的会中风

每个人都会经历或轻或重的口腔疾病,轻的啥也不影响,重的会给人带来短期或长期的痛苦。口腔疾病对全身有影响吗? 好多人会说不知道,如果说口腔疾病与脑血管病(中风)有关,更会使人难以相信。

众所周知,脑血管病的原因是高血压、动脉硬化、糖尿病等。其实,这是脑血管病的主要原因,大约占脑血管病原因的 $80\%\sim90\%$,还有一些原因并不为人们所重视或者还没有认识。

纽约州立大学的研究人员发现,牙龈炎能使患者脑卒中的概率显著增加,那些有严重牙龈炎病人患中风的机会是其他人群的 2 倍。导致这一疾病的根本原因是细菌,正是这些细菌进入了血管,造成凝血,形成血栓;口腔细菌导致血栓的另一条途径是它可以导致颈动脉脂肪栓塞。与细菌有关的其他影响包括破坏血管壁等,所有这些因素均导致脑卒中危险的增加。只是研究人员目前还不能准确界定是哪种细菌导致了这种破坏性的效果。

哈佛牙医学院的研究人员最近发现,牙齿脱落或牙龈病患者可能会增加患脑中风的危险。这个研究小组指出,包括牙龈炎、牙周炎在内的牙科疾病会发生慢性细菌感染,可能导致牙齿脱落。研究人员认为,时间一长,口腔中的细菌可能会潜入血液中,导致连接心脏和向大脑输血的血管发炎,从而引发脑卒中或心脏病。

其实,各种口腔疾病,包括牙龈炎、牙周袋形成,牙齿松动,牙周/牙龈脓肿,牙髓病,龋齿和复发性口腔溃疡等口腔疾病均可使脑卒中高危人的发病率升高。口腔疾病还与许多疾病相关,包括动脉粥样硬化、心肌梗死等心血管疾病、糖尿病、呼吸道感染甚至急性纵隔脓肿等。人群中高发的牙周炎也与胃炎、胃溃疡以及类风湿性关节炎有关。此外,口腔内的致病因子进入呼吸道,有时会造成严重后果。普通的呼吸性致病因子,如肺炎链球菌、化脓性链球菌、肺炎支原体、流感嗜血杆菌,能够定植于口咽部和下呼吸道。再者,因鼻咽与口腔相通,张口呼吸、睡眠呼吸暂停综合征患者,口腔细菌及其他污染物可通过口腔通道进入下呼吸道,引起慢性阻塞性肺疾病。

因此,我们平时要注意口腔保健,不能忽视对口腔的检查,患了口腔疾病,都要进行认真治疗,尤其是口腔科的感染性疾病。

(《家庭医学》2017 年 3 期)

弗洛伊德之死的教训

弗洛伊德是世界上著名的心理学家,有"精神分析之父"的美誉。弗洛伊德 61 岁时口腔右上腭长了一个小肿物,当时未引起重视。那时,他又恢复了吸雪茄的习惯。6 年之后,这一口腔肿物越来越大,这才引起重视,诊断为口腔癌,癌细胞已经扩散。此后,虽然他做了 32 次手术,仍未能逃脱口腔癌的折磨,在他 83 岁那一年,即 1939 年,病魔夺去了一代英杰的生命。

弗洛伊德口腔内的小肿物,推测可能是口腔癌的癌前病变。现代医学研究证明,口腔颌面部的癌前病变并非一种,白斑、红斑、扁平苔藓、黑色素病、慢性溃疡、疤痕、瘘管、角化不良等都有可能发生癌变。特别是患处突然增大增厚、皲裂、瘙痒、充血、红肿、出血、疼痛时,往往是癌变的前兆。

弗洛伊德在口腔出现肿物后又恢复了吸烟,这也促进或诱发了癌变。研究证实,在口腔癌患者中,90％为吸烟者,其中男性吸烟者的患病率是不吸烟者的 4 倍,女性则为 9 倍。这是因为吸烟者唾液中免疫球蛋白 A 的含量显著降低,从而成为吸烟者口腔恶性肿瘤发病率高的一大原因。在口腔癌治疗以后,对戒烟或不戒烟者进行了对比发现,37 名戒烟者中,口腔癌复发仅有 2 人,13 年存活率为 65％；不戒烟者 65 名，有 21 名复发，13 年存活率仅为 30％，两者差异很大。

弗洛伊德之死的教训告诉人们，必须预防口腔癌，主要预防措施有：

(1)消除或减少致癌因素：及早处理病牙，尤其是残根、残冠、错位芽以及磨牙锐利的尖，去除不良修复体和不良的局部或全口义齿；同时注意口腔卫生，不吃过烫和有刺激的食物，保证适宜的营养，戒除烟、酒等不良习惯，以免口腔黏膜经常损伤和刺激而诱发癌肿。

(2)及时处理癌前病变：最常见的癌前病变有白斑、红斑和扁平苔藓。即口腔黏膜出现白色、红色(或无色)的小斑块状或线条状病变，表面粗糙或糜烂。此外，口腔黏膜出现溃疡、黑色素性病损，以及任何新生物都应尽早去检查，及时得到处理。以免发生癌变。

口腔癌的治疗方法主要有手术切除、放射疗法、化学疗法及中药治疗等，通常医生会根据病人的情况，选择性地综合使用几种疗法。早期手术切除癌灶是目前最有效的方法，但部分患者有时会畏惧手术切除。这是因为手术切除口腔部位的病灶，会影响到患者的喝水、饮食和语言表达功能，尤其是会造成面部容貌毁损，使患者深感生活质量的降低，精神上难以承受。其实，口腔手术并不单单是"切除"，它与身体其他部位的手术相比还必须包括"修复"这一步。

"修复"是世界口腔医学领域正在迅速发展的高精医学科学之一。它基于"以人为本"的治疗理念。在口腔疾病手术中，包含着"切除"和"修复"这一系统化治疗的理念。"修复"就是医生在切除病灶后通过完善缜密的修复设计、新颖合适的材料选择，再造患者的口腔吃喝、说话等功能，恢复面部的基本外形，增强患者的自尊自信，提高生活质量。

(《康寿福音报》1995 年 5 月 9 日)

肿瘤疾病防治篇

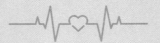

真的会气出癌症来

香港著名歌星汪明荃,因一首《万水千山总是情》而名扬天下。然而,她的婚姻并不顺利。爱情似乎成为汪明荃的死穴,虽然她的绯闻少之又少,但和何守信的一段情,却纠缠了十年之久,也正是在这段感情中,汪明荃受到深深的伤害,她曾说过,自己是被气得患上甲状腺癌的,还连续看了 6 年心理医生。

汪明荃说她自己患了癌症,并且是生气气出来的,这有科学道理吗?

研究证明生气确实易致乳腺癌

2000 多年前,古罗马的盖伦医生就知道患乳腺癌的妇女常患有抑郁症。伦敦皇家医院的格雷医生曾对几十名乳腺癌妇女与乳房良性肿瘤患者进行心理分析,发现许多癌症妇女能"以各种他人难以忍受的处事方式违意而行"。现代医学已经证明抑郁消极的情绪可使催乳素分泌过多,而致乳腺癌。

生气会影响免疫系统

现代医学认为,受到挫折而无法摆脱困境情绪沮丧的人易发生癌症。因此,美国一家癌症研究所将抑郁精神状态称为"癌症性格"。处于这种精神状态下的人,表面上沉默不语,逆来顺受,但内心却痛苦不堪,怒气难消,这就容易破坏人体免疫系统,从而影响机体抵御癌症的能力。

研究发现,抑郁、沮丧情绪能作用于中枢神经系统,引起自主神经功能和内分泌功能失调,使机体免疫功能受到抑制。由于机体间的平稳被打破,细胞失去正常的状态和功能,不断变异,产生了癌细胞。另一方面,减少体内抗体的产生,阻碍了淋巴细胞对癌细胞的识别和消灭,使癌细胞突破免疫系统的防御,过度地增殖,无限制地生长,形成癌肿。

生气导致细胞癌变

20 世纪 80 年代,英国科学家保罗纳斯在研究上万例癌症患者后,发现几乎每个患者在患病前都有一段情绪极度恶劣的经历。进一步研究发现,人在情绪变化时,体内有一种被称为蛋白酪氨酸激酶的物质会随之发生变化。实验证实,癌基因诱变为癌细胞以及之后的生长和转移均与这种酶有直接关系,就像水对鱼的作用一样,具有完全的依赖性。由于这一卓越贡献,保罗纳斯在 2001 年摘得医学界最高荣誉——诺贝尔医学奖。

由此可见,在日常生活中,保持愉快情绪,用积极的态度正确对待生活和工作中的挫折和不如意,对防治癌症以及其他疾病是多么重要。

(《健康一点通》2016 年 1 月下)

让癌症患者走出抑郁的阴影

有一位朋友李某,原本是一个性格开朗的中年人。两年前,她在一次体检中,意外地被发现患有乳腺癌。由于癌肿较小,也没有转移现象,她术后恢复很好。可是,李某在手术一年后却认为,自己既然患的是癌症,复发就是早晚的事情,于是她陷入痛苦郁闷之中,情绪日渐低落,饭吃不进,觉睡不好,也不想工作。朋友们去看李某,还以为她快不行了,让她到医院诊治。医生下的结论是李某没有发生癌症转移,只是患上了抑郁症。经过几个月的治疗,李某摆脱了抑郁,又开始了正常的工作和生活。

在癌症的诊断与治疗过程中,病人往往要经受一系列复杂的心理变化过程,其中像李女士这样的抑郁状态是常见的病症之一。有人对 45 例癌症患者进行心理测试,并与 45 例健康志愿者配对分析,结果显示有抑郁者占 66.67%。还有人对 560 名癌症患者进行心理分析,发现有抑郁者占 17.32%,10.36% 的癌症病人焦虑和抑郁并存。

癌症患者为什么容易发生抑郁症呢? 一般说来,其产生的原因可能有:①患癌症对病人来说是一个重大精神刺激,当病人知道癌症的诊断后,在最初的否认之后即出现恐惧和忧伤情绪,无法接受将舍亲友而去,永远离开这个世界的事实。②担心会因病拖累家庭其他成员、经济负担过重等,对所患疾病的忧虑和对未来的绝望情绪将会不断侵袭患者的精神活动。③难以控制的疼痛也可导致患者焦虑和抑郁。④当病人对自身病情缺乏了解,期望早日确诊时也会产生焦虑和抑郁。⑤某些难以忍受的诊断和治疗过程会使病人产生焦虑和抑郁。研究发现,患者接受的化疗是一种特殊应激,由于化疗药物严重的副反应,使病人时时都感受到癌症的存在,从而提心吊胆,尤其是治疗后又复发的病人更会忧心忡忡;放疗病人多数认为自己已到癌症晚期,加上放疗的定位、标记以及疲乏感,使心理负担持续存在。

作为病人亲属,如何判定病人是否患有抑郁症? 一般有下列症状者提示有抑郁可能；睡眠障碍，如不明原因的早醒；与疾病不相称的食欲减退；容易发无名火，回避与往日好友、同事、领导甚至自己的亲人接触；有时独自一人低头叹息，或流露出悲观和绝望情绪等。

为了让癌症病人有一个良好的情绪，医生一定要主动接近病人，与病人建立良好的相互信任关系，要多与病人交谈，耐心地解答病人的各种疑问，理解和同情病人患癌之后的痛苦心情。对病人战胜癌症的每一个举动，完成每一个治疗措施都要予以表扬鼓励，让病人自己扬起生活的风帆。

作为病人的亲属，尤其是爱人、子女，要给予病人持续的感情支持，创造一个欢乐祥和的家庭氛围，如在病人痛苦的时候打一个问候电话，送一束鲜花。爱人和子女一个温柔的爱抚，都能让病人身心得到安慰，这看似不起眼儿的举动，却有可能使病人渡过难关、战胜病魔。

患者本人要树立正确的人生观，面对患癌的事实，及时调整自己的生活坐标，看淡金钱、职位、升迁等眼前利益，经常回忆一些美好的往事，自己勾画战胜癌症之后的美好未来，经常收听健康欢快的音乐，以分散注意力，改善不良情绪。研究发现，通过聆听、欣赏乐曲，能够使患者心理生理状态改变，从而达到治疗作用。同时在全身肌肉放松后进行意象性想象，如想象美丽的自然景观，想象自己体内的肿瘤细胞非常脆弱，是像面包一样很容易被击碎的东西。肿瘤已经切除的病人，想象自己体内的生命卫士——免疫细胞一直在体内巡逻，发现异常细胞就会将其立即摧毁等。对少数抑郁症状较重的癌症患者，可以在有关专家的指导下服用抗抑郁药。

（《中国中医药报》2004 年 6 月 25 日）

体检中肿瘤标志物升高不一定有肿瘤

最近两年，不仅体检的人多，体检项目也在不断增加。其中，肿瘤标志物在不少单位也加到体检内容中，有些人肿瘤标志物增高，却没有查到肿瘤，令人忧心忡忡。

肿瘤标志物是指在肿瘤发生和增殖过程中，由肿瘤细胞本身合成、释放，或由机体对肿瘤细胞反应而产生的标志肿瘤存在和生长的一类物质，主要包括蛋白质、激素、酶、多胺、癌基因产物等。这些物质在正常成人中不存在或者是在癌症患者中出现的水平显著高于正常人。

目前肿瘤标志物检测是早期发现无症状微灶肿瘤的唯一途径，但肿瘤标志物在正常组织或良性病变中同样可以产生,不过所占的比例低且存在个体差异。这类人群同样要重视肿瘤标志物,其数值的增加可能是炎症或者癌细胞的轻度增加。因此,该检测手段对健康人群筛查作用有限,更适用于高危人群及年龄 40 岁以上群体的肿瘤筛查。

导致肿瘤标志物值升高的原因主要有四个:

1. 恶性肿瘤患者　一般肿瘤标志物的含量会有显著增高。但并不是所有的恶性肿瘤都会引起肿瘤标志物升高。例如,同样是原发性肝癌,原发性肝细胞型肝癌患者甲胎蛋白(AFP)绝大多数会有显著增高,但是原发性胆管细胞型肝癌患者的 AFP 含量却很少有升高。这要根据肿瘤标志物的特异性与灵敏度来决定。

2. 样品存储问题　血液标本储存不当也会导致肿瘤标志物的指标升高。如容器、抗凝剂、保存液及冷链储藏等出现问题,会导致样品不能准确反映检测者的实际情况,有可能会使肿瘤标志物的值升高。

3. 药物使用　如胸腺素、狂犬疫苗等生物制剂使用后,有可能引起某些肿瘤标志物指标升高。

4. 特殊情况　例如喝酒、睡眠不好,过频进食补品。对于女性来说,处于怀孕期或月经期前后抽血,都会因个人身体差异产生波动。

因此,体检时肿瘤标志物值升高,不必惊慌,可以先把自己的身体调整好,然后再去复查一次。一般非肿瘤因素引起的升高往往是一过性的,或者仅高出一点点。如果有非常明显的增高或持续升高,就需要做进一步检查,包括 CT、超声等。肿瘤标志物要和影像、病理等检查结合起来,才能进行判断。

(《健康一点通》2017 年 2 期下)

癌症患者的性生活应因人而异

癌症患者能否有性生活,一般有两种错误认识:一是癌症患者认为自己体质弱,担心性生活会加重病情,多会禁欲;二是癌症患者担心患病症后心理负担过重,性生活容易失败,因而即使身体恢复、体能正常,也不愿有性生活。

事实上,许多原因会造成癌症患者性冷淡,其中除了恶性肿瘤本身的病变外,化疗药物、手术等治疗方法及患者处于焦虑、恐惧和绝望之中,都会无形中加重患者的性淡漠。

研究表明,适当的性生活非但不会"雪上加霜",反而是促进康复的一剂"良药"。世界防癌中心调查,癌症患者经治疗后,有性生活者复发率比没有性生活者低。与此同时,癌症患者生存时间长短除了与治疗有关外,在很大程度上还取决于患者对生存抱有的坚定信念和勇气,而夫妻之间的安慰和爱抚影响力更大。

癌症患者除在手术、化疗或放疗期间体力状况不佳时应该暂时停止性生活外,处在康复期的患者,只要有自发性性欲,均可以进行适当的性生活。肿瘤患者的体能和抵抗力较差,很容易受到外来细菌或病原体的侵袭,因此,在性生活的卫生方面应该比平时更加注意。如经常清洗外阴、使用安全套等可避免不良影响。

癌症患者该如何掌握性生活的频率及时机?这要视病情、年龄、体力、精神状态和营养状况等情况而定。至于性生活的程度,应该掌握在不使患者感到腰酸、头昏、疲劳为宜。

治疗后第 1 次性生活,可能会体力不支,进而出现焦虑、恐惧,或者被对方拒绝的情况,要知道这是自然恢复过程的一部分。即使出现上述情况,对性生活的态度也要积极。

如果患者和伴侣因为身体上出现手术瘢痕而觉得体型不如从前,这是正常的,但这种感觉通常是短暂的,随着性快感的到来就会自然消失。

要知道性生活的多样性。当有性生活的想法时,可以在开始先做一些准备,如触摸、爱抚、亲昵而不是性交,重新体验性的乐趣,不用担心勃起和高潮问题。当感到愉快时,继续发现另外一些表达性爱的方式,包括性交。

如果癌症治疗需要长期住院,这时可能和爱人要长期分离,或者是因为病房通常多个人住在一起,几乎没有机会表达性爱。这时可以请示医生,自己和爱人到医院附近自己的家里或旅馆,有条件的话就在医院住个单间或要求临时提供可以独处的特殊房间。

这个时期最重要的是耐心,包括自己和爱人,不会在一夜之间就适应,给自己时间去发现和分享任何身体变化的感觉,并把自己看作是一个令人愉快而性感的人。当你能够接受你的身体变化,并认识到你对性爱享受的能力,如果想到别人也在做相同的事,会让你感到更容易一些。情感上和身体上来自性关系的满足和良好感觉需要耐心、交流、尊重与合作。

一位专家说得好:"一定要记住,最初可能不是每件事都很正常,不是每件事都令人愉快,但是要有尝试的信心和勇气。"

(《健康生活》2006 年 6 期)

透视"夫妻癌"

一个原本幸福美满的三口之家,却突然被命运开了一个天大的"玩笑",丈夫在医院检查出患了晚期肺癌,7个月后妻子又被检查出患了血癌(慢性粒细胞性白血病)。

夫妻共同患癌并非偶然,这种同时或先后患癌的现象在近年来呈不断增多的趋势。医务人员将这种现象称为"夫妻癌"。

听到"夫妻癌"这个名字,有些人就会想到这可能是夫妻之间相互传染发生的。这是一种误解,根据已有的资料,夫妻癌的发生,主要与夫妻共同的生活方式和环境有关。

研究表明,那些夫妻同患胃癌的家庭,往往收入较低,动物蛋白摄入量少,经常摄入不新鲜食物和霉变食物,饮食偏咸,而且食品结构不合理,新鲜蔬菜、水果、大豆摄入不足。有的家庭喜食刺激性食品,有的家庭喜烫食等,这样容易引起胃黏膜病变,导致萎缩性胃炎、胃黏膜异常增生,并逐渐发展为胃癌。再如结肠癌,与脂肪摄入量增多及食物纤维摄入量减少有关,高脂肪容易导致结肠癌。

癌症中除原发性肝癌与乙型肝炎、丙型病毒性肝炎有关,会通过密切接触,特别是夫妻性生活进行传播外,其他癌症只有宫颈癌、鼻咽癌被证实与生殖器单纯疱疹毒、EB病毒感染有密切关系,前者可通过性生活传播,后者可通过密切接触传播,这几种病毒感染有可能在夫妻之间传播而诱发癌症。

精神因素也与癌症发生密切相关,夫妻关系不好的家庭,家庭缺乏欢乐气氛,为癌症的发生创造了条件。经常处于焦虑、忧愁之中,免疫力下降,癌症便会接踵而至。一科学家经过大量地分析,发现癌症与人的个性特点有关,情绪是癌细胞的催化剂,并指明情绪致癌的主要过程是:不良刺激→引起心理矛盾→造成皮质类固醇分泌增多→由于动员心力体力应付紧张状态,造成体力过度消耗,使免疫力下降→癌症发生。

夫妻癌可为相同部位癌肿,也可为不同部位癌肿。夫妻癌这一现象说明,创造和保持良好的家庭生活方式和生活习惯,是预防癌症的重要条件。当夫妻一方患癌症时,另一方也应当进行检查,发现癌症要及时进行相应治疗,要定期检查,并查找致癌原因,针对致癌原因进行预防。

(《医学科普》1999 年 8 期)

癌痛患者的用药原则

控制癌痛最主要的方法是世界卫生组织（WHO）推荐的三阶梯止痛法，这是一种根据患者的疼痛程度不同而分别使用不同等级止痛药物的止痛方法。所谓三阶梯镇痛原则，也就是由专业医生对癌痛性质和原因做出正确评估后，根据疼痛的剧烈程度将其分为轻、中、重三个等级，再照此选择不同药物。轻度癌痛一般能忍受，日常生活和睡眠不受影响，可以选用以阿司匹林为代表的非甾体类消炎镇痛药；如果发展到中度持续性疼痛，睡眠受到干扰，食欲也有所减退，此时以可待因为代表的弱阿片类药物将成为首选；而对重度癌痛，无法忍受剧烈疼痛的患者，则需要使用以吗啡为代表的强效阿片类药物制剂。

下面是 WHO 提出的癌痛治疗的几个主要给药原则。

原则一：口服给药。如应从最简单剂量方案及创伤最小的止痛疗法开始；最好口服，如不能口服应考虑直肠或经皮下给药；不要采用安慰剂治疗癌症疼痛，用安慰剂并不能真正止痛，这对病人是残酷的。

原则二：按时给药。即按规定的时间间隔用药，而不是按照需要给药。现在临床上常常使用缓释剂和控释剂，因此，在出现疼痛时再服药，便会有一段时间因达不到起效浓度而无法起到预期效果，使得疼痛难以缓解。按时给药，可以保持体内稳定的药物浓度，使得疼痛得到连续缓解。

原则三：用药个体化。这是指止痛药物的使用剂量应当因人而异，因阶段而异。每位患者对于止痛药物的敏感性差异很大，因此，止痛药物的剂量个体间差异也会很大。阿片类药物没有标准剂量和最高剂量，只要能够使疼痛得到缓解的剂量就是正确剂量。

原则四：严密观察患者用药后的变化，及时处理各类药物副作用，观察评定药物疗效，及时调整药物剂量。

在临床治疗中，还要注意下面几点：

（1）癌症止痛不要用杜冷丁及二氢埃托菲，因为杜冷丁的止痛作用为吗啡的 1/8，止痛时间只能维持两个半小时至三个半小时。该药在体内代谢为去甲哌替啶，它有中枢神经毒性作用，癌症病人在大剂量用此药后必然会造成积聚，出现中毒症状，会出现震颤、幻觉、抽搐、肌阵挛，还会导致癫痫发作。因此，杜冷丁只可用于短时的急性疼痛止痛。长期使用二氢埃托菲可导致明显的精神依赖及躯体依赖，不能用于癌痛的常规治疗。

（2）不少病人和医生都担心应用阿片类会成瘾。其实,这种担心是不必要的。所谓成瘾是指精神依赖,患者会不由自主地或不择手段地渴望得到药物,常常以损害身体和家庭幸福为代价而寻求药物。有一项对 10000 名应用阿片类止痛的癌症病人的调查表明,在这些病人中没有一位出现精神依赖。另一项对 11882 位应用阿片类止痛的癌症病人的调查显示,仅有 4 位病人出现精神依赖。因此,病人不必顾虑成瘾问题。在应用阿片类药物时出现生理依赖和耐受性是正常的药理学现象,不应影响药物作用。

此外,还要注意药物之间的相互作用,以及药物止痛与其他方法相结合的综合治疗等问题。目前,国家食品药品监督管理总局取消了癌症病人使用吗啡的极量限制,这体现了对癌痛控制与姑息治疗工作的支持。

（《医药经济报新社区》2009 年 7 月 26 日）

邹姑娘原本不该死亡

2003 年 2 月 27 日,《健康报》报道了这样一则病例:邹姑娘 19 岁那一年患上了恶性淋巴肉瘤,经北京友谊医院医护人员精心医治,病情得到有效缓解。出院时,医生一再叮嘱:要定期来医院化疗,以防肿瘤复发。可邹母断然决定不再去医院化疗,因为忍受不了女儿化疗时恶心呕吐、白细胞下降、大把脱发的痛苦情景,转而选择了广告宣传的神奇"仙丹妙药"。2 年内,邹姑娘从未到医院复查与化疗,直到有一天,她开始高烧,不得不到医院诊治,但此时已晚矣,癌细胞在她的体内发生多处转移。不到半年,邹姑娘就离开了人间。

化疗是目前治疗癌症的一种重要方法,不仅可作为癌症病人手术前后的辅助治疗,缩小癌肿体积,杀死体内残余癌细胞,还可以在某些癌症的治疗中达到根治目的。如皮肤癌、绒毛膜上皮细胞癌和恶性葡萄胎、伯基特淋巴瘤、精原细胞瘤、霍奇金氏病、儿童急性淋巴细胞性白血病及肾母细胞瘤等 7 种恶性肿瘤,已被公认可用化学疗法治愈。

尽管用于化疗的药物越来越多,可供选择的范围越来越大,新的化疗方案效果越来越令人兴奋,与其他疗法联合使用越来越受到重视,但肿瘤化疗与其他疾病的药物治疗相比,副作用往往更为严重,正是这些副作用,有时又会限制它的使用。由于副作用,有些病人往往又不得不暂时中断化疗,待休息一段时间或调理,身体状况适合后再进行化疗。

为了获得最佳化疗效果,减轻副作用,要进行正规的化疗,这就要求在化疗前一定进行全面检查,要到肿瘤专科让化疗医师开具合适的化疗药物。这就是说,只有规范化,才能制订合理的化疗方案,才能严格掌握抗癌药物的应用指征、剂量、疗程、适应证等。

如果患了癌症,最好能到有肿瘤专科的综合医院诊治。因为手术、化疗、放疗目前仍是治疗癌症的三大手段,治疗前应当进行综合评价,确定先使用哪一种方法治疗最好。由于病人情况不同,不一定必须首先做手术、化疗或放疗。如果盲目进行某一种治疗,会导致肿瘤病人失去最好的治疗手段或失去最佳治疗机会。

化疗有时是分阶段分疗程的,一个疗程的化疗结束不等于全部化疗结束,可能还会需要几个疗程,因此,病人或家属必须了解自己的病情,听从医生的指导和安排,该几个疗程就几个疗程,不能缩减。

有些病人在化疗过程中为了节省花费,而希望医生把钱全部花在药物上,不愿做有关检查,这是不正确的观念。只有进行有关检查,医生才会知道治疗是否有效,是否该调整方案,副作用到了什么程度,从而做到有的放矢。

还要注意,在化疗时一定要保持乐观的心态,对化疗抱必胜的信念,对化疗中出现的痛苦一定要用坚强的意志去克服。这样,坚持到最后才是胜利。

（《抗癌》2003 年 4 期）

从歌星米洛患乳腺癌谈起

2005 年 5 月 17 日,澳洲流行天后凯莉·米洛的经纪人证实,医生已经确诊米洛得了乳腺癌,因此,她不得不推迟原定当年举行的澳洲和亚洲巡回演唱计划。

组织巡演活动的公司声称,米洛是当周回墨尔本的家中时被确诊患了早期乳癌的。而米洛的好友迈克尔则透露说,她准备马上接受治疗。他对记者讲述了事情的经过:"病情是今天早上得到确诊的,她的身材匀称,身体一直很棒。我感到庆幸的是,由于是在早期发现的,因此基本上不会有什么危险,而且我相信所有拥护凯莉的歌迷们都会保佑她度过这一关。"

乳腺癌是世界上最常见的上皮细胞肿瘤。我国妇女乳腺癌的发病率也正呈上升趋势,而且发病年龄趋于年轻化。乳腺癌后的乳房切除使女性失去乳房,造成形体上的缺陷。因此,对于女性来说,对付乳腺癌的最好方法是预防,要戒除不良生活习惯,减少乳腺癌发生的危险因素。资料表明,日本女性在移民美国后,乳腺癌发病率显著升高,可能是西方化的生活方式和饮食习惯增加了乳腺癌发病率。因此,女性要进行有规律的运动和减轻体重,以降低发生乳腺癌的概率。

乳腺癌的治疗在很大程度上取决患者确诊时疾病的分期情况,早期发现才能早期治疗。早期发现对于任何一位患者来说其意义远远超过任何一种治疗方案,因为发现过晚就有可能发生转移。因此,争取早期发现和早期诊断才是提高乳腺癌治疗的主要手段。

要进行乳房自我检查   自我检查乳房很重要,也很方便,因此,有意识地进行自我检查是自我保健的内容之一。检查一般每月进行 1 次,时间最好在月经后 1 周,检查时间应每月固定。检查方法是:第一步,解开内衣,面对穿衣镜,双手自然放松下垂,然后观察双侧乳腺外形、轮廓、大小是否对称;有无肿物隆起、皮肤有无凹陷、水肿、点状凹陷(橘皮样变)、糜烂、破溃;乳头有无溢液或出血、糜烂、回缩;乳晕有无湿疹。第二步,双臂高举过头,注意乳房外观有无不规则的凹陷或隆起。第三步,仰卧位,肩下垫一软枕,右臂举起过头,左手指并拢顺时针方向平压按摩右侧乳房各部分,检查有无肿物。第四步,右臂放下,用左手再摸右侧腋窝有无肿物。左侧以同样的方法检查。当乳房出现疼痛、肿块、溢液时,一般是乳腺病的症状。而乳腺结节、乳头血性溢液、腋窝淋巴结肿大、乳头内陷或抬高、乳腺皮肤酒窝征则是乳腺癌的特征表现。

定期检查   应当把定期体检列为乳房检查内容,超过 35 岁的女性定期体检应当 1～2 年进行 1 次,如果是乳腺癌的高危人群更要定期检查,如有不典型增生病变、有明显家族乳腺癌遗传倾向的妇女。

乳腺钼钯 X 线检查   乳腺 X 线检查是目前最有效的早期发现乳腺癌的方法,乳腺钼钯 X 线片中的直接征象主要包括肿块结节影和微小钙化灶。研究发现,约 70% 的乳腺导管内癌的检出归功于 X 线发现了微小钙化灶。乳腺红外线检查速度快、无放射性,常在体检中作为乳腺疾病的初筛检查,彩超检查无毒、无害,能鉴别良性、恶性、囊性、实性、增生等乳腺疾病。

(《抗癌》2005 年 4 期)

从剪辑师之死谈乳腺癌的预防

翟茹曾担任张艺谋影片《一个都不能少》《我的父亲母亲》《英雄》的剪辑,有"张艺谋御用剪辑师"之称,在业界被誉为"金剪刀"。据翟茹的哥哥翟晨介绍,

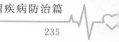

自从 1999 年发现患乳腺癌之后,她一直配合中医和西医治疗,与病魔做斗争,"即使化疗期间,她也极力保持着愉快的表情,没有露出痛苦的模样。后来病灶转移到了肺部、肝部和脊椎",2006 年 6 月 15 日,她因医治无效在北京宣武医院病逝,享年 43 岁。

乳腺癌的发生因素

1.激素分泌紊乱 所谓激素分泌紊乱主要是指雌激素分泌紊乱,因为乳腺癌高发年龄在 40～60 岁。这个年龄阶段正是雌激素分泌失调、雌激素水平偏高的时期。由于雌激素分泌增多,使乳腺导管上皮细胞过度增生而发生癌变。

2.生育和哺乳 近年来通过大量的调查证明,没有生育或者有了生育而很少哺乳的妇女发生乳腺癌要比多次授乳、授乳时间长的妇女多。

3.纤维囊性乳腺病 它是一种癌前病变,极易转变成为乳腺癌。

4.遗传因素 主要表现在有乳腺癌家族史上。阳性家族史可表现为两种形式:一种为母亲患乳腺癌,其女儿亦好发乳腺癌,这种乳腺癌多发生在闭经前,常为双侧性;另一种为母亲未患过乳腺癌,但在 1 个家庭中,至少有两个姊妹患乳腺癌,这种家庭中乳腺癌发病率要比无家族史的家庭中乳腺癌发病率高 2～3 倍,且这种乳腺癌多发生在闭经后,常为单侧性。

预防乳腺癌,从饮食入手

避免饮酒 饮酒会增加患乳腺癌风险,每日饮酒 1 杯或 1 杯以上者,患乳腺癌危险性比很少饮酒者增高 45％以上,这种危险性在绝经前妇女中最为显著。

少喝咖啡 咖啡、可可、巧克力这类食物中含有大量咖啡因、黄嘌呤,可促使乳腺增生,而乳腺增生又与乳腺癌发生有关。女性特别是绝经前妇女,如果过多地摄取这类食物,患乳腺癌的危险性就会增加。

多吃白菜和豆制品 白菜里含有一种化合物,约占白菜重量的 1％,能帮助分解雌激素。豆制品则含有异黄酮,能有效抑制乳腺癌的发生。此外,玉米、食用菌类、海藻类、大蒜、西红柿、浆果类水果等蔬果也有抑制乳腺癌的作用。

多吃鱼 鱼类中含有一种脂肪酸,具有抑制癌细胞增殖的作用,适当地多吃些鱼,对预防乳腺癌十分有益。

人体内过多的脂肪转化为类雌激素,刺激乳腺组织增生。另外,大量摄取脂肪还会导致身体免疫机能降低,给癌症造成可乘之机。从预防乳腺癌的角度出发,女同志还是有必要保持传统的低脂肪、高纤维的膳食习惯。

要规律地长期运动。在各行各业中,运动员的乳腺癌发病率最低,天天大运动量,消耗了多余的脂肪,身上没有赘肉,体内的雌激素从中保持在低水平,当然就不会与乳腺癌"有染"了。

很多都市女性因为工作节奏紧张、保持身材等原因,不愿意生育或推迟到30 岁以后生育,这很要不得。因为这很有可能使她们丧失一次增强抵御乳腺癌能力的机会。因为女性第一次足月的妊娠可以导致乳腺上皮发生一系列变化而趋成熟,使得上皮细胞具有更强的抗基因突变能力,同时产生大量的孕激素,孕激素对于保护乳房健康很有作用,是雌激素的"对头",雌激素使乳腺组织增生,孕激素出来"消肿"。所以,怀孕、分娩、哺乳虽然辛苦,但带给女同胞的不仅是可爱的下一代,还大大增强了女性的抗疾病能力,这种能力获得越早,对于防止乳腺癌的发生就越有利。

妇女在更年期治疗更年期综合征,需要补充外源性雌激素时,应保持最小剂量、最短疗程,并在医生指导和观察下进行。

(《健康生活》2006 年 10 期)

注意！子宫肌瘤之外另有险情

赵玲在一家宾馆做会计,她工作已 20 年,一直比较出色,身体也很健康。然而,不久前,赵玲开始月经不规律,经量过多,经期延长,到医院检查后,诊断为子宫肌瘤,医生建议赵玲手术治疗。赵玲怕影响工作,就服中药治疗,她服了400 多付中药,没有任何效果。她再次做彩超检查,发现子宫肌瘤又比原来大了许多,这才住进医院进行手术治疗。

医生为赵玲手术,术中经病理检查,发现赵玲除了患有子宫肌瘤,还患有子宫内膜癌。子宫肌瘤和子宫内膜癌是女性易患的两种疾病,一种为良性,一种为恶性,看似水火不相容,实际上两者同时存在的并非个别。两者共存,有一定的理论基础,即两者的发病都与雌激素密切相关。

子宫肌瘤多见于 35～45 岁的妇女,30 岁以下较少见,20 岁以下极少见。出血是其主要症状,较大的肌壁间肌瘤表现为月经过多,往往伴有大血块,经期延长,一般无不规则阴道出血。黏膜下肌瘤发生症状较早,出血也多,如肌瘤较大,有时可脱出阴道内。表现可发生溃疡或继发感染,导致持续性或不规则阴道出血,从而引起继发性贫血。

在妇女发生的恶性肿瘤中,子宫内膜癌仅次于乳腺癌、结肠癌和肺癌而列第 4 位,常发生在绝经后,50～60 岁为发病高峰期。主要症状是不规则阴道出血,量少或中等,未绝经的患者可表现为月经持续时间长,或有周期中间出血,有时伴有血性白带。

有人观察了 108 例子宫内膜癌患者,在行子宫切除的 70 例中,经病理证实并存子宫肌瘤的占 30%。更为重要的是,子宫肌瘤往往比较容易发现,当发生子宫肌瘤后,由于重视了肌瘤的存在,子宫内膜癌的症状就常被忽视而造成漏诊或误诊,导致首次手术操作步骤、手术范围不当,不仅影响疾病的治疗和预后,也给患者造成了痛苦和不必要的经济负担。有人报道子宫肌瘤并存子宫内膜癌 32 例术前漏、误诊,其中有 19 例再次进行了手术治疗。

所以,出现不规则阴道出血一定要引起重视,特别是经检查发现子宫肌瘤后不能就此而止,在术前一定要仔细检查,确定有无子宫内膜癌。有专家指出,为了减少子宫内膜癌的漏、误诊,对年轻的子宫肌瘤病人,特别是有子宫内膜癌的高危因素(包括未孕史、超重、肥胖、高血压、糖尿病、合并卵巢功能性肿瘤及多囊卵巢综合征等)及有经期阴道出血、阴道排液症状者,应做诊断性刮宫。

(《癌症康复》2000 年 5 期)

请你警惕子宫内膜癌

子宫内膜癌过去比较少见,许多妇女对宫颈癌警惕性较高,而往往忽视了子宫内膜癌。近年来,随着大面积普查普治宫颈癌工作的开展,子宫颈癌的发病率和死亡率明显下降。子宫内膜癌的发病率与子宫颈癌相比,由过去的 5~10∶1 变为 1∶1,呈上升趋势。加上近年来,妇女寿命延长,防癌普查的开展,诊断技术不断提高,能早期发现子宫内膜癌;雌激素使用较过去广泛,诱发子宫内膜癌,这些因素都会使发病率增高。因此,这种病应引起人们的重视。

子宫内膜癌多见于 50~60 岁的妇女,绝经前妇女较少发生。其原因不大清楚,一般认为与长期持续雌激素刺激、肥胖、高血压、糖尿病等可能有关。发病早期一般没有明显不适感觉,最常见的是阴道不规则少量出血,有的人月经持续时间延长、量不多,10 多天不干净;有的人月经间期少量出血;已经绝经的妇女绝经多年,突然又有阴道出血;有的妇女月经尚正常,但阴道分泌物多,开始时为水样,以后混有血;也有的人阴道分泌物多,同时有不规则阴道出血;癌肿如有感染,白带呈脓血性,有恶臭味;有时癌肿堵塞子宫内口,分泌物排不出来,积在宫腔而发热、发冷、下腹疼痛;更严重的有腰骶部疼痛并向腿部放射。

因此,50 岁以后已经绝经妇女,如有以下情况,应及时到医院检查是否患有子宫内膜癌:①月经多年不规律,或有不规则阴道出血,经药物治疗效果不好仍反复发作;②白带多、呈水样、有臭味;③50 岁左右有不规则阴道出血且子宫增大者;④绝经多年突然出现不规则阴道出血、白带增多者。

如果怀疑有子宫内膜癌,做分段诊断性刮宫以明确诊断,目前,宫腔镜检查已较广泛地用于子宫内膜病变的诊断,经绝后阴道流血患者中约 20％为子宫内膜癌,应用宫腔镜可直接观察宫颈管及宫腔情况,发现病灶并取活检,可提高活检确诊率,避免常规诊刮漏诊,并可提供病变范围、宫颈管有无受累等信息,协助术前正确进行临床分期。子宫内膜癌一经确诊,应立即手术切除子宫及双侧附件,有条件术前先行放疗较好。

为预防子宫内膜癌,妇女中年以后,必须每年进行 1 次妇科检查;使用含雌激素药物应慎重,要在医生指导下服用;如有不规则阴道出血,应及时到医院检查;如绝经后又有出血,更需警惕,决不可掉以轻心,贻误诊断及治疗时机。

(《中老年保健》1988 年 3 期)

从郑超麟之死谈肝癌

1997 年,大型文献纪录片《邓小平》在中央电视台播出,在第 1 集里,一位"热点人物"在片中 3 次出现。第 1 次出现时,标明的字幕是"原中国留法学生",第 2 次出现时,标明的字幕是"中共中央原机关工作人员",第 3 次出现时,标明的字幕是"原上海市政协委员"。这位老人就是比邓小平年长 3 岁,年轻时赴法留学,曾与邓小平同住一室的郑超麟先生。1998 年 1 月 7 日,郑超麟因胃出血住院,查出患了晚期肝癌,半年后病逝。

肝癌是威胁人民生命健康的高度恶性肿瘤之一,在发展中国家,尤其是非洲和东南亚地区,其发病率始终居高不下。在我国,肝癌的死亡率也极高,目前已上升至第 2 位,排名仅次于胃癌。每年全国因肝癌致死的病人达 10 多万。

肝癌起病隐匿,早期症状不明显,症状表现多样化,缺乏特异性,因而非常容易误诊。有人统计肝癌 278 例,误诊病例达 122 例。还有人对 181 例肝癌首发症状与漏误诊的关系进行分析,明显延误诊断达 1 个月以上者 62 例,占34.3％,误诊的原因有:①由于右上腹痛、发热、黄疸,甚至部分病人可能由于肝门肿块压迫胆囊管或癌肿转移至胆囊导致胆囊肿大而被触及,误诊为胆囊炎、胆石症;②由于癌瘤自发性破裂或肝癌组织坏死累及血管或癌瘤直接浸润腹膜等原因引起内出血,甚至发生出血性休克,可同时伴有剧烈腹痛和腹膜刺激征而误诊为腹膜炎;③由于以转移灶所引起的症状为最初表现,而忽视肝脏本身的表现,或由于癌肿邻侵及邻近器官所产生的征象而误诊;④B超等检查导向错误而致误诊。

肝癌的发展一般来说相对缓慢,而且病因复杂,注意预防可减少肝癌的发生。专家们指出,40岁以上乙肝病毒感染者为肝癌的高危对象,这些人发生肝癌的危险性要比正常人高30倍,所以肝炎患者要重视防癌,肝炎未愈,应努力治疗,如果肝炎已经静止,亦应保持良好的免疫状况,包括忌酒、多吃含蛋白质食品、新鲜蔬菜和水果,适当的体育活动和保持愉快的心情等,以防复发。对肝炎病史超过5年或有肝硬化病史或HbsAgb阳性,年龄超过40岁者,如果发生上腹部不适,食欲减退、消瘦、持续性右上腹疼痛等,应考虑肝癌可能,及时做甲胎蛋白等肝癌标志物检测,以及做彩超、CT等检查,进行综合分析和判断。

随着医疗水平的不断提高,肝癌的治疗手段也不断增多,如手术、放疗、化疗、介入治疗等,肝癌能否治愈,取决于治疗的早晚、是否积极治疗、癌细胞本身的生物学特性。介入治疗是80年代发展的一种非手术肿瘤治疗方法,对肝癌有较好疗效,被认为是非手术治疗的首选方案;放射介入治疗是一种局部治疗手段,虽不能彻底消灭肿瘤,但可抑制肝内病灶的发展,使其缩小,对身体其他部位损害较少,超声介入是利用穿刺针在超声引导下从皮肤处直接穿刺进入肝癌病灶,注入无菌酒精等使肿瘤坏死。

(《健康世界》2002年5期)

甲状腺癌非不治之症

2008年北京奥运会收获一金一银后,乒乓球名将王楠功成身退。在她赢得女单银牌之后,其2005年曾患甲状腺癌的秘密被曝光。在接受杨澜采访时,王楠非常平静地谈起自己的病情:"也不能说我有多坚强,我觉得很正常,我没有一直去想这件事情,癌症已经是过去的事了,没有必要非要拿这件事去说我。"

2005年查出甲状腺癌的时候,王楠起初并不知情:"开始的时候我不知道。以前训练、比赛,很多时候会突然心慌、出汗,当时以为是因为年纪大。我老公说我脖子粗,我妈说不粗,我也不敢说,慢慢检查,后来一直拖,拖完了2005年的比赛,才去做手术。"

甲状腺是人体内分泌腺中最大的腺体,位于颈部前下方,甲状腺的重量与年龄、性别、体重、生活地区是否缺碘等因素有关,成人的甲状腺重约25～30克。

甲状腺癌有多种不同的病理类型和生物学特性,其临床表现也因此各不相同。它可与多发性甲状腺结节同时存在,多数无症状,偶发现颈前区有一结节或肿块,有的肿块已存在多年而在近期才迅速增大或发生转移。有的患者长期来无不适主诉,到后期出现颈淋巴结转移、病理性骨折、声音嘶哑、呼吸障碍、吞咽困难才引起注意。局部体征也不尽相同,有甲状腺不对称结节或肿块,肿块或在腺体内,随吞咽而上下活动。待周围组织或气管受侵时,肿块即固定。

甲状腺癌主要有四种类型,不同的类型其恶性程度及预后也有所不同:

1. 乳头状癌　占甲状腺癌的绝大多数,经过正规手术治疗,可以得到令人满意的治疗效果。但乳头状癌还包括许多不同的亚型,有些亚型如柱状细胞型、高细胞型,预后相对较差,容易发生淋巴结转移。

2. 滤泡状癌　易发生血液转移。但只要及时治疗,而且手术治疗彻底,效果会相当满意。但是,晚期治疗效果不会太理想。

3. 髓样癌　属中高度恶性,且易双侧发病。相当比例患者经正规及时手术治疗可长期存活。

4. 未分化癌　是甲状腺癌中恶性度最高的,发展极快。引起病人注意到医院看病时多属晚期,疗效极差,往往 1 年内死亡,这类病人只占少数。

早期诊断及早期手术是最好的治疗。对乳头状癌可作为甲状腺切除及同侧的淋巴结切除;对滤泡癌可作一叶及局部淋巴切除;全甲状腺切除常用于髓样癌及未分化癌。术后应用甲状腺素或三碘甲状腺胺酸,作替代疗法。

药物治疗主要用以治疗复发病变和迅速恶化的肿瘤。对分化差的、未分化癌,在术后可采用中医药作为辅助治疗,巩固疗效,提高机体免疫力,控制肿瘤的复发转移。

放射性碘对乳头状癌和滤泡状癌有效,对髓样癌或未分化癌则无效。即使肿瘤已不能手术,并能远处转移者,对原发性颈部肿块,仍可合用放射治疗,以减少和防止压迫,同时采用中医药为主的综合治疗。

(《家庭医学》2011 年 3 期)

40 岁以上常规体检应做胸部 CT

几年前,有一单位组织上千人到某体检中心体检,拍了胸部 X 线片没有发现异常,1 年后却有 2 人出现咳嗽症状,最后确诊为肺癌,1 人已到晚期。最近,这个单位再次组织体检,增加了 64 排胸部 CT 扫描,有 3 人发现肺部有几毫米到 1 厘米左右的毛玻璃样肿块,不能确诊,最后经过胸腔镜手术,诊断为细支气管肺泡癌。

早期肺癌多无症状,肺癌临床确诊时往往已达中晚期,治疗花费大而效果不佳。因此,对肺癌高危人群进行筛查就显得尤为重要。

拍胸 X 线片就像拍照片,医生只能看到肺部的一张平面图,如果肺里长的肿瘤直径小于 2 厘米,就很难看到。等能看到时,往往肺癌已经发展到中晚期,甚至转移。而且,胸片扫描还有 15% 的盲区,如果肿瘤正好被心脏遮住,发现它是非常困难的。

早期的研究发现,利用 X 线胸片和支气管镜进行肺癌筛查未能取得预期的效果。随着医疗技术的进步,新一代高分辨率 CT 的使用,有机会发现更小的肺部结节。

2006 年,国际早期肺癌行动计划的研究结果显示,低剂量螺旋 CT 在年度体检时发现的肺癌 85% 为临床 I A 期肺癌,筛查发现的早期肺癌手术治疗后 5 年生存率可达 90% 以上。2011 年公布的美国国家肺癌筛查实验结果显示,相比 X 线胸片,应用低剂量螺旋 CT 扫描筛查肺癌可使肺癌的死亡率降低 20%。与普通胸部 X 线相比,胸部 CT 在发现肺部小结节病变方面更加灵敏,其检出肺内小结节的能力是普通 X 线胸片的 10 倍。研究证实,低剂量螺旋 CT 能够早期发现更多的可以临床治愈的早期肺癌患者。

低剂量螺旋 CT 筛查发现的肺癌多数为无临床症状的早期周围型肺癌,而中心型肺癌在疾病早期即可出现刺激性咳嗽或血丝痰,甚至咯血等呼吸道症状。对此类患者,利用痰液薄层液基细胞学技术和纤维支气管镜,尤其是荧光内镜技术进行早期诊断就显得尤为重要。"早期发现,早期诊断,早期治疗"是降低肺癌死亡率的重要措施。

专家建议:年龄在 40 岁以上,或有长期的吸烟史,吸烟指数在 400 支/年以上(吸烟的年数乘以每日吸烟的支数),或长期工作在密闭环境中,或长期工作在粉尘颗粒较多的环境中,或有肺癌家族史的人,每年至少接受 1 次胸部 CT 检查,有助于肺癌的早期发现与诊治。

经过 CT 被查出早期肺癌的患者,不用谈癌色变。很多体检发现的肺癌在几毫米至 1 厘米左右,属于原位癌或微侵癌,胸腔镜手术就可以进行微创治疗,创口很小,只要把癌变组织取出来,5 年生存率非常高,一般不需要化疗和放疗。

(《家庭医生报》2016 年 5 月 16 日)

发现肺癌的故事

这是 10 多年前的事情。那时,我是一个刚毕业一年多的医生,按照规定,前 3 年要转科,这病例就发生在呼吸科。

一天,科里住进了一位 63 岁的男性病人,他虽然年龄不算太大,可患慢性支气管炎已经有 13 年了。这一次因为咳嗽,咳痰加重,又出现了痰中带血丝的情况才来住院。我对病人进行了检查,还拍了胸部 X 线片。X 线片没有异常,我就按慢性支气管炎治疗,治疗了 1 周,没有疗效。因为痰中有血丝,就查痰结核菌,结核菌阴性,我又怀疑患有肺癌,可痰中没有发现癌细胞。这时,病人住院已经快两个星期了,病情越来越重,痰中的血越来越多,出现呼吸困难。我们先在科内会诊了几次,但没有明确诊断。

由于诊断不明确,我们就请搞呼吸专业的老院长会诊。在会诊前,我们又仔细检查了淋巴结,再次读了胸片,仍没有发现异常。

老院长来了,先听我报告病例,然后又看了胸部 X 线片,看过 X 线片之后,老院长说:"你们看,左肺门处好像有个肿块,先检查完病人再说。"老院长对病人进行检查,在左锁骨上方摸了许久说:"你们看看,这里有个淋巴结,可以进行淋巴结穿刺活检,胸部 X 线片要复查,一定要确诊有无肺癌。"

老院长走后,我们进行淋巴结穿刺,病理检查发现有癌细胞,又复查了胸部 X 线片,左肺门处出现明显的肿块,确诊病人患了肺癌。

慢性支气管炎是一种常见病,由于炎症反复发作,可致支气管黏膜上皮增生、变异导致癌变,这已被科学研究所证实。当慢性支气管炎合并肺癌时,肺癌早期不易被发现,当确诊为肺癌时,往往已经到晚期。造成误诊的原因,主要与下面两个因素有关:①慢性支气管炎是以长期咳嗽、咳痰伴气喘为主要症状,而肺癌同样侵犯呼吸道,也出现咳嗽、咳痰症状,两者症状均没有特异性,类似之处很多。肺癌发生后不易引起重视,一般考虑的是怎样治疗慢性支气管炎,很少先考虑有无肺癌;②早期经常做的检查是 X 线,早期 X 线多不典型,肺癌不易被发现。

为减少对肺癌的误诊,必须做到早期诊断,早期治疗。专家们认为,慢性支出气管炎病人一旦出现咳嗽性质的改变(出现刺激性咳嗽)和/或痰中带血丝,则有可能为肺癌的早期症状,此时要高度引起重视,在治疗慢性支气管炎的同时除了注意复查 X 线之外,可做胸部 CT 检查,高分辨 CT 对肺癌的早期发现比

X线要高得多;痰脱落细胞学检查是一种既安全方便,又无痛苦的方法,尤其是中心型肺癌的阳性率较高,所以对疑有合并肺癌的慢性支气管炎病人,应及时做痰脱落细胞学检查;要重视纤维支气管镜检查,由于慢性支气管炎多为老年人,长期患病,尤其是合并有肺心病者,纤维支气管镜检查难度及危险性增加,使得不少人放弃了这种能提供早期诊断的有效手段。

(《健康指南》2003 年 3 期)

从叶君健之死谈起

将美丽的安徒生童话译成汉语,使之走进亿万读者心灵的著名作家、翻译家叶君健先生因患癌症医治无效,于 1999 年 1 月 5 日在北京家中逝世,享年85 岁。

1992 年年初,腰部的突然剧痛,使叶君健卧床不起,接下来是长达 5 个月的误诊,被当作腰肌劳损和骨质增生做过多种理疗,还做过腰椎牵引。他的体重下降了 20 多公斤,直到 7 月份,才在北京积水潭医院检查出是前列腺癌,肺转移和广泛骨转移。之后转到泌尿研究所,做了手术和其他姑息性治疗,医生的结论是活不过二三个月。没有想到的是,他良好的体质、医生正确的治疗方案、家庭的细心护理、合理的饮食,再加上他强烈的求生欲望,使他的身体逐渐恢复了,并重新拿起笔,写下一篇又一篇文章。在带瘤生存 7 年之后,他被癌症夺去了生命。

从解剖上来说,前列腺位于小骨盆腔内,约栗子大小,平均重 8～12 克,前列腺上端邻接膀胱底,下端坐于尿生殖膈上,前面是脂肪和结缔组织,后面与直肠相邻。前列腺由腺组织和肌组织构成,其分泌物是精液的主要成分,内含前列腺素。前列腺炎和前列腺增生是中老年男性的常见病,前列腺癌发生率近年来也在悄然增加。资料表明,在欧美国家,前列腺癌已占男性肿瘤发病率的17％,我国也已达 3％～4％。由于前列腺癌长在膀胱"出口",尿道正好从前列腺中间穿过,所以一旦发生前列腺癌,前列腺就显著增大,压迫尿道,便会出现一系列排尿困难症状,如尿流缓慢、排尿无力、排不出尿、血尿等,这些症状与前列腺炎及前列腺增生的症状基本一样,若不重视,极易误诊。前列腺癌还易发生转移,有 2/3 转移到骨骼和淋巴结,1/3 转移到内脏器官。

由于前列腺位置相对表浅,癌肿又多发生在后叶,癌变部位多质地坚硬,因而大多数通过肛指检查就可发现早期病变。统计资料证实,87.9％的前列腺癌可通过肛指检查扪及。

对于肛指检查或其他方法怀疑前列腺癌的病人,穿刺活检是确诊癌肿的最重要方法。对穿刺活检阴性,而肛指检查或经直肠彩超、CT 检查等仍怀疑癌肿存在时,可做血清前列腺特异性抗原检查,此检查对前列腺癌不仅有较高的敏感性,而且有较高的特异性。

(《抗癌》2000 年 2 期)

警惕! 胰腺癌在悄然增加

在北京举行的"中国健康知识传播激励计划——胰腺癌专题"专家媒体知识共享会上,北京协和医院副院长、中华医学会全国胰腺外科学组组长赵玉沛教授指出,近 20 年来,胰腺癌在我国不少大城市的发病率在大幅度增长,其中,上海市近 20 年来的胰腺癌发病率就增加了 4 倍。

胰腺是体内最重要的内分泌器官,它横卧于腹后壁,为一长条腺体,在腹前壁表面投影下缘相当于脐上 5 厘米,上缘相当于脐上 10 厘米,胰腺长约 14～18 厘米,重 65～75 克,别看胰腺个头不大,它在体内所起的作用可不小。

胰腺属混合性分泌腺体,分泌的胰液对食物的消化和吸收是不可缺少的,正常人胰腺每天约分泌 1000 毫升胰液,差不多是自身重量的 10～14 倍。如果因某种疾病导致胰腺功能减退,胰液分泌减少,人就要患严重的消化不良症。胰腺还有一个功能就是分泌胰岛素,胰岛素是人体糖代谢中不可缺少的物质,如果胰岛素不足,人就有可能患糖尿病,胰岛细胞除分泌胰岛素外,还分泌胰高血糖素、胃泌素和生长激素释放抑制素等,因此其生理功能也是多方面的。

胰腺癌是恶性程度最高的肿瘤之一。在医学界被称为"癌症之王"。胰腺癌常常在不知不觉中发生,之后发展非常迅速,绝大多数患者一经确诊已属晚期,往往从诊断到死亡仅为 3～6 个月时间。

目前,胰腺癌的发病原因尚不清楚,已发现一些环境因素与胰腺癌的发生有关。其中肯定的危险因素是吸烟。吸烟者发生胰腺癌相对危险度是非吸烟者的 1.5 倍,而且随着吸烟数量增加而增加。其他高危险因素还有糖尿病、胆石症、饮酒以及慢性胰腺炎等。进食高脂肪、高蛋白食物和精制的面粉食品,胃切除术后 20 年者,也是发生胰腺癌的危险因素。

《美国医学会杂志》刊登的一项研究报告显示,肥胖与不爱动可极大地增加人们患胰腺癌的可能性,负责这项研究的美国哈佛大学公共卫生学院及其附属医院的研究人员,通过研究近 20 年来美国两次健康的结果,得出了以上结论。研究人员称,在连续调查的过程中共有 350 人患上胰腺癌,与正常人相比,轻度肥胖者的患病概率明显增大,更胖一点的人的患病概率甚至要比正常人高 72%。

研究人员还发现,如果在茶或者咖啡里加上糖,饮用者患胰腺癌的概率也要比一般人高出许多。最近一项研究发现,如果一个人每天喝下两杯以上碳酸饮料,也有可能患上胰腺癌。瑞典斯德哥尔摩卡罗林斯卡学院的流行病学家苏珊娜·拉森博士负责主持这一研究项目。她表示,越来越多的信息表明,碳酸饮料是造成患胰腺癌的一个重要诱因。对于那些大量饮用碳酸饮料和果汁的人来说,这些人患胰腺癌的概率要比一般人高出 90%。如果 1 天内向食品和饮料中放糖超过 5 次以上,患胰腺癌的概率要比不放糖的人要高出 70%。

胰腺位于腹腔深部,胰腺癌早期症状不明显,比较突出的有三种症状:①厌食、消化不良及体重下降;②腹部不适或疼痛,约有半数患者以腹痛为首发症状,约 20% 的病人腹痛能放射到背部、左肩部,疼痛在仰卧时加剧,坐立、弯腰、侧卧、屈膝时减轻;③黄疸,表现为皮肤及巩膜发黄。上述症状在肝炎或胆道疾病时也可以出现,所以早期胰腺癌被误诊为肝炎或胆囊炎、胆石症的并不少见。

胰腺癌的症状还因发生部位的不同而有所差异。胰头癌由于容易压迫胆总管,阻塞胆汁排泌,使胆汁渗入血液,最容易引起黄疸、肝脏肿大,以及大便颜色变浅,呈白陶土样。胰体癌症状以疼痛为主,因为胰体与腹腔神经丛相邻,病变容易侵及神经,疼痛为间歇性或持续性,夜间加重;胰尾癌症状较隐匿,疼痛不多见,除一般的消瘦、乏力、厌食、消化不良外,有时表现为腹部包块,容易被误诊为左肾疾病。

如果胰腺癌能被早期发现,通过手术切除肿瘤可以治愈。可惜,仅 15%～20% 的胰腺癌病人能在这个阶段被发现并获得治愈机会。而且,胰腺癌往往在切除后复发。

除手术及放疗、化疗外,近年来生物治疗、基因治疗也在不断探索中,作为恶性肿瘤全新的治疗手段,分子靶向治疗的研发进展迅速,靶向治疗药物在提高晚期胰腺癌患者的存活率和存活时间方面相继传出佳音。

对胰腺癌患者来说,定期复查很重要,定期复查的主要项目是腹部彩超或 CT 检查,了解有无复发和转移。若彩超发现可疑病灶,性质不明确,可进一步作 CT 或磁共振检查。其他常规检查,如血常规、生化检查和大便潜血试验,亦必须定期检查。

(《医药与保健》2007 年 5 期)

胃癌术后并发胆囊结石并非偶然

　　林总工程师刚刚退休，麻烦事就来了，先是出现食欲减退，没有在意，半个月后出现上腹部疼痛，林总以为是消化不良，就服用维酶素、甲氰咪胍治疗，服了 10 天没有效果，就到医院检查。医生询问了病史，体检后让林总做胃镜检查，胃镜检查及病理检查结果证实，林总患了胃癌。

　　林总是个豁达开朗的人，对什么事都能正确对待，在许多突发事件面前都能沉着应付，几十年的共同工作中同事们没有看到过林总在什么时候有过悲观失望。这一次，林总得知自己患了胃癌之后，同样没有悲观失望，而是积极要求手术。

　　林总住进医院，进行了全面检查，一周后做了胃切除手术，手术很顺利。术后，林总恢复得也很快。

　　谁知，4 个月后，林总再次出现上腹部疼痛。林总想，这回可不行了，毫无疑问这是胃癌复发了。林总在手术后的几个月中经常看有关癌症方面的科普书籍，因而对胃癌复发后的治疗情况也了解一二。此时，林总在想，自己的生命不多了，在不多的时间里，一定要把自己的专著完成。

　　然而，林总到医院检查后，检查结果大大出乎他的意料，哪里是胃癌复发，原来是林总又患了新病——胆囊结石。

　　真是祸不单行，刚治好胃癌，又患胆囊结石，难道这两种病碰巧发生在一个人身上？给林总治疗的医生却不这样认为，他认为两者同时发生并非偶然，而是有一定的因果关系。医生告诉林总，胃癌手术后发生胆囊病变者不只林总一人，他已经见到 17 例了，也不仅是胆囊结石，还可以发生急、慢性胆囊炎、坏疽性胆囊炎、胆固醇胆囊沉积症、胆囊息肉等。胃癌切除术后发生胆囊病变的机理有下面几种：①胆囊收缩受神经、体液因素的共同调节，当胃大部切除术，尤其是胃癌根治术时，迷走神经及腹腔动脉周围交感神经被切断，使胆囊张力下降，收缩排空不良，加上胃肠道重建，食糜改道，影响内源性胆囊收缩素的分泌、释放，造成胆囊张力下降，排空障碍，胆汁成分改变，形成胆泥胆结石；②术后禁食，近端空肠内细菌繁殖，逆行感染机会增加，促使胆囊炎的发生；③胃癌根治术的范围扩大，致十二指肠运动和奥狄氏括约肌功能改变，影响胆道运动，胆汁淤滞是形成胆囊炎、胆结石的间接因素。

　　医生再次为林总做了手术，取出了结石，术中进行探查，没有发现胃癌复发和转移。手术后,林总经过一段时间的休息,很快就把全部身心投入到紧张的工作中。2年后,林总的专著也如愿出版。

(《癌症康复》2001 年 3 期)

如何早期发现大肠癌

大肠癌主要包括结肠癌与直肠癌。近年来,我国大肠癌的发病率呈逐年升高趋势,而得到早期确诊的大肠癌患者仅占全部该病患者的 5%。在临床上,大肠癌的早期诊断率非常低,其原因主要是人们对该病的早期信号没有足够的重视。另外,由于大肠癌早期没有特异性症状,当患者出现腹痛、腹泻、脓血便的症状时,又极易被医生错误地诊断为痔疮、结肠炎、细菌性痢疾、下消化道出血等疾病。那么,应如何早期发现大肠癌呢?

可做直肠指诊检查

早期直肠癌病变一般局限于直肠黏膜,此时该病患者多无任何症状,但医生通过直肠指诊检查可发现患者的直肠黏膜上有稍隆起的结节。随着病情的进一步发展,该病患者的癌肿可出现继发感染、溃烂。当癌肿影响肠腔通畅时,患者就会出现便秘、便血、里急后重,便前腹痛、大便变稀有黏液、骶髂部有不明原因的疼痛等症状。临床观察发现,80%的直肠癌患者可通过直肠指诊检查发现病变。另外,通过直肠指诊检查还可明确癌肿的形状、质地和移动度等。医生在做该项检查时若发现指套上粘有黏液,说明该患者的直肠内有脓血性分泌物。

可做大便潜血试验、结肠镜检查和气钡双重对比造影

通常,人们在 40 岁以后发生大肠癌的概率会明显上升。据统计,大约 75%的患者处于这个年龄段,因此,应从 40 岁开始,每年做 1 次大便潜血试验,可连续做 3 次。一般来说,无临床症状但大便潜血试验呈阳性者,其患大肠癌的概率在 1%以上。为了明确诊断,大便潜血试验呈阳性者可做结肠镜及气钡双重造影检查。另外,该类患者还应每 5 年做 1 次结肠镜检查,或每 5～10 年进行一次气钡对比灌肠造影检查。

要加强对高危人群的筛查

从理论上讲,家族性结肠息肉病患者的子女中将有一半的人会患上结肠息肉病,因而他们还会向其后代遗传这种疾病,因此,对容易患大肠癌的高危人群应加强筛查,筛查的对象主要有以下几类人:

(1)父母、兄弟姐妹和子女中有一人患大肠癌者,应从 40 岁时开始做大便潜血试验和结肠镜检查。

(2)患有家族性腺瘤性息肉病的人,其相关的基因有缺陷。该病患者在 40 岁以后携此基因者几乎 100％发生癌变。因此,这类家族中的所有成员都应从青少年开始定期做结肠镜检查。

(3)遗传性非息肉病性结、直肠癌是一种常染色体显性遗传性疾病,该病患者的家庭中可有多人患结肠癌或直肠癌。凡可能患上该病的人应从 20 岁开始,每隔 1～2 年,或从 40 岁开始每年做 1 次结肠镜检查。

(4)溃疡性结肠炎患者发生大肠癌的危险性较大,这种危险通常于患者发病 8 年以后。因此,全结肠炎患者应于患病 8 年后,每隔 1～2 年进行 1 次结肠镜检查。左半结肠炎患者应于患病 15 年后每隔 1～2 年做 1 次结肠镜检查。

(5)过去一直认为,黑斑息肉病患者的息肉不会癌变。但近年来的资料表明,黑斑息肉病发生恶变的概率为 20％～23％。因此,黑斑息肉病患者也应定期进行检查。10 岁以上的该病患者应每隔 2 年做 1 次全消化道造影检查。20 岁以上的该病患者还应做 1 次纤维结肠镜检查。

(《求医问药》2010 年 3 期)

大肠癌患者的亲属应早做结肠镜检查

前中国女篮运动员陈鹭芸因结肠癌医治无效不幸去世,年仅 38 岁。专家表示,5 年前,陈鹭芸的母亲就因结肠癌离世,而 38 岁的陈鹭芸患结肠癌也极有可能由家族遗传导致。目前认为,在消化系统恶性肿瘤中,结直肠癌的发生与遗传关系最为密切,约 30％的结直肠癌与遗传因素有关。一级亲属(父母、兄弟姐妹)如果患有结直肠癌,一般则认为本人属于结直肠癌发病的高危人群。

大肠癌的发病有内外两个因素,外因是长期的不健康饮食习惯,内因是指遗传因素。在遗传因素中,家族性腺瘤性息肉病、遗传性非息肉病性结直肠癌最为常见。家族性腺瘤性息肉病患者,他们的 APC 抑癌基因发生突变,导致"体质"也发生改变,肠道比普通人更容易长息肉,而且数量都不少,严重者可达数千个。如果这些息肉处理不及时,到了癌症高发年龄——三四十岁,大多数会演变成肿瘤。患者年纪越轻,家族中一级亲属发生结直肠癌的风险越高。年龄小于 40 岁的结直肠癌患者,一级亲属危险性是 55 岁的 6 倍。

不过,多数早期大肠癌可以治愈,5 年生存率可达 90％以上,早期发现大肠癌的癌前病变并及时干预,能够有效阻断大肠癌的发展进程。同时,大肠癌早期得到诊断可以为内镜下行肿瘤切除术提供机会,减少患者痛苦。

一项大样本涉及 16 个亚太国家和地区的多中心研究结果提示,应把大肠癌患者的一级亲属作为高风险人群进行监控,对有一级亲属患病的家属成员制订有针对性的筛查方案:即在家属一级亲属中,只要有一人患上大肠癌,即可确立所有一级亲属为大肠癌和结肠肿瘤及结直肠腺瘤高风险人群;≥2 名亲属患有大肠癌及结肠肿瘤的风险更是高达数倍。

对于普通人群,人到 40 岁时应该做一次结肠镜检查,如果没有发现异常,就可以过 3～5 年再做结肠镜检查。如果发现有息肉,要及时处理,消除癌变隐患。如果癌变发生在直肠,有经验的医生用肛指检查方法就能初步判断是不是癌症。

做结肠镜前,被检查者需要服用"肠道清洁剂"以使肠腔内粪便排出,以免遮挡病灶。对可疑的微小黏膜改变,腔镜医生会利用电子染色内镜及放大内镜进一步观察黏膜腺管开口和毛细血管走行,通过超声结肠镜还能明确病变侵犯深度及淋巴转移情况。

(《家庭医学》2016 年 7 期上)

小儿患白血病趋升——家庭装修惹的祸

《沈阳晚报》2005 年 8 月 25 日报道:张先生买套新房,接下来的两个月,他找来专业装修公司,开始装修新家。几个月后,房子被粉饰一新。他很清楚刚刚装修过的新屋不适宜立即进住,便在父母家又挤了两个月,之后便迫不及待地搬进了新家。然而,3 口之家的幸福生活刚过了 3 个月,儿子小刚便开始高烧不退,免疫力低下,三天两头感冒。上周,小家伙更是病情严重,皮肤、齿龈、口腔黏膜经常出血。张先生赶紧带着儿子到医大盛京医院检查,结果诊断急性白血病。

有关小儿白血病与装修污染关系的报道,最早见于 2001 年 2 月北京有关主流媒体,其称经北京儿童医院血液中心调查,前来医院就诊的白血病患者 90％家里曾经装修过,而且不少孩子家里还是豪华装修。沈阳市环境监测中心站等多家单位联合发布了沈阳市儿童房装修污染抽检调查报告,结果显示,102

家儿童居室中的甲醛浓度只有 7 户达到国家标准,90%以上未达标。此次被检测的 102 间儿童房都是两年内刚刚装修过。经过实地检测发现,其中有 95 间儿童房内的甲醛浓度超出了国家标准,占检测总数的 94%,超标浓度 2～8 倍不等。

装修材料中的有毒、有害物质会诱发儿童白血病,是因为儿童的免疫系统本身就差,不像成人自然解毒机制和能力比较高。研究发现,儿童房的毒害概率比成人起居室更高,这是因为成人家具用材相对多样化,喜欢用实木作为家具、装修辅材,实木中有毒有害物质含量较小;但儿童家居因造型、色彩的制作需要,通常更多选用密度板,材质中又要使用大量胶水、黏合剂和配件。密度板等本身甲醛、苯乙烯含量就高,而黏合剂等辅材更会逐渐释放出构成它们的单体,如甲醛、氯乙烯和邻苯二甲酸酯类等。长期处在毒害辐射环境中,对血液、肝脏、肾脏和消化系统等都可能有害。

另外,儿童房面积较小,但"麻雀虽小,五脏俱全",成套家具在小空间里释放出的毒害气体浓度更高。而且,儿童房通常朝向位置次于主卧室,加之出于对儿童安全的考虑,一般睡觉时门窗紧闭,通风欠佳,在一定程度上阻碍毒害气体散发。

再者,新装修的房间如果大量使用花岗岩、大理石等地面石材,其放射性及一次大剂量和多次小剂量的放射线照射,都会损害孩子的造血系统。

因此,家庭装修时最好选用安全、环保的材料,不要过分追求奢华,越是豪华装修,有害物质可能越多。专家提醒大家,装修后的房间应在完全通风半年后再入住,一旦入住新房后出现家中所养植物、宠物莫名死去,家人不明原因发热、贫血,特别是小孩有下面情况应及时到医院就医:①不明原因发热,用抗生素治疗无效。②面色苍白、贫血、有出血倾向(如牙龈、鼻腔出血或皮下有出血点)。③局部有包块或颌下、颈下、腋下、腹股沟有淋巴结肿大。④不思饮食,日渐消瘦。⑤肝脾肿大或上腹部有肿块。⑥有视力障碍、斜视或眼球向外突出等。⑦血液检查白细胞异常增高或过低,或伴有红细胞、血红蛋白及血小板减少等。

（《抗癌》2006 年 2 期）

警惕！淋巴瘤的发病率在增高

2013 年 9 月 5 日,创新工场董事长兼 CEO 李开复在微博上说"癌症面前人人平等",已被证实罹患淋巴瘤。这种恶性肿瘤已经夺取无数人的生命,如曾在电视剧《情深深雨蒙蒙》中饰演方瑜的著名演员李钰，2009 年因淋巴癌去世时年仅 33 岁。罗京、阿桑等知名人士患的就是这种肿瘤。

淋巴细胞是人体的健康卫士，发挥着重要的免疫作用。淋巴瘤是原发于淋巴结或其他淋巴组织的恶性肿瘤，是我国常见的十大恶性肿瘤之一，多见于中青年，男性患者多于女性。

淋巴瘤的病因目前尚不十分明确，可以确定的诱发因素有辐射、病毒、饮食、化学、免疫等因素。就目前的研究状况来看，与淋巴瘤关系比较密切的病毒有 EB 病毒、人类嗜 T 淋巴细胞病毒、人类嗜 B 淋巴细胞病毒。依据其病理学特点，分为霍奇金病或非霍奇金氏淋巴瘤。此外，由于环境变化，淋巴细胞在生长过程中受到影响变异，也有可能形成淋巴瘤。人越年轻，淋巴细胞就越有活力，也就越容易得淋巴瘤。这就是淋巴瘤青睐年轻人的原因。

当下环境污染加重，生活、工作压力大，以及长时间接受电子辐射等是导致淋巴癌高发的主要因素。避免、控制这些因素，适当锻炼身体，饮食起居有规律，不饮酒，不吸烟，对预防恶性淋巴瘤的发生很重要。

恶性淋巴瘤表现不易被察觉，应早发现、早治疗。对无明确原因的进行性淋巴结肿大，经一般抗炎治疗无效的"淋巴结结核"和"慢性淋巴结炎"，反复出现淋巴结肿大和发热等症状，一定要及时到正规医院就诊检查，以免延误病情。

病理诊断是淋巴瘤诊断的"金标准"，获取足够的高质量的肿瘤组织是病理诊断的前提。活检比较麻烦，甚至有风险，但是对于确诊淋巴瘤是必须的。某些情况下，取材不理想，则可能需要再次活检。更有少数情况甚至需要多次活检。淋巴瘤复发时也要尽量再取组织进行病理诊断，一方面是为了明确淋巴瘤是否复发，另一方面是因为某些淋巴瘤类型可能会发生病理转化。

相对于其他肿瘤，淋巴瘤的病理诊断及分型十分困难。目前已知淋巴瘤有近 70 种类型，不同类型的治疗和预后差别非常显著。因此对于有疑问的病例，有可能需要多位经验丰富的病理专家会诊，这个过程可能需要数周时间，但是本着对患者高度负责的态度，这是必需的过程，需要患者和家属的理解和耐心。

全部检查结束后，医生会根据病情决定是否开始治疗以及治疗方案、治疗计划等。部分淋巴瘤患者通过治疗有希望治愈或长期生存。化疗是目前的主要治疗手段，部分患者还可联合免疫靶向治疗，能显著提高有效率、改善生存期。手术不是主要治疗手段，但在少数情况下可考虑选择。

化疗开始后每 2～3 个周期需进行一次评效检查，以评价化疗方案的效果，如果没有达到理想效果，可能需要增加剂量或者更换新的治疗方案。淋巴瘤治疗结束后部分患者可能复发，因此治疗结束后需定期复查。通常治疗结束后两年复发风险比较高，需每 3 个月复查一次，两年后半年复查一次，五年后可每年复查一次。

一般认为,霍奇金病的治疗预后较好,部分患者通过治疗获得治愈或长期生存。但非霍奇金氏淋巴瘤也不要丧失治疗信心。随着医学技术的进步,即使是一些恶性程度比较高的淋巴瘤,在病情缓解后采取轰击化疗加干细胞骨髓移植,也已经取得了明显效果。

(《家庭医学》2014 年 4 期下)

中年人异常出血要防癌

不同癌症有不同的症状,如果对癌症的早期症状缺乏警惕,就会延误诊断和治疗。在各种症状中,异常出血尤需重视。

便血　早期大肠癌因肿瘤体积较小,肠黏膜完整,一般不会出血。随着病情发展,病灶不断增大,由于炎症、血液循环障碍、机械刺激、大便摩擦等原因,肠黏膜发生糜烂、溃疡,甚至出现肿瘤破裂,发生出血。当发生少量出血时,肉眼不宜察觉,但粪便镜检可发现大量红细胞,大便潜血试验阳性。当肿瘤位于结肠近端时,可出现黑便或柏油样便,结肠远端或直肠肿瘤出血时,血液常为暗红色或鲜红色;当肠道内有大量细菌,肿瘤表面黏膜被破坏时常继发感染,再加上坏死组织脱落,肿瘤大量渗液等原因,可发生脓血便、黏液便。

鼻腔出血　鼻咽癌是我国南方及东南亚常见的恶性肿瘤,其早期出血率为31.8%,常擤出带血丝鼻涕,或在早期出现鼻式咯血。鼻腔或鼻窦恶性肿瘤,鼻出血也常为其早期症状,出血量一般不多,但反复发生。如鳞状上皮癌、腺癌、黑色素瘤或恶性肉芽肿,多见于中年以上患者,常有一侧性鼻阻塞和血性黏稠脓涕。

尿血　能引起血尿的原因很多,如肾炎、尿路感染、膀胱结石、肾结石等,这些原因引起的血尿大多伴有其他症状。如果是无痛性血尿,即除血尿一项异常外,没有其他症状和不适感觉,而且血尿不经治疗可暂时消失,血尿呈间歇性,时有时无,往往是泌尿系恶性肿瘤的一种表现,血尿一旦突然加重,常常是肿瘤晚期。

阴道出血　子宫颈癌是女性最常见的恶性肿瘤之一,约有 40%的 I 期宫颈癌病人无症状,而是通过防癌普查发现。早期症状是少量接触性出血,如性交出血,绝经后间断性出血或血性白带,常常为宫颈癌所引起。随着病情发展,出现不规则阴道出血,先是少量,以后增多。菜花型宫颈癌出现流血的症状较早,量也较多。子宫内膜癌多见于 50 岁以上的绝经期妇女,主要症状是不规则阴道出血,量少或中等;未绝经患者,可表现为月经持续时间长,或周期中间有出血,有时伴有血性白带。

痰中带血　早期肺癌可出现痰中带血,多为持续或间断性痰中带血或小量咯血,大量咯血较为少见。该病多见于老年男性,约 20％的病人以痰中带血为第一个症状。

乳头出血　乳腺癌是女性常见的肿瘤之一,近年来发病率呈增高趋势,一般来说,80％以上乳腺癌病人是自己无意中发现了乳房内肿块才去就诊的。但乳腺癌也可以在没有发现肿块前出现其他部位的表现,如有的病人先发现腋下淋巴结转移,几个月后才出现乳房肿块,这种情况叫隐匿性乳腺癌。也有的病人出现乳头出血,乳头溢液含血或乳头滴血水或黄水中带血丝,都要警惕乳腺癌的存在。

牙龈出血　一般来说,牙龈出血多见于牙龈炎。但是,白血病早期也可有牙龈出血症状,出血表现占白血病的 80％。

因此,中年以后凡出现上述异常出血,一定要引起高度重视,及时认真地进行检查,寻找原因,积极治疗。

(《解放军健康》2001 年 2 期)

何时该暂停化疗

化疗在肿瘤治疗中的应用相当广泛。据估计,超过半数的肿瘤病人,在病程的不同阶段需要化疗;有 10 多种恶性肿瘤主要靠化疗治疗,化疗更是综合治疗恶性肿瘤不可缺少的手段。但是,化疗也往往带来一些不良反应,有些还非常严重,需要暂时中断化疗。

1.**发热**　在化疗之前,如果体温在 38℃以上,应暂时推迟化疗。如果在化疗期间体温上升,超过 38℃,也宜暂停化疗,或提前结束该疗程的治疗。

2.**血象低下**　大部分化疗药物在发挥作用的同时,会产生骨髓抑制,不同程度抑制造血细胞的产生,对血小板的生成影响较为突出。这种抑制作用常因药物种类、剂量、用药方式、间隔时间的不同而不同,严重者可造成过度骨髓抑制。所以,在化疗时应定期化验血常规,如周围血中白细胞计数不足 $4.0 \times 10^9/L$,血小板计数低于 $60 \times 10^9/L$,则应暂停化疗,同时用升白细胞药物。

3.**消化道严重反应**　恶心和呕吐是主要的胃肠道反应,是药物对消化道黏膜的刺激或对有关神经调节机制发生作用的结果,常在用药后 1～6 小时内发生,有时可持续数天;其次是腹痛、腹泻、吞咽困难,严重口腔溃疡。为了减少胃肠道反应,可在用药前注射止吐药或镇静药,在化疗反应期间应减少进食,少吃油重味腻的食物。不少化疗药物用药后有恶心呕吐的症状,如氮芥、阿霉素、顺氨氯铂等。通常医师会采取适当的防范措施,以使其减轻这类反应。如果上述症状很重,令人难以接受,就暂停化疗。

4.**重要脏器受损**　少数化疗药物有独特的脏器毒性,如严重心肌损伤、肝脏损伤、肾脏损伤等。故在化疗前及化疗期间进行全面检查,以预防化疗毒副反应,利于化疗顺利完成。因此,在使用药物前或化疗过程中,应定期监测有关脏器的功能,若尿、血检查提示肾功能不全,肝功能检查提示中毒性肝炎,均需暂停有关化疗药物。

5.**过敏反应**　化疗药物同其他药物一样,也可引起过敏反应,通常不产生严重后果。如果有引起严重过敏反应者,如寒战、高热、过敏性休克等,应立即停用这类药疗药物,改用其他化疗药物。

（《家庭医学》1995 年 11 期）

美容健身防治篇

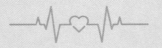

白女士为何变成黑妈妈

　　让尼娜·盖里约出生在法国西部曼恩·卢瓦尔省的一个小村庄,乳白色的皮肤、蓝色的眼睛、褐色的头发,具有法国妇女的典型特征。1977 年结婚后生了两个女儿,她生孩子后经期总是拖得很长,便去找医生看病,医生诊断为柯兴氏综合征,并给她开了一种美国生产的名叫 op'DD 的药。按规定,这种药每天服用不能超过 8 粒,可她每天服 22 粒。服药后,让尼娜·盖里约开始发胖,脸上出现金黄色,并逐渐变黑。她开始以为是正常的药物反应,就继续服药。然而,治疗不仅没有任何效果,副作用却越来越大,她在圣诞节前夕照的照片上看到自己的形象时,不由大吃一惊:"这个女人是谁?"

　　由于让尼娜·盖里约像变了一个人,人们开始用异样的眼光看她,许多陌生人见到她都以为她是印第安人或者澳大利亚土著人。让尼娜·盖里约在商店、邮局等地方受到了歧视,因为大家都不相信站在面前的黑女人竟是证件照片上的白种人。让尼娜·盖里约决定控告给她开 op'DD 药的那个诊所,并于 1997 年开始了漫长的诉讼历程。

　　患了病,就要进行药物治疗,这是众所周知的事情。在药物使用过程中,出现副作用是难免的。几乎每种药物都有轻重不同的副作用,其表现形形色色,有一种副作用在开始出现时常不引人注意,这就是药物引起的皮肤变色。

　　利福平是治疗肺结核的主要药物,同时也是一种"超广谱"抗生素,对其他多种细菌有抑制作用。但是,利福平是一种具有颜色的药物,它的产色基团是化学结构上的醌或氢醌色芳香核,药物经胃肠道吸收后在体内分布很广,最后以原形或代谢产物通过尿液排出体外。如果服用过量则皮肤可出现淡红色,甚至鼻涕、眼泪或痰也出现红色,这就是利福平中毒的信号。

　　美满霉素引起皮肤色素沉着国内外皆有报道,这是因为当美满霉素以原形或其代谢产物在皮肤组织内累积到一定量时,在一定光谱紫外线作用下,皮肤发生慢性光化学损伤而导致皮肤色素沉着。这种副作用多发生在服用美满霉素超过 3 年,累计量达到 15～22 克时。

　　卡马西平是治疗癫痫的常用药物,常见的不良反应有眩晕、恶心和皮肤反应。有人报道 1 例 34 岁的癫痫病人服用卡马西平 3 周后发生红皮病,全身皮肤弥漫性潮红、肿胀、轻度湿润。

　　皮肤的颜色由表皮内的黑素和胡萝卜素的含量所决定。阿的平、促皮质激素及冬眠灵等药物可引起皮肤出现暂时或永久性的黄色、黄褐色、青灰色等;肿剂长期应用可产生局限性或弥漫性黑素沉着,以躯干为主,呈淡褐或黑褐色,并且雨点状色素减退斑混杂其间;氯丙嗪引起的色素沉着发生于暴露部位;用氯喹、羟基氯喹等抗疟药者常在面颈部有色素沉着,氯喹对黑素有亲和力,尚可引起指甲、角膜、网膜色素性改变和毛发脱色;磺胺类、解热镇痛、巴比妥类药物在出现皮肤副作用如炎性红斑或大疱后可遗留紫褐色色素沉着。

可见,如果一贯皮肤色泽正常,在服用某种药物后出现皮肤方面的变化,应当想到是否由药物的副作用引起,要到医院进行检查,如果确由药物引起,此种药物就应当停用,并进行相应的治疗。

(《家庭医学》2000 年 8 期)

从历届"港姐"大多不健康谈起

最近,有专家对历届香港小姐冠军的健康状况进行研究,他们对 1975 年至 1999 年间胜出的 40 位冠军得奖者及最上镜小姐的体形研究后发现,当中只有 5 位参选时的体重符合现时女性的体重指数,其余 30 多位均属过瘦,其实并不健康。

这项研究指出,在过去 20 届的港姐冠军中,1995 年杨婉仪的体重指数只有 16.9,而 1993 年获最受传媒欢迎大奖(最上镜小姐)的郭可盈,体重指数只有 15.72,是"病态港姐"的代表者。专家指出,从这项有趣统计中可反映现时人们对女性体态美的标准,但并不符合健康标准。

近 10 多年来,为了衡量相对肥胖程度,常采用体重指数。体重指数的计算方法很简单,体重用千克,身高用米来计算,美国卫生部和农业部按不同年龄制定的体重指数标准范围不完全相同,推荐 19～34 岁为 19～25.35,35 岁以上为 21～27,我国通常以体重指数在 19～24 为正常体重范围。

追求形体美几乎是每一位青年女性的理想,为了使自己身材苗条,看上去显得楚楚动人,就不惜花费大量的金钱,整天为减肥操透了心,从节制饮食到体育运动,从使用各种各样的减肥器具(如所谓的瘦身腰带)到不断服用形形色色的减肥药。到头来,体重比原来轻了许多,实现了自己的理想。可没有想到的是,麻烦也接二连三地出现,现时体重与健康体重的差距加大,导致疾病发生,出现闭经、贫血、抑郁、营养不良、维生素缺乏、血压下降、低血糖等。过度节食减肥对女性生殖机能的影响更为突出,德国科学家研究发现,以素食为主食的少女易发生生殖机能异常,因为其所进食物中蛋白质含量少,蛋白质摄入量减少会导致包括生殖机能在内的人体各种生理机能紊乱。对少女而言,会影响到卵巢分泌雌激素的功能,进而导致排卵异常。人们还发现,肥胖度适中的女孩较体瘦的同龄女孩月经初潮先至,月经周期较有规律,而体瘦女孩月经姗姗来迟后,较多发生月经紊乱甚至闭经现象。原因在于脂肪组织的数量直接影响体内控制月经周期的内分泌调节。当某位少女丧失 10%～15% 的体重,也即减少了体内脂肪量的 1/3 左右,就会引发月经紊乱、闭经和生殖系统发育受损等现象,将来可能发生不孕症。

由此可见,对减肥要有正确的认识,不要不论自己是否胖瘦都要盲目地进行减肥,减肥的方法也要正确,主要是适量运动加适量节食,如果不是明显超重,就尽量不使用药物减肥。更不能忘记的是:减肥不能损害身体,为了身体的健康,不能过度减肥,要将体重指数控制在正常范围内。

(《中外妇儿身心健康》2000 年 10 期)

养颜之法

有"东洋珍珠"美称的歌、影、视、剧四栖明星翁倩玉,虽然早已过了不惑之年,但她仍然绰约亮丽、光彩照人。有人问她的养颜诀窍,她说了五个一点:"睡多一点,笑多一点,心情愉快一点,蔬菜水果多吃一点,晚上脸洗得干净一点。"翁倩玉的五个一点,既是她个人养颜美容的经验总结,也富含深刻的科学道理。

我们经常可以看到,有些人因为熬夜工作,有些人因为夜间狂欢,导致睡眠不足,久而久之,不仅体力不济,精神萎靡,还会损害肌肤。因为睡眠不足可使皮肤表面微血管中的血液循环不畅,体内营养因此输送不到表皮,从而加快皮肤衰老,其表现是色泽黯然无光,色素加深,多皱纹。所以应保持充足的睡眠,每天睡眠不少于 7 个小时。

人的感情变化能使支配面部表情的表情肌产生各种活动,于是面部就会出现喜、怒、哀、乐的各种表情。哈哈大笑,会使人面色红润,容光焕发。这是由于笑时表情肌的活动,使面部肌肉及皮肤血液循环加快,新陈代谢加强,其作用类似于脸部按摩的效果,有助于增强面部皮肤弹性,使得面部红润而充满青春活力,因而自古就有"笑口常开,青春常在"的说法。

不善于正确对待困难及逆境的人,由于心情压抑,愁眉苦脸,往往不到几年,就会面容憔悴,皱纹增多,头发稀疏,白发满头。反之,人遇到喜事,心情愉悦,就会显得比往日富有风采。因为良好的情绪,不仅能促进血液循环,还能提高和改善神经、血管、内分泌及微循环等的功能。而皮肤也是一个能突出反映机体状况的组织之一,因而可以看到,处于热恋中的人,皮肤弹性增加,面色红润,白净细嫩,容光焕发,楚楚动人。

研究证明,动物类食物及大米、面粉、糖等碳水化合物,属于"酸性食物",若摄入过多,可使血液及其他体液的酸度增高,易使皮肤失去弹性,变得粗糙起皱。而各类新鲜蔬菜水果,属于"碱性食物",富含大量的矿物质、维生素,有助于清洗血液中的"污物"。使肌肤光洁、润泽、细嫩。维生素 C 和维生素 E 具有抗脂质过氧化作用,不但可抑制皮肤色素沉着,还可推迟皱纹产生。芝麻、花生、猕猴桃、刺梨、胡桃仁、绿色蔬菜中的维生素 C、E 含量丰,富应经常食用。

洗脸可算是最简单的美容法,不仅可洗去脸上的污物、灰尘,还可起到按摩面部,改善面部皮肤血液循环的作用。工作了一天,就会有些疲倦,脸上的灰尘也比一天任何时候多,因而把脸洗得净一些再化妆出席各种活动,就会使人显得精神。睡觉之前卸妆后再洗脸,可使面部皮肤在夜里得到更好休息,有利于面部皮肤的新陈代谢。

(《中国保健》1994 年 12 期)

老年人旅游因人而异

时下,越来越多的老年人加入旅游行列中,外出旅游可以起到陶冶情操、开阔视野、强身健体作用。专家提醒老年人,旅游应因人而异。

老年人外出,最好结伴而行,老夫老妻一起既可嘘寒问暖,又能互相关照,或与单位同事、朋友一起前往,选择旅行团时还应挑选有随团医生者,万一有意外,同行的"知情人"可迅速向随团医生讲明情况进行治疗。但是,结伴旅游应有所选择,比如,有的老年人患有心脏病,走路稍快就会出现闷气,最好不要和青年人一起外出,青年人走得快,老年人要追赶,走路快可能会使心脏病加重。因而老年人最好和中老年人一起外出旅游。

旅游目的地的选择也非常重要。老年人旅游要尽量选择平原地带的旅游景点,也不宜选择离家太远的地方,太远就容易产生疲劳。同时,老年人不要学年轻人,可以去海边但不要到海上,更不能坐汽艇,可以登山但不能爬太高。登山应尽量选择有索道的山,即使爬累了,也可改乘索道继续游览,乐趣一点儿不比登山少。

常言说"走路不观景,观景不走路",这对于老年人尤为重要。有些风景区,山道弯弯,路面高低不平,有的老人边走路边看景,思想不集中被碎石绊倒,造成脚筋扭伤,甚至摔倒造成骨折。

冬季在户外旅游,如果在寒冷的环境中逗留时间过长,不仅会发生皮肤损伤,还有可能引起全身性疾病。寒冷的环境中,心脏病、脑中风、流感、冻疮、关节炎等疾病的发病率会明显上升。而在冬季旅游,气温及湿度低、气压高、风速大的天气很常见,当气温从零上降至零下,短期内感冒的人数会骤增,慢性支气管炎也可能在寒冷干燥的气候中复发。所以,老年人在冬天旅游最好别去太冷或气温变化太大的地方。

(《中国中医药报》2008 年 3 月 13 日)

剧烈运动出现的异常

生命在于运动,运动有益健康。但是,剧烈运动也可诱发一些异常情况,应当引起重视。

运动性血尿 运动时,全身肌肉、关节处的血管扩张,血液需要量猛增,内脏器官的血流量相应减少,而特别敏感的肾小球因血流量减少,氧一时供应不足,毛细血管壁上的细胞功能受到影响,细胞排列改变,细胞间隙增大,引起毛细管通透性增强,红细胞透过血管壁进入尿液,变成血尿。

运动性哮喘 运动可以诱发哮喘,发生率约 14%～80%,一般发生于连续剧烈运动 6 分钟以后,停止于运动后 10 分钟之内,绝大多数发生于干燥、寒冷环境,半数有不应期,即 1 小时内再做同样活动不再诱发哮喘。发生机理与运动时气道内热能和水分丢失致支气管收缩,肥大细胞释放过多介质并参与作用有关。

运动后遗精 遗精一般属于生理现象,不属于病态,每个月有几次遗精是正常情况。但有一些发育正常的青年,会在运动之后出现遗精,这是因为剧烈运动后,中枢神经的反射活动和自主神经的功能增强,勃起中枢的兴奋性相应增高,产生冲动而出现遗精。

重力休克 人在快速跑步后突然站立不动时,下肢毛细血管和静脉失去肌肉收缩对它的挤压作用,加上地球对人的吸引作用,致使大量血液积聚在下肢舒张的血管中,不能迅速回到心脏,致使心血输出量减少,脑部突然缺血,产生重力休克。表现为头晕、头昏、软弱无力、面色苍白、昏倒后血压下降、手足发凉。

运动性黑便　黑便是上消化道出血所致,主要病因有溃疡病、胃癌、急性胃黏膜出血等。有些人虽然健康,但在运动时,体内发生应激反应,引起肾上腺素大量分泌,血液中肾上腺素及儿茶酚胺的含量剧增,造成胃十二指肠黏膜血管痉挛,破坏了胃黏膜的屏障作用,导致局部黏膜破溃出血。

（《运动与健康》1996 年 3 期）

青少年也要预防运动性猝死

据《大河报》12 月 6 日报道:12 月 4 日,信阳市第 3 高级中学一名学生在篮球比赛中猝死。这名学生名叫刘海学,是本校高一(5)班的学生。12 月 4 日下午 5 点,刘海学参加学校组织的高一高二"三人制"篮球课外活动比赛。刚上场 5 分钟,他便感觉不适,就向裁判提出换人,裁判叫停后,刘海学随即走下球场,坐在凳子上,但他很快歪倒在地。班主任吴世豪及体育老师梅丽萍等人见状,急忙把他扶起来进行简单的人工抢救,10 分钟后,120 急救人员赶到现场,实施十几分钟的急救后又将其带到市中心医院,抢救至晚 7 点时,刘海学被医生推断为猝死。

许多人认为猝死都发生在中老年人身上,但细心的人会发现,青少年猝死的新闻频繁出现在报刊上。猝死正在低龄化。而导致青少年猝死的主要元凶就是心肌病。

心肌病起病缓慢,最初常没有自觉症状,容易产生误诊漏诊。如肥厚性心肌病,它往往没有前驱症状,所以很少能早期发现。肥厚性心肌病以心肌增厚为特征,有时肥厚的心肌可堵住主动脉通路而导致猝死。身强力壮的青少年,特别是运动员,常常是此病的受害者。因为运动时心脏运转加快,常常易使原本已增厚的心肌不堪重负而导致猝死。

治疗心肌病通常使用洋地黄、利尿剂和血管活性药物、抗心律失常药物等,应用药物的着眼点是改善心脏功能,延缓疾病的进展。肥厚型心肌病治疗主要是钙离子拮抗剂和 β 受体阻滞剂的长期足量应用,可有效地稳定病情,减少猝死。近年国内外在心脏介入治疗心肌病中取得了许多令人兴奋的进展。例如对肥厚梗阻型心肌病,通过导管对肥厚的室间隔进行化学消融术,可以立竿见影疏通梗阻,甚至达到治愈效果。此外,安置双腔或多腔起搏器治疗心肌病难治性心衰;植入心脏起搏除颤器,预防各型心肌病所并发的室性心动过速和心室颤动等。

尽管有药物、介入治疗、手术等多种治疗手段,但心肌病仍是死亡率很高的疾病,因此,及早诊断,控制病情发展很重要。对于青少年来说,如果出现心慌、心跳特别快和晕厥,应及时看医生;有年轻猝死家族史的家庭成员应进行常规检查。一般来说,青少年发生猝死多数有一定的遗传背景,如果这个家族里出现了 1 例儿童时猝死,有血缘关系的人都应该做心电图、心脏彩超等检查,必要时做核磁共振检查。

有心肌炎或先天性心脏病的青少年应避免过于剧烈的运动,因为运动过量是发生猝死的一个重要原因。国外近 400 个运动猝死的案例中,约有 90% 的运动猝死案例与心脏疾病有关。如长跑锻炼时心脏循环系统会不堪重负,需要的血液量和氧气量会突然增加,而供给量却相对减少,在这种血、氧供不应求的状态下,跑步者的心脏会出现急性缺血,继而出现心脏骤停和脑血流中断。跑步时要保证运动的安全性,如果在跑步时感到身体不适,要马上停下来,千万别硬撑着。

(《家庭医学》2005 年 6 期)

中年人锻炼不可盲目

人到中年,并不意味年轻时做的锻炼都不能做,而是在这个年龄段锻炼需要在强度和方式上适合自己的身体状况。

中年人在选择锻炼强度时一定要摆正自己的心态,要承认一个事实,即中年时期的体质已不能与年轻时相比。与年轻人略带炫耀能力的锻炼身体目的不一样,中年人锻炼身体的目的只有一个:健身。进入中年后,锻炼时不但容易发生运动损伤,而且损伤的愈合时间也较长,因为在这个年龄段,人体内的肌肉量出现明显的流失,骨密度下降,肌肉和肌腱的弹性变得无力,关节部分也更经不起外部的冲击。

中年人运动处方按锻炼对象,可分为两类:一是治疗性运动处方,主要用于某些疾病和创伤康复期的患者,使医疗体育更加定量化、个体化。二是预防性运动处方,主要用于健康的中年人及长期从事脑力劳动,希望参加体育锻炼者,主要是预防某些疾病(冠心病、肥胖病等),防止过早衰老。

按锻炼器官系统也将运动处方分为两类:一类是心脏体疗锻炼运动处方,以提高心肺功能为主,用于冠心病、高血压、糖尿病、肥胖等内脏器官疾病的防治、康复及健身。另一类是运动器官体疗锻炼运动处方,以改善肢体功能为主,用于各种原因引起的运动器官功能障碍及畸形矫正等。

就健身而言,每周 3~4 次,或隔日 1 次即可。有研究表明:对提高最大吸氧量而言,每周训练 3 次与每周训练 5 次的效果相同。如每周锻炼的次数少于 2 次,常不能有效改善心肺功能。

运动性猝死是在运动过程中或运动后 24 小时内发生的非创伤性意外死亡。与其他运动性疾病相比,运动性猝死的发生率并不算高,有国外研究表明,经常活动量很少的人,剧烈运动中心脏骤停的危险与其他时间相比要大 56 倍。在大部分运动性猝死的病例中,绝大多数存在器质性疾病,以心脏猝死和脑性猝死居多。

运动性猝死的预防,首先要对运动性猝死的病例和在剧烈运动中可能存在的潜在因素有所了解,同时要进行体格检查以及早识别潜在的高危因素和高危人群。

如果运动中出现胸闷、胸痛、头痛、晕厥、心动过速、异常的呼吸困难和疲劳等情况,必须马上停止运动,这些征兆可能是运动性猝死唯一明显的表现。

(《家庭医生报》2007 年 2 月 26 日)

做双眼皮要有风险意识

河南报业网 2004 年 10 月 14 日报道,爱美的马女士想给自己做个双眼皮,没想到到医院花钱做过后,眼睛不但没有变美丽,反而眼皮一个往内翻,一个往外翻。马女士向医院索赔时,医院需要有关部门的鉴定才肯赔付。另据《法制晚报》2005 年 6 月 13 日报道,王小姐大学毕业那年在外地一家美容院做了双眼皮手术,因对术后效果不满意,前后修整了 5 次,如今,王小姐的双眼有明显疤痕,两只眼睛看上去很不对称。

爱美之心,人皆有之,但双眼皮手术却并非人人合适,下列几种人就不宜割双眼皮。

圆脸型者 有些单眼皮"苹果脸"的姑娘笑起来双眼微眯,如果五官搭配合适,就会给人以甜美的感觉。显然,即使不做双眼皮手术,这种美感依然存在,做双眼皮反而多此一举,甚至会带来终生遗憾。

圆眼睛者 圆眼睛本身并不给人以眼睛很小的感觉,其上下宽度超出一般人眼睛的上下宽度,若做双眼皮很可能给人以"吊眼"的感觉。

"肿眼泡"者 "肿眼泡"是因眼部皮下组织沉积过厚而给人以浮肿感。这类眼睛本身就不美,若再加做一道眼皮,则使"肿眼泡"更添赘余之感,倒不如顺其自然。

"金鱼眼"者 "金鱼眼"的人其眼球外凸,若做双眼皮,必然使人觉得眼球愈加外突,反彰其丑,得不偿失。

即便是双眼皮手术的适应证,也要提防手术意外。任何一位美容医师,不管他的手术技巧有多高超,手术中总会出现或多或少的并发症,导致不满意,更不用说不合格的美容医师或者不具备医师资格的人了。双眼皮手术中常见的并发症有以下几种:

双眼不对称 在设计双眼皮切口时,应当从上下左右作为参照,确定切口线的长度和高度,反复比较两侧的对比程度,以便保证手术后两侧对称。但是,即使如此,也难以保证完全对称,尤其是在手术后早期,由于局部肿胀,可能发生双侧不一致,随着时间的推移和肿胀的消退,两侧会越来越对称。如果半年以后仍宽窄不一,则需要再次手术修整。半年之内,则不应急于手术,因在此阶段,伤口仍在变化之中,难以看出手术的最终效果。

三眼皮 是在手术中切开眶隔及剪去眶隔脂肪之后,将皮肤切缘与提肌腱膜缝合的操作层次紊乱所致。表现为比一般重睑多一至两个皱褶,好像是三眼皮。这种情况虽然不多见,但需要尽早予于修整。如果手术中祛除眶隔脂肪过多,往往容易造成三眼皮出现。

三角眼 这是由于设计重睑线时,内眦段设计过宽,以致手术后睁眼时,此段不能同睑缘一同提起。处理的办法也是再次手术矫正。

双眼皮呆板生硬 如果手术中将皮肤切除过多,以致在眉弓及双眼皮皱褶之间的距离太短,因而看起来很不自然,好像是怒目圆睁,因此,在切除皮肤时一定要慎重,对于 30 岁以下的患者,通常不予切除皮肤。

眼窝塌陷 在双眼皮手术时祛除眶隔脂肪过多,手术后可能发生眼窝塌陷。东方人脸型多为圆形,器官凹凸不明显,如果做成"欧氏眼",会很不协调,并不美观大方,反而平添了几分滑稽。况且眶隔脂肪还有保护眼球的作用,除非明显的"泡泡眼",一般不应该祛除过多的脂肪。

总之,双眼皮手术是一种带有一定风险的美容手术,患者应当有足够的心理准备。一旦出现某些并发症,也不必惊慌失措,而应与医生密切配合,必要时可行再次修整手术。

(《家庭医学》2009 年 7 期上)

皮肤过度保养   反而适得其反

生活在广告时代的消费者,女人是最容易落入陷阱的一群体。在她们陶醉于"晶莹""美白""完美无瑕"的美容梦想的同时,她们的肌肤正受着不当护肤理念和不当护肤品的侵害。

爱美女性总是很关注自己的脸,如果不够白,就想办法增白。皮肤病专家提醒:面部过度增白,可让脸皮越来越"厚"。近年来,皮肤科专家在对女性脸部皮肤进行持续的观察后发现,女性的脸皮有愈来愈"厚"的趋势,原因是皮肤增白过勤、暴晒过度、饮食习惯改变、空调设备的普及等等。面部增白的原理就是剥离即将散落的老化角质层,使新的角质层长出。角质层从长出来到脱落,大约需要 14 天。如果连续做上很多次"面部增白",反复给角质层刺激,就会使脸皮明显增厚。暴晒、吸烟、酗酒、吃刺激性食物会使皮脂分泌量增加,而这些皮脂腺一经污染便会氧化变质,反而会变成刺激皮肤的因素,促使皮肤老化。

有时不知为什么脸上就突然冒出来青春痘、粉刺、暗疮和粟粒疹,这又是人们最急于从脸上清除的东西。其实很多时候,它们产生的真正原因却是"过度保养和清洁"。它们就发生在人们按照化妆品经销商指导的那样涂了一层又一层的保养液、保养霜之后。而经销商们指导的所谓"正确有效"的护肤方法带来的最直接后果就是造成毛孔阻塞并衍生出一系列皮肤问题。很多油性皮肤的人根本不需要整张脸保养,一瓶具有保湿功能的产品事实上就是最经济、最有效的选择。

很多女性眼睛周围会滋生出一种肉色细小凸起物,这种俗称肉芽,学名粟粒疹,它的产生除先天性体质因素影响外,最普遍的产生原因是使用蜡质成分含量过高的眼霜等造成的。停止使用该种产品一段时间,即可改善这种由保养过度而衍生的皮肤问题。

健康的皮肤由五层组成,最外层即是角质层。角质层自然不能过厚,过厚会影响皮肤正常的新陈代谢,适当的角质层对皮肤具有一定的保护作用,可以抵御紫外线以及细菌等对皮肤的伤害。皮肤护理太勤,反而损伤皮肤。皮肤细胞新陈代谢的周期一般为 28 天。如果经常进行皮肤护理,每次护理时都要去除死皮,皮肤新陈代谢的速度就会加快,周期也会相应缩短。面部神经血管丰富,对外力刺激很敏感,有的美容师手法过重,用力较猛,所以皮肤很容易受到拉伤,产生皱纹和色素沉着,加速皮肤衰老就成为必然。因此,过勤的皮肤护理所带来的皮肤暂时的靓丽效果,是以皮肤提前衰老为代价的。

(《医药星期三》2010 年 3 月 31 日)

中老年人体检要有针对性

随着年龄的增长,人体全身各系统器官的功能和结构都会发生退行性改变,而许多特定疾病的危害性以及死亡率也随着年龄的增长而上升,而且不少患有一种以上疾病,对于有明确病史者,就应当做相应的体检,如果平时健康,过去没有查出过明确的疾病,也就根据不同的情况或不同的年龄做一些有针对性的体检。

骨密度检查

骨质疏松在初期的症状并不明显,有时会出现全身骨痛、无力,特别是腰部、骨盆、背部的持续性疼痛,许多人误以为是腰椎问题。骨质一般从 30 多岁就开始流失,肌体对骨质中的主要成分钙质的吸收能力逐渐减弱,等发生骨折的时候就已经流失了 1/3 以上的骨质。

建议:女性绝经以后,腰部、骨盆、背部如持续性疼痛,就需要检查骨密度,防治骨质疏松。男性相对要晚些,一般 70 岁以后须常规检测骨密度。

心脏检查

目前采用的常规体检,对心脏一般靠心电图来检测。体检中往往会只发现有心律失常、心肌劳损等问题,普通心电图对于早期心血管病变较难发现,必须再借助其他检查。

建议:对有胸闷心悸、心前区不适等症状的中老年人,尤其伴有高血脂、吸烟、高血压、糖尿病、肥胖等危险因素的人,应到医院做进一步检查。这里推荐 64 层螺旋 CT 冠状动脉造影重建(CTA),这一检查无创伤且能早期发现冠状动脉病变。

脑部 CT

得了脑梗死,不一定都有症状,这种情况叫无症状脑梗死,也可以出现头晕、记忆力下降等,人们多以为是亚健康的表现。但常规体检中一般不会查脑部,而且由于费用比较高,许多人一般不会做脑部 CT。

建议:经常头晕、头痛、胸闷的人,在经济条件许可下,可以做一做脑部 CT 检查,排查早期疾病。

肠镜检查

人的年龄越大,发生癌症的可能性也就越大。一般认为,绝大多数大肠癌起源于大肠息肉(腺瘤性息肉),息肉时间越长,息肉越大,形态越不规则,癌变机会越大。早期肠镜下切除大肠息肉,可谓拆除了一个定时炸弹。非常遗憾的是,目前临床诊断的大肠癌多半是中晚期。

建议:50 岁以上的人,应该开始肠镜检查,发现息肉并切除的人,一年后要复查。没有问题的,可每隔 2～3 年检查一次。有大肠癌家族史的人,开始的时间最好提前 5 年或更早。

(《保健医苑》2016 年 3 期)

周杰伦为何会脱发

《大河报》2005 年 11 月 1 日报道,台湾媒体不时有报道指周杰伦头发明显脱落,头皮清楚可见,掉发秃头的说法传得沸沸扬扬。台湾某皮肤科医生根据周杰伦近期的照片表示:"年纪还不到 30 岁,竟已出现侧边头发稀疏的现象,足见周杰伦的身体、心理压力都很大,导致过早开始脱发,若不及时对症下药,恐怕不到 40 岁,他就会成为地中海圆形秃头的高危险群。"

研究表明,精神因素如精神创伤、紧张、用脑过度等均可导致脱发,最常见的是斑秃(俗称"鬼剃头")。从现代医学的观点来看,心理社会因素可使患者长期处于一种紧张状态,当适应不良时,会损害身体的防御系统,扰乱大脑皮层和自主神经功能,从而影响人体的各种新陈代谢过程,致使毛发的生长与脱落发生异常,变成只脱落旧发而不添长新发,由此导致斑秃或其他类型脱发的发生。

专家认为患者不应回避脱发,越早寻求治疗,对脱发问题帮助越大。此外,脱发后要多了解一些防治脱发的方法。

1. **不用尼龙梳和头刷**　因易产生静电给头发和头皮带来不良刺激。最理想的是选用黄杨木梳和猪鬃头刷,每天早上梳头 100 下,不但能刺激毛囊,而且可以使发隙的通风良好,防止脱发及头皮屑。

2.**勤洗发**　间隔最好是 2~5 天,洗发的同时边搓边按摩,使头皮活血。

3.**不用脱脂性强或碱性洗发剂**　应根据自己发质选用无酸性天然洗发剂。

4.**戒烟**　吸烟使头皮毛细管收缩,从而影响头发的发育生长。

5.**节制饮酒**　白酒使头皮产生热气和湿气,引起脱发。啤酒、葡萄酒也应适量,每周至少应让肝脏"休息"两日。

6.**消除精神压抑感**　精神状态不稳定,每天焦虑不安会导致脱发。对女性来说,生活忙碌而又保持适当的运动量,头发会光彩乌黑,充满生命力。男性则相反,生活越紧张,工作越忙碌,脱发机会越高。因此,经常进行深呼吸、散步、做松弛体操等,可消除当天的精神疲劳。

7.**烫发吹风要慎重**　吹风机的热度会破坏毛发组织,损伤头皮。烫发次数也不宜过多,烫发液对头发影响较大,使头发大伤"元气"。

8.**多食蔬菜、谷物、水果**　如蔬菜摄入减少,易引起便秘而"弄脏血液",影响头发质量。得了痔疮、还会加速头顶部的脱发。

9.**空调要适宜**　空调的暖湿风和冷风都可成为脱发和白发的原因,空气过于干燥或湿度过大对保护头发都不利。

10.**注意帽子、头盔的通风**　头发不耐闷热,戴帽子、头盔的人会使头发长时间不透气,闷坏头发。

(《卫生与生活报》2005 年 11 月 21 日)

秃顶是男子聪明健康的标志吗

谈到脱发,本是不分男女的。很多爱美女性会因梳头或洗头时出现整把整把的脱发而苦恼。但苦恼归苦恼,虽然掉得多,却很少见头发有明显的稀少。相对而言,男性脱发就非常令人"瞩目"。走在大街上,人们看到的往往是很多男性头发稀少,有些男性最后成了我们常说的秃顶。在荧屏上,也可以看到许多男性影视演员是秃顶。

"秃顶"为何重男轻女

在医学上,秃顶叫"雄激素性脱发",又称为"男性型脱发"。其主要原因是在具有遗传易感性的人群中,其体内的雄激素(主要是睾酮)对头部毛囊造成了影响,引起毛囊逐渐萎缩;当睾酮被一种叫作"5α-还原酶"的酶催化成二氢睾酮后,与雄激素受体的结合活性更可提高 5 倍以上,从而导致大量脱发。

大家知道,睾酮是男性体内的主要性激素,而女性体内的睾酮含量通常很少,这就是秃顶通常高发于男性的原因。一般而言,女性的"雄激素性脱发"比较少见,即使出现,程度也一般较轻,极少发生顶部全秃。女性的脱发更多见的是休止期脱发、营养性脱发、内分泌性脱发,表现为全头部的头发稀疏、发质细软。

生理优势还是健康劣势

有人说秃顶的男子具有多种生理优势,如"聪明的脑袋不长毛",不易患癌症、心脏病等,但现在又有了不同的看法。认为"秃顶男"容易患各种疾病,尤其易患心脏病。

日本的研究结果显示,尽管秃顶本身不会影响人的生命,但冠状动脉的相关疾病则会使人处于死亡的危险中。最常用于评判冠状动脉的指标是吸烟、肥胖、胆固醇与血压,而现在则多了一个指标,即可根据男子是否秃顶来判断冠状动脉疾病。

国内研究发现,中年秃顶男性群体中广泛存在着与男性心血管病危险因素相关的高血压、高血糖、血脂异常等现象。同时,秃顶存在着胰岛素抵抗,而胰岛素抵抗是造成秃顶群体中心血管病多种危险因素与代谢异常的共同土壤。

脱发事小,用药事大

"雄激素性脱发"在临床上分为七级,一、二级脱发病情较轻微,一般不易察觉;五级以内的脱发,药物治疗效果尚好;但到了六、七级以后,药物治疗已基本不能收到明显效果了。目前,"雄激素性脱发"的治疗方案主要为药物治疗。内服 5α—还原酶抑制剂非那雄胺,可抑制睾酮转变为二氢睾酮,降低血清和头皮中二氢睾酮的水平,有一定效果,但需要长期服药。要获得明确的疗效,一般需连续用药 1 年以上。

治疗秃顶不能道听途说,应该尊重科学,进行正确的咨询,在确定秃顶的原因之前不能随意用药。一些治疗秃顶的药物对于人体是有害的。据报道,有些治疗秃顶药物可能损害男性生殖能力,美国国家科学院院报报道,用于治疗男性秃顶的药物 Finasteride 在服用半年后,其精子数量明显减少,说明低剂量 Finasteride 会对某些男性的生殖力有负面影响。

(《家庭医学》2017 年 5 期上)

吸脂除眼袋一定要慎重

随着年龄的增长,下眼睑皮肤松弛,眶隔膜支持力下降、眶隔膜随之脱垂,以及眼轮匝肌的张力下降、就会在眶下缘上方形成袋状膨大,并使颊睑沟加深,这就是所谓的眼袋。

眼袋的出现与加重是面部衰老的标志之一,给人不精神的感觉。完全避免眼袋的发生,是不现实也是不可能的,因为衰老是自然规律,但只要稍加注意,延缓眼袋的出现及加重,是完全有可能的。

首先是充足的睡眠,睡眠的长期不足,是过早出现眼袋加重的重要原因。研究证明,良好的睡眠,可明显改善眼睑组织的血液循环,可使眼周各层组织保持良好的活力,从而有效地防止眼袋的发生与加重,如果长期睡眠不足,则使眼周组织慢性疲劳,血运障碍,使得各层组织退行性衰老改变,再加以重力的作用,使得眼袋过早出现,并迅速加大加重。另外,均衡的营养摄入,保健按摩,优质的营养霜类都是防止眼袋的有效方法。

手术矫治眼袋是通过手术方法与技巧,去除部分下眼睑松垂的皮肤、眼轮匝肌及突出于眶厢的脂肪团。然后,精细、准确地予以逐层缝合,可达到良好的手术效果。

目前,国内许多美容院都应用吸脂法除眼袋,而吸脂术在国外主要用于全身吸脂减肥。有关专家认为,在盲视下用针头抽吸脂肪,伤及血管的可能性较大,存在着影响眼球和视力以致造成失明的可能。另外,下眼睑的眼窝脂肪一般有三处,祛除多少为好不仅是审美问题,而且是医学常识问题。因为眼窝脂肪界于骨性眼眶和韧性眼球之间,起着缓冲压力、保护眼球的重要作用。如果眼眶骨骼和眼球之间缺少了正常脂肪组织间隔,一旦发生颜面骨折,眼球将是何等危险? 因此,眼窝脂肪只能适当祛除,决不能全除去。所以,吸脂除眼袋不可取。

而眼睑缘下切开手术法,如果手术医师经验丰富,切开整齐,缝合细巧,一般经过一段时间的恢复后,切开线就形成不明显的皮肤纹理,毫不影响美观。至于常见的合并症,诸如眼睑外翻、切口瘢痕等不是手术方法问题,而是手术技巧、经验和缝合材料的问题。"立竿见影"的手术绝不是彻底持久的手术,多年逐渐形成的眼袋,不可能"十分钟见效",因为人体组织的恢复需要一定时间,否则,只能是短期效应。

(《卫生与生活报》2005 年 11 月 7 日)

女性吸脂瘦身悠着点

报载:辽宁鞍山 33 岁的齐小姐,在 2003 年 8 月无意中看到吸脂广告后,非常向往。很快,她交了数万元手术费,躺到了手术台上。尽管主刀医生称手术非常成功,但令齐小姐失望的是,术后 6 天,伤口大面积已经溃烂、流脓。不得已,医生切除了齐小姐腰部溃烂坏死的地方。吸脂手术给齐小姐身体造成了巨大的伤害,更让她感到伤心的是,医生建议她 2 年之内不能要小孩。

肥胖人口在我国人口中的比率越来越大。一些女性为了达到快速瘦身的目的,选择了吸脂。抽脂美容手术虽然比较成熟,但仍具有相当的风险,爱美女士必须非常小心。

为什么要做吸脂术

吸脂的目的是进行体形雕塑,恢复女性应有的曲线美。由于脂肪组织的比重小,对正常体重的患者,脂肪抽吸后体重不会有太大的改变,但体形可以得到改善,对中、重度肥胖者吸脂后体重会有减轻。吸脂术后外形的改观要比体重的改变明显,因为脂肪细胞本身的密度就小。它仅是对人体塑形的一种最佳手术,例如它可以使隆起的下腹部变得平坦,消除臃肿的臀部,下肢变得秀美,从而达到理想的曲线美。而对于那些体重过胖者,应采取综合办法减肥治疗和一定的体育锻炼,才能达到目的。

哪些人不适合做吸脂手术

从年龄段讲,16 岁以下未发育成熟的青少年不适合做吸脂减肥,60 岁以上的人也不太适合。有心血管疾病、高血压、冠心病、高血脂、高血糖者,患有肝脏疾病、血友病、红斑狼疮、甲亢、糖尿病等,长期服用抗凝血药物、降压药物及激素类药物者都不适合做吸脂手术。

吸脂手术有哪些风险

吸脂手术存在的风险有:在吸脂过程中将血管损伤,脂肪进入血管后造成血管栓塞、肺栓塞甚至发生呼吸窘迫综合征;手术麻醉过量引起呼吸骤停;因抽脂过量,出血过多,导致血液循环衰竭。此外,因吸脂而产生的并发症有:①感染:正规医院此类手术的感染率大约在 2‰~5‰ 之间,其中主要取决于医院的无菌条件,医生的操作,患者的身体状况,术后恢复条件,是否合理地预防性应用抗菌药物等诸因素。②术区皮瓣坏死:如果手术中皮下脂肪吸出过多,破坏了皮肤的血液循环,可能出现皮肤水泡甚至坏死,术后遗留瘢痕,影响外观。③伤口延迟愈合:吸脂伤口一般数毫米,愈合较为容易,但如损伤过重、感染、积液等因素,可能出现延迟愈合,愈合后遗留的小瘢痕也较明显。④术区麻木及异常感觉:吸脂术后,吸脂部位皮肤感觉必然受影响,出现麻木及异常感觉,如偶有针刺感、蚁行感等,一般术后1～3个月逐渐恢复。⑤术区欠平整:吸脂不是绝对均匀的,故术后术区会有不平整感。⑥吸脂部位严重不对称。

(《家庭事事通》2016 年 8 期)

慎用激素软膏

春夏季节是皮肤病的高发季节,由于气候变化,皮炎、湿疹、荨麻疹、真菌皮肤病等增多,常见的皮肤病多用外用药治疗,但外用药如果选择不当或者使用不当,不但不治病,还会加重病情,尤其是激素类软膏。

激素软膏确实有很多好处,由于它具有抗过敏、抗炎等作用,对于一些过敏性和瘙痒性皮肤病,如接触性皮炎、湿疹、神经性皮炎等病,都有较好的疗效,外用后能减轻充血和水肿,使瘙痒和某些皮肤损害的炎性反应得以缓解。外用激素软膏虽然有很多好处,但不是所有的皮肤病均适用,尤其对皮肤娇嫩和敏感性皮肤患者,使用时要特别注意。

局部长时间外用激素软膏可引起皮肤萎缩、变薄、毛细血管扩张、色素斑、多毛等。另外,激素在抗过敏的同时,也会减弱人体的防御功能,使局部抵抗力降低,给微生物的侵入带来可乘之机。因此,一些感染性皮肤病,包括真菌感染(手足癣、体癣)、皮肤病毒感染(单纯疱疹、带状疱疹、水痘)、细菌感染(脓疱疮、毛囊炎、疖肿、湿疹继发感染)等应忌用激素。

目前,治疗湿疹和皮炎的首选药物还是糖皮质激素类软膏,且医嘱要求使用时间都是在1周以内。皮肤娇嫩者可以使用低效或者弱效的激素类软膏。需要长期使用激素类软膏治疗的患者如白癜风,为了避免不良反应发生,可以用药5天,之后停2天,如此间断使用既可以达到治疗目的,也能减轻药物不良反应。

以下针对常见的三种皮肤疾病——过敏性皮肤病、真菌感染和痤疮,谈该如何用药呢?

1. 过敏性皮肤病　春季由于接触花粉、昆虫的机会增多,患过敏性皮肤病的概率增加。一般过敏性皮肤病会出现风团、丘疹、皮肤红肿、瘙痒等症状。医生通常会选用激素类软膏(如皮炎平)、止痒剂(如炉甘石洗剂)、中成药等治疗。

2. 真菌感染　气温升高,加上潮湿天气,真菌感染发病率会比较高,比如足癣、体癣、灰指甲等。真菌感染容易反复,是一个比较难治疗的疾病。一般认为,浅部真菌感染主要用广谱抗真菌剂,如派瑞松霜、兰美抒乳剂、联苯苄唑乳膏等。

3. 痤疮　医生大多数情况下会对痤疮患者进行局部治疗,一般使用维A酸类药品,这类药物对白头、黑头粉刺作用明显。一般的粉刺可使用痤疮水、维A酸、红霉素等,如果有丘疹、结节、脓疱,就要加上口服药物进行治疗。

(《医药经济报新社区》2009 年 4 月 30 日)

老年人染发危害更大

如今,染发已经成为流行时尚的一部分。调查显示62%的英国妇女认为染发是日常美容必不可少的一部分,英国染发剂的销售增长率连续8年高居非生活必需品之首,英国妇女每年花在染发上的费用已突破120亿英镑。

调查还显示,英国有947万妇女每隔2个月染一次头发,以保持最佳形象;有86%的妇女认为,当自己的头发看起来很棒时她们会充满信心;几乎一半的受访者认为,在与异性相处时,染过的头发能让自己更富于情调和浪漫的色彩。有人曾在商场染发剂专柜前做过一次调查,消费者普遍认为,染发可以增加头发的光泽,改变色彩,让秀发与时装、妆容相得益彰。这或许就是染发的强大魅力所在。

目前,零售市场和专业美发机构用的基本是化学染发剂,天然纯植物染发剂由于固色效果不理想,市场上基本上找不到。不少化学染发剂含有可致癌的对苯二胺,而对苯二胺是国际公认的一个致癌物质。经常染发的人群乳腺癌、皮肤癌、白血病、膀胱癌的发病率都会增加。

一些染发剂中还含有芳香胺类化合物,这也是一种致癌物质。虽然目前染发剂与癌症之间的关系尚无最终定论,但科学研究已经证实,吸烟也会产生这种芳香胺类化合物,并导致吸烟者的膀胱癌发病率大大高于非吸烟者。

另外,染料经皮肤、毛囊进入人体,然后进入血液。专家担心染料浓度过高或染发频率太高会破坏血细胞,从而成为淋巴瘤和白血病的致病元凶。

在染发致病的人群中,尤其是白发染黑引起过敏、癌症等各种疾病的情况更多见,而年轻人染成彩色的致病概率相对少一些,这可能与年轻人彩色染发时常常采取挑染、往往不接触到头发根部与头皮有关。而中老年人白发染黑,往往时间相隔很短,因为新发与染发的巨大色差而要满头重染,皮肤年复一年地吸收着染发剂,加上老年人体质基础相对较差,因此更容易过敏、致癌。

鉴于目前染发剂大多含有化学成分,专家建议,尽量到专业美发店染发。理发店应对新顾客做皮试,选择半永久性染色剂。年轻人尽量选择局部染发和挑染,老人染发次数要尽可能减少。而高血压、心脏病、哮喘病患者、准备生育的夫妻、孕妇及哺乳期妇女则不建议染发。

(《保健医苑》2008 年 1 期)

眼睑下垂　别忙美容

芳芳姑娘今年 21 岁,长得非常漂亮,尤其是一双美丽的大眼睛,引起不少女性的羡慕。不久前,芳芳的右上眼睑突然下垂,两只眼睛一大一小,十分难看。于是,芳芳来到一家美容院,要求做提上睑手术,美容师满足了芳芳的要求。谁知 1 周后,芳芳出现剧烈的头痛,持续不缓解,还恶心、呕吐,颈部发硬,到医院做腰穿见有血性脑脊液,诊断为蛛网膜下腔出血,又做脑血管造影发现脑内长了一个动脉瘤,介入治疗后痊愈。原来,芳芳的眼睑下垂是由动脉瘤引起的,这种情况不适宜做美容手术。

在医学上,一般将眼睑下垂分为先天性和后天性两种,如果是先天性眼睑下垂,眼裂变小,那么经提上睑手术后,可以达到美容目的。后天性眼睑下垂,俗称继发性眼睑下垂,是继发于某种疾病而发生的,则不适合做美容手术。下面是引起后天性眼睑下垂的几种疾病。

重症肌无力是一种累及神经肌肉接头处突触后膜上乙酰胆碱受体的自身免疫性疾病,多侵犯眼部、咽喉部和胸部肌肉。若为眼肌型,可表现为一侧或两侧眼睑下垂。此病的特点是晨轻暮重,即早晨轻,下午重,休息后减轻,活动后加重,多次眨眼后,眼裂变小。肌肉注射新斯的明后可暂时恢复正常。

霍纳氏综合征为交感神经功能障碍的眼部病变,表现为眼裂小,眼球轻度内陷和瞳孔缩小,此种情况可由颈胸部的脊髓病变、肺部病变、脑血管病、外伤等引起。

糖尿病是常见的内分泌疾病,主要症状为多饮、多食、多尿和体重下降,糖尿病的神经系统并发症很多,可以发生动眼神经麻痹,出现眼睑下垂、瞳孔散大等。有时,糖尿病于某些人症状可以不典型,以并发症为首发表现而到医院就诊,动眼神经麻痹也可为唯一表现,若不重视,容易误诊。

　　甲状腺功能亢进症是指甲状腺功能亢进,甲状腺激素分泌增多所致的一组内分泌疾病,表现为高代谢症,神经、心血管系统等兴奋性亢进,甲状腺肿大,眼部表现常见为上眼睑后缩及浮肿、眼球突出,突眼一般为双侧性,少数为一侧显著或仅有一侧。极少数甲状腺功能亢进症病人可并发重症肌无力,并以此为首发症状,可仅出现眼睑下垂。

　　由此可见,正常人出现眼睑下垂,要到医院进行检查,发现疾病应当及时治疗,只有治愈了原发疾病,眼睑下垂才能恢复。

(《家庭保健报》1997 年 12 月 9 日)

睡前做好六件事

　　1. 散步　很多人知道,散步有助于保持良好的健康状况。国外的一项研究表明,散步不仅使肌肉和骨骼更加强健,而且实施散步计划 10～15 年的女性,与同期活动比较少的女性相比,患心脏病的概率较小。睡前散步能让大脑和机体放松。还要提醒一下,躺下后不要看书看报,别思考问题,这样就可使大脑的活动减少,就能较快地进入睡眠。

　　2. 刷牙、洗脸、擦身　睡前刷牙比早晨更重要,不仅可清除口腔积物,而且有利于保护牙齿,对安稳入睡也有帮助。电视看完后,洗洗脸、擦擦身,以保持皮肤清洁,使睡眠舒适、轻松。洗脸最好使用温水,这样既能保证毛孔充分张开,又不会使皮肤的天然保湿油分过分丢失。用冷水洗脸也可以,但要多洗一会,用双手或毛巾将脸部多揉搓几下。用冷水洗脸可以增强抵抗力,减少伤风感冒。洗脸后要擦干,最好再抹一点护肤霜之类的东西,使面部皮肤更有利于保持光滑湿润。除了洗脸之外,睡前应擦身。

　　3. 梳头　梳头可以去掉头皮及头发上的浮皮和脏物,并给头皮以适度刺激,促进血液循环,使头发柔软而有光泽。正确的梳拢方法是,首先从梳开散乱的毛梢开始,再用梳子尖轻贴头皮,慢慢地旋转着梳拢。用力要均匀,如用力过猛,会刺伤头皮。先从前额的发际向后梳,再从后向前梳。然后,从左、右耳的上部分别向各自相反的方向进行梳理,最后让头发向头的四周披散开来梳理。在梳头时,同时将身体向前屈或向后仰,以促进血液循环,效果会更好。

　　4. 喝杯加蜜牛奶　最好晚上喝牛奶,因牛奶中含有一种能使人产生疲倦欲睡的生化物 L 色氨酸,还有微量吗啡类物质,这些物质都有一定的镇静催眠作用,L 色氨酸是大脑合成五羟色胺的主要原料,五羟色胺对大脑睡眠起着关键的作用,它能使大脑思维活动暂时受到抑制,有催眠作用;牛奶中的钙还能清除紧张情绪,对老年人睡眠更有益。蜂蜜则有助于整夜保持血糖平衡,从而避免早醒,尤其对经常失眠的老年人更佳。

5.洗(搓)脚 祖国医学认为,脚上的 60 多个穴位与五脏六腑有密切联系。若能养成每天睡觉前用温水(40~50℃)洗脚、按摩脚心和脚趾,可起到促进气血运行、舒筋活络、阴阳恢复平衡状态的作用。对老年人来说,更具有祛病健身的功效。

6.开窗通气 开窗通气,保持室内空气的清新,可以避免长时间在狭小空间里因空气混浊造成的头昏脑涨;保持室内空气新鲜,风大或天冷时,可少开一会儿,睡前再关好,有助于睡得香甜。但注意睡时不要用被蒙头。

(《健康报·村医导刊》2010 年 3 月 27 日)

皮炎有多种　治疗先分类

绝大多数人都经历过皮炎带来的苦恼,尤其是皮炎产生的瘙痒,常使人痛苦不堪。对于皮炎,一些人认为去药店买一些激素类软膏涂涂就行了。其实,皮炎的种类非常多,不同的皮炎需要不同的治疗方法,如果不问原因就盲目治疗,很可能适得其反。

皮炎有多种,症状表现不尽相同

皮肤暴露部位因日光过度照射后引起的皮肤急性光毒反应,主要表现为发红、发烫、灼痛、脱皮等,叫日光性皮炎,通常并不会马上表现出症状,短则 3~6 个小时后,长则 24 小时后呈现出来。对某种物质过敏引起的皮炎叫过敏性皮炎,有些人在使用化妆品后数小时即发生过敏现象,称立即型(或速发型)过敏反应,而经过数天才发生过敏反应称为迟发型反应。一般以立即型过敏反应较多。化妆品皮炎轻者仅有局部皮肤瘙痒,少许零散的小红丘疹、红斑及轻度肿胀;重者局部皮肤水肿,有弥漫性红斑,大小不等的水疱,甚至渗液糜烂。此外,还有接触性皮炎、季节性皮炎、激素依赖性皮炎等。近年来,手机皮炎无处不在:人们都知道手机有辐射,可能危害身体。但英国《每日电讯报》曾经报道,手机机身的金属可能导致皮肤过敏。英国皮肤病专家证实了这一说法。他们指出,手机可能使面部和耳朵患上"手机皮炎"。

皮炎用药原则

皮炎用药应把握好几点原则，一是分析病因，对症选药；二是根据皮疹特点，选合适剂型；三是看病变部位，选合适药物。

对于皮肤过敏症，应口服抗组胺药物，轻症患者可用冷敷方法减轻症状，如比较严重，可在医生指导下涂少量皮质激素类药物，如氢化可的松，1天1次，症状减轻后就停用，用药时间不要超过1周。

若是皮肤瘙痒症，可以用地塞米松、樟脑霜涂抹患处，1天2～3次，好转即停。另外，有一些化妆品容易造成皮肤瘙痒，要暂时停用化妆品和皮肤保养品，改用温水洗脸，可适当擦些维生素E霜。皮肤瘙痒以局部用药为主。洗澡后用樟脑霜或者凡士林等保湿之类的滋润性护肤品，可以锁住皮肤表面水分，缓解干燥瘙痒。

如果是湿疹，轻症患者以局部用药为主，如用皮炎平等激素类药膏涂抹患处，1天2～3次。穿透气的鞋，如布底的布鞋。因为湿疹的症状和脚癣相同，很多人把湿疹当成脚癣，用达宁霜，这是没有效果的，要到医院做一个真菌试验。

皮炎患者注意事项

发生皮炎后，在弄清原因治疗的同时，还要注意下面事项。

1.忌搔抓　搔抓可使皮肤不断遭受机械性刺激而变厚，甚至引起感染。搔抓还起强化作用，病人愈搔愈痒，愈痒愈抓，形成恶性循环，病程因而延长。

2.忌热水烫洗　皮炎、湿疹在急性期，由于皮内毛细血管扩张，会有不同程度的皮肤红肿、丘疹、水疱。用热水烫洗或浸泡，红肿加重，渗透液增多，加重病情。因此，皮炎、湿疹病人宜用温水淋浴，切忌在热水内浸泡和用力搓擦。

3.忌肥皂洗　特别是碱性大的肥皂，对皮肤是一种化学性刺激，可使皮炎、湿疹加重。若需用肥皂去污时，最好选择刺激性小的硼酸皂。

4.忌刺激性食物　辣椒、酒、浓茶、咖啡等刺激食物，可使瘙痒加重，容易使湿疹加重或复发，都应禁忌。

5.忌盲目用药　皮炎、湿疹病程较长，易反复，要配合医生耐心治疗。有的人治疗心切，未经医生诊治在皮损处涂高浓度的止痒药；反而加重病情。因此，切忌擅自用药。

（《健康一点通》2016年3月下）

食疗药膳祛病篇

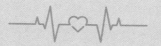

豆制品并非人人皆宜

大豆的营养价值很高,可以与动物性蛋白质媲美。但是直接食用,会影响蛋白质的吸收,引起肠胃胀气等症状。如果加工成豆腐、豆汁等豆制品,就可增进各种营养素的吸收和利用。我国传统的发酵豆制品,如豆酱、豆豉、腐乳等,更是极富营养的美味佳品。

发酵豆制品不仅可以助消化,还有促进人体造血,营养神经的作用,既可减慢老化、增强脑力、提高肝脏的解毒功能,又能降低血脂、解除疲劳、预防癌症。中医还将淡豆豉列为一味药物,使用十分广泛。

豆制品尽管营养丰富,但是,吃豆制品并非多多益善,因为黄豆中的蛋白质能阻碍人体铁元素的吸收,过量摄入黄豆蛋白质,可抑制正常吸收量的90%,从而出现缺铁性贫血,表现出不同程度的疲倦、瞌睡、贫血等症状。此外,豆制品含有较丰富的蛋氨酸,过多食用,蛋氨酸在酶的作用下会变为同形的胱氨酸,而损伤动脉管壁内的内皮细胞,促使胆固醇和甘油三酯存积于动脉壁上。所以吃豆制品过量有害无益。如果患有下列疾病,就更应慎吃豆制品了。

消化性溃疡 严重消化性溃疡病人不要食用豆制品,因为豆制品中嘌呤含量高,有促进胃液分泌的作用;整粒豆中的膳食纤维还会对胃黏膜造成机械性损伤。豆类所含的低聚糖如水苏糖和棉籽糖,被肠道细菌发酵,能分解产生一些气体,进而引起嗝气、肠鸣、腹胀、腹痛等症状。

肾脏疾病 肾炎、肾衰竭和肾脏透析病人应采用低蛋白饮食,为了保证身体基本需要,应在限量范围内选用适量含必需氨基酸丰富而含非必需氨基酸较低的食品。与动物性蛋白质相比,豆类含非必需氨基酸较高,故应禁食。

糖尿病 引起糖尿病患者死亡的主要并发症是糖尿病肾病,当病人有尿素氮潴留时,不宜食用豆制品。

痛风 痛风的发病机理是嘌呤代谢紊乱,以高尿酸血症为重要特征。高蛋白、高脂肪膳食容易引起痛风。因此,在急性期要禁食含嘌呤多的食物,其中包括干豆类及豆制品,即使在缓解期也要有限制地食用。

伤寒病 长期高热的伤寒病人应摄取高热量、高蛋白食物,但在急性期和恢复期,为预防出现腹胀,不宜饮用豆浆,以免产气。

急性胰腺炎 急性胰腺炎发作时,可饮用高碳水化合物的清流质,但忌用能刺激胃液和胰液分泌的豆浆等。

半乳糖及乳糖不耐受症　由于这些病人体内缺乏与半乳糖和乳糖分解、代谢有关的酶,在饮食上应忌食含乳糖的食物。豆类食品中的水苏糖和棉籽糖在肠道分解后可产生一部分半乳糖,所以,严重患者应禁用豆制品,以免加重病情。

苯丙酮酸尿症　这是儿童常见的一种先天性代谢缺陷病。这种病的治疗方法主要是依靠食用特制的低苯丙氨酸食品来控制血液中的苯丙氨酸浓度,同时注意禁食或少用富含蛋白质的豆制品和动物性食品。

儿童也不宜多食豆制品。豆制品中含有丰富的钙质,医学家发现,血液中钙含量的不断增加,可阻碍人体对锌的吸收和利用,引起锌含量相对不足。当人体缺锌时,会导致食欲不振、生长停滞、性腺发育不良等,甚至会影响大脑功能。因此,凡使用硫酸锌的患儿,必须禁止食用豆制品,以防止药效降低。

此外,现代医学研究发现,大豆中所含的皂角苷,不仅能降低胆固醇,还会将体内的微量元素碘转移,排出体外。因此,长期大量食用豆制品,就可能造成体内碘的缺乏。

(《健康指南》2006 年 3 期)

药食两用话红枣

红枣不但具有很高的营养价值,内含蛋白质、脂肪、糖、钙、铁、维生素等多种人体所需的微量元素,而且有很高的药用价值。据测定,每 100 克干枣中约含蛋白质 3.3 克、碳水化合物 72.8 克、脂肪 0.4 克、钙 61 毫克、磷 55 毫克、铁1.6 毫克、胡萝卜素 0.01 毫克、核黄素 0.15 毫克。每 100 克鲜枣肉中维生素 C的含量,高达 4～6 克,比苹果和桃的维生素 C 的含量高 80～100 倍。因此,有人称红枣是"活的维生素丸"。《本草纲目》载:"大枣味甘平,无毒,主治心腹邪气,安中,养脾气,平胃气,通九窍,助十二经,补少气,和百药,久服轻身延年。"《随居园饮食谱》中载红枣"鲜者甘凉。刮肠胃,助湿热。干者甘温补脾养胃,滋营充液,润肺,食之耐饥。以北产大而坚实肉厚者,补力最胜。"枣仁可作兴奋剂,炒黄后又可作镇静剂,有安静、养心、敛汗、健胃、消食等功效,树叶、树皮、树根也可以入药。枣常被中医作为药引来用,有"宁可三日无肉,不可一日无枣""每日吃仁枣,七十不显老"之说。

现代医学研究认为,红枣有保护心脏、增强体力等功效,特别对血气不足、肺虚咳嗽、倦息乏力、神经衰弱、精神不安等均有较好疗效。除此之外,据新的研究显示,红枣还有下列保健功能。

抗过敏 采用大红枣治疗过敏性紫癜,每天吃 3 次,每次吃 10 个,一般 3 天见效。红枣所含的环磷酸腺苷,有扩张血管抗过敏作用,同时具有增强心肌收缩力、改善心肌营养的作用。

抗癌 红枣富含三萜类化合物(如山楂酸)和二磷酸腺苷。三萜类化合物大都具有抑制癌细胞的功能,二磷酸腺苷有调节细胞分裂作用。二者协同作用,可以使异常增生的癌细胞分裂趋向正常。每日服红枣制成的食品,既有抗肿瘤作用,又有益气养血、增强体质、缓解放化疗副作用的功效。

护肝 红枣能增加血清总蛋白和白蛋白含量。对于急慢性肝炎、肝硬化患者及血清转氨酶活力较高的病人,每晚睡前服红枣花生汤(红枣、花生、冰糖各 30 克;先煮花生,后入红枣、冰糖)1 剂,30 天为 1 疗程,能降低血清谷丙转氨酶。

缓和药性 在一些药性猛烈的方剂中配入红枣,可以缓和药性,以免峻烈药物伤人正气。

康复人体 英国科学家在 163 个虚弱患者中做过试验,凡是连续吃红枣的人,健康恢复的速度比单纯服用维生素的人快 3 倍以上。红枣有抗疲劳作用,能增强人的耐力。

治疗皮肤病 如大枣 20 克,醋适量。将大枣洗净,碾成汁,去渣,与醋混匀即可。每日 1 剂,外涂患处,主治汗斑。再如萝卜子 50 克,大枣 50 克,老葱头 50 克。将以上后 2 味洗净,切块,与萝卜子一同入锅中,加水煮熟即可;每日 1 剂,吃枣,喝汤。主治脚气。

红枣糖分丰富,不适合糖尿病患者食用,否则易导致血糖升高,使病情恶化。另外,红枣虽然可经常食用,但不可过量,否则有损消化功能,引发便秘。此外,如果红枣吃得太多,又没有喝足够的水,容易患蛀牙。

(《祝您健康》2007 年 2 期)

药食两用话莲子

莲子是莲的果实,是一种老少皆宜的食疗佳品。研究发现,干莲子碳水化合物含量高达 62%,蛋白质含量高达 16.6%,脂肪、钙、磷、铁及维生素 B_1、B_2 和胡萝卜素的含量也相当丰富。其实,莲子作为常见的滋补品,也具有很好的药用功能。用莲子可以做成多种营养丰富的佳肴和点心:比如用莲子、百合、银耳、鹌鹑蛋制作的菜肴能益智安神、补脑补心;而把莲子和茯苓、山药、薏米等放在一起熬成的粥不仅色香味佳，还能补脾胃、抗衰老；另外，用莲子、冰糖、桂花、葡萄、银耳等制成的莲子汤更是脍炙人口，深受大家喜爱。下面是与莲子有关的食疗方。

莲子粥　用莲子 20 克，红糖 15 克，糯米 100 克。去莲心，与糯米一同放入锅内，加水适量煮粥，待粥快熟时，再放红糖稍煮片刻即成。每日早晚空腹温服，四季皆宜。本粥具有补脾止泻、益肾固精之功效，适用于遗精尿频、妇女白带、心悸怔忡、虚烦失眠等。

莲子百合瘦肉汤　莲子、百合各 30 克，猪瘦肉 250 克，各种调料适量。将猪瘦肉洗净、切碎，与莲子、百合同置砂锅内，加清水适量，煮至熟烂，加调料调味即可。分数次食用，每周 2 次。适用于脾肺气虚咳嗽之中老年人。

莲子炖乌鸡　莲子 20 克，白果 15 克，乌骨鸡 1 只（约 500 克）。将乌骨鸡去毛及内脏洗净，白果、莲子研粗末入鸡腹内，加生姜、胡椒、葱、精盐等调料和适量清水炖至烂熟即可食用，每日 1 次。此方具有补肝肾、止带浊的功效。适用于元气虚惫、赤白带下及男女性功能低下等。

莲子龙眼粥　莲子 15 克，龙眼肉 10 克，糯米 30 克，制法为将莲子、龙眼肉、糯米同煮为粥。温热食。每日 2 次。功效：补心脾，益气血。适用于失血性贫血。

莲子枸杞羹　莲子 250 克，枸杞 3 克，白糖适量。将莲子用开水浸泡后剥去外皮及莲心，枸杞子用冷水洗净待用，锅内加清水，放入莲子、枸杞煮至熟烂加白糖适量即可食用。本方具有补肝肾、养心血、明目安神的功效，可用于肝、脾两虚所致之头晕眼花、食欲不佳、阳痿遗精、妇女白带、贫血等。

莲子芡实粥　莲子仁去皮心 30 克，芡实仁 15 克，白茯苓 50 克，海松子研细 10 克，粳米 30 克。将以上前二味研成末，再入松子、粳子同煮粥，食时加蜂蜜少许。任意服食，有健脾益精固涩之功效。治脾虚泄泻，常食补五脏、安心神、聪明耳目等。

莲子红枣桂圆羹　莲子 50 克，红枣、桂圆各 20 克，冰糖适量。将莲子去心，红枣去核，与桂圆肉一起放入锅内加水适量，放入冰糖炖至莲子酥烂即可食用。本方具有补血养心、健脾安神功效，可用于心脾两虚所致的头晕眼花、神疲乏力、心悸怔忡、夜眠不安及神经官能症、贫血等。

莲子芡实荷叶粥　莲子 60 克，芡实 60 克，鲜荷叶 1 张，粳米 100 克。将莲子用温水浸泡后去皮、心，芡实去壳，荷叶洗干净剪成块，再将粳米洗净入锅加入莲子、芡实、荷叶及清水适量，旺火烧沸转文火煮成粥，加入冰糖或白糖调味，每日服 2 次。此粥具有补中益气、镇静安神、收涩止血之功效，可用于脾虚便溏、体质虚弱、失虑心悸、妇女带下、遗精、早泄等。

（《中华养生保健》2005 年 10 期）

亦食亦药话百合

最近几年,到饭馆吃饭,在素菜当中有一个菜被点击的频率比较高,这个菜就是西芹炒百合。在餐馆里许多人知道百合是好的食品,却不知道百合也是一种中药。

百合在我国古代许多医学典籍中有详细的记载,《神农本草经》说:"百合治邪气、腹胀、心痛,利大小便,补中益气。"李时珍在《本草纲目》中对百合的作用更是做了详尽的描述:"百合之根以众瓣合成也,味甘平无毒,主治邪气、腹胀、心痛,利大小便,补中益气、去腹肿胀、痞满寒热,通身疼痛及乳难喉痹,止涕泪。"我国唐朝著名诗人王维有诗赞颂:"冥搜到百合,真使当重肉。果堪止泪无?欲纵望江目。"是说百合煮肉有治疗泪囊炎的功效。中医认为,百合味甘,微苦,性微寒,入心、肺二经,具有养阴润肺、清心安神、清热利尿之功效,可用于治疗阴虚久咳、痰中带血、肺结核、肺气肿、咽喉炎、胃炎、虚烦惊悸、失眠多梦、精神恍惚等。

现代医学研究发现,百合具有明显的镇咳、平喘、止血和增强小鼠肺灌流量等作用。给小鼠灌服百合水提液,可明显延长镇静药的作用时间,并使阈下量戊巴比妥钠的睡眠率显著提高。百合含秋水仙碱,能抑制癌细胞的增殖,其作用机理是抑制肿瘤细胞的纺锤体,使其停留在分裂中期,不能进行有效的有丝分裂,尤其对乳腺癌的抑制效果比较好。此外,百合不仅能提高淋巴细胞的转化率和增强体液免疫功能的活性,还能有效抑制癌细胞增生。

用分离纯化的百合纯多糖单体,对四氧嘧啶引起的高血糖小鼠进行降血糖研究,发现具有明显的降血糖功能。百合的水溶性多糖对小鼠的免疫功能有明显的调理作用。

百合内含蛋白质、淀粉、脂肪、蔗糖、果胶、磷、钾、钙、铁、胡萝卜素及维生素B族、维生素C等成分,是一种食疗佳品。将百合同其他食物共同烹制,可以辅助治疗某些疾病,对养生保健大有裨益。下面介绍常用方剂数则,大家可以选用。

百合莲子汤 百合200克,莲子50克,加水适量,先煮酥烂,再加冰糖20克,继续以文火煨至黏稠,于睡前服用,可服食数日。有滋养、安心宁神之效。

百合红枣汤 百合100克,赤豆100克,红枣50克,一起水煎煮酥烂,后加白糖,再以文火炖烂,每日早晚各服1次,有补气补血、健脾除湿、养胃强身之效力,对病后余热未清、脚气浮肿等症有辅助疗效。

百合杏仁粥　百合 30 克,去皮杏仁 9 克,净粳米 100 克,同入锅加水,煮粥食用,适用于肺阴亏虚之久咳不愈,干咳无痰,气喘虚烦,少眠者。

百合雪梨饮　百合 10 克,大雪梨 1 个,冰糖 10 克。百合洗净,雪梨去皮、核,切小块,加水、冰糖,煮开,小火煨 60 分钟,具有养心安神、润肺止咳之功效,用于心肺阴虚致心烦少眠、干咳少痰、咽干口燥等症。

百合薏苡魔芋粥　百合干 50 克,鲜山药 50 克,薏米 50 克,魔芋粉 30 克,枸杞子 20 克。原料洗净入锅加 2500 毫升水,水沸开后,慢火再煮烂即可食用,有清水利湿、消渴降糖之功效,适用于各型糖尿病,对伴有水肿的症状者更有效。

百合二芋饼　百合原粉 100 克,红薯粉 100 克,魔芋粉 100 克,萝卜丝 100 克,南瓜粉 100 克,切碎的大枣肉 50 克。原料混合加水和好后做饼,烙熟或蒸熟即可食用,具有解毒通便、消肿散结、补中益气之功效,用于癌症病人的食疗。

(《家庭医学》2013 年 4 期上)

美味长寿菜:马齿苋

　　随着生活水平的提高,人们越来越重视饮食与健康的关系。野生蔬菜也越来越受到人们的青睐,其中马齿苋就是近几年受到人们喜爱的野生蔬菜之一。

　　马齿苋又叫马齿草、马苋、长命菜、马齿龙芽、酱瓣豆草、瓜子菜、五行草、灰苋、马踏草、安乐菜、酸苋、耐旱菜,民间又称它为"长寿菜""长命菜。"唐代诗人杜甫曾在《园官送菜》诗中提到马齿苋,可见早在唐代就将马齿苋做菜食用了。《开宝本草》说马齿苋"服之长年不白。治痈疮,杀诸虫。生捣汁服,当利下恶物,去白虫"。《本草纲目》则记载马齿苋能"散血消肿,利肠滑胎,解毒通淋,治产后虚汗"。《本草拾遗》里讲马齿苋可"诸肿瘘疣目,捣揩之;破壬痫,止消渴"。唐代孟洗《食疗本草》一书用马齿苋煮粥,既是美味又是药疗。南朝学者陶弘景把马齿苋收入《本草经集注》,列举的食用方法多种多样,煲汤、煮粥、小炒、炒肉等。毛泽东主席在三年困难时期亦常吃马齿苋,有时吃一盘就能坚持一天的工作。马齿苋含有大量的维生素和脂肪酸,更兼有不受农药、化肥污染和病虫害侵袭的特点,是名副其实的"绿色蔬菜"。

　　现代医学研究表明,马齿苋有多种神奇的作用,其含有大量的钾盐,有利水消肿、扩张血管、阻止动脉管壁增厚、降低血压之作用。此外,马齿苋不仅能抑制人体内血清胆固醇和甘油三酯的生成,帮助血管内皮细胞合成前列腺素,抑制血小板形成血栓素 A2,使血液黏度下降,还能消除尘毒,防止吞噬细胞变性和坏死,且含有较多的胡萝卜素,能促进溃疡愈合。20 世纪 60 年代中期,美国科学家发现马齿苋中含有高浓度的去甲肾上腺素和二羟基苯乙胺(去甲肾上腺素的前体),能调整体内糖代谢过程,促进胰腺分泌胰岛素,从而达到降血糖的效果。

下面是几款马齿苋的日常保健食谱:

马齿苋粥 鲜马齿苋 100 克,粳米 50 克,葱花 5 克。将马齿苋去杂洗净,入沸水中焯片刻,捞出洗去黏液,切碎;油锅烧热,放入葱花煸香,再投马齿苋,加精盐炒至入味,出锅待用;将粳米淘洗干净,放入锅内,加适量水煮熟,放入马齿苋煮至成粥,出锅即成。本食品清淡鲜香,风味独特,具有清热解毒、健脾养胃之功效,适用于肠炎、痢疾、泌尿系统感染、疮痈肿毒等病症。

凉拌马齿苋 鲜嫩马齿苋 500 克,蒜瓣适量。将马齿苋去根,洗净后下沸水锅体透捞出;用清水冲洗多次,洗净黏液,切段放入盘中;将蒜瓣捣成蒜泥,浇在马齿苋上,倒入酱油,淋上麻油,食时拌匀即可。此菜碧绿清香,新鲜可口,具有清热止痢、乌发美容的功效,可作为湿热痢疾、白癜风患者和因缺乏铜元素而造成白发的患者的辅助食疗菜肴。

马齿苋炒鸡丝 鲜马齿苋 400 克,鸡脯肉 100 克,葱、姜末各 10 克,蛋清 1 枚。将马齿苋清洗干净,沥水备用;鸡脯肉切细丝,放碗内,加盐、味精、料酒,抓匀,再放蛋清、湿淀粉,抓匀;炒勺置中火上,加油烧至五成热,下入鸡丝划散,倒入漏勺中沥油;炒勺置旺火上,加油烧至七成热时,煸葱、姜末,下马齿苋、料酒、清汤,炒至断生,下盐、味精、鸡丝炒匀,再放湿淀粉勾薄芡,最后淋香油,装盘即可。此菜白绿相间,鲜嫩脆爽,具有健脾益胃、解毒消肿的功效,对脾虚不欲饮食、疮疖肿毒、小便不利等病症患者有一定的辅助食疗作用。

马齿苋猪肝汤 马齿苋 45 克,金针菜 30 克,熟猪肝 50 克,鸡蛋数枚。将马齿苋洗净,切碎;金针菜水发后切成段;猪肝洗净,切成薄片;将马齿苋、金针菜放入锅中,加水煮 15 分钟后,再加入猪肝稍炖,打入鸡蛋,待沸后加入精盐、味精即成。此汤细嫩清香,新鲜味美,具有益肝明目、宽中下气的功效,适用于肝血不足、脾气壅滞、夜盲、身体疲乏等病症。

(《医药与保健》2009 年 6 期)

慈禧为何嗜菊如命

嗜菊如命是慈禧的一大癖好。她少年得宠,为爬上太后宝座又费尽心机,以至中年之后,便渐感精力不济,常常头晕、两眼干涩、视物昏花。粗识药性的慈禧,就择以上等杭菊花代茶频饮来缓解症状。此外,她还把菊花作为礼品馈赠各国驻京的使节夫人。

慈禧爱菊,所以也爱养菊,多次下令在京城各地广植菊花。1894 年,慈禧筹办六十大寿,到北京万寿寺烧香之际,因见紫竹院南岸的浅山黄土裸露,景色肃杀,便下令依山种植各种菊花。因菊花又名九花,所以后来人们便把这山叫作"九华(花)山"。慈禧晚年老眼昏花严重,对菊花更是情有独钟,不仅天天饮菊花茶,还令人在颐和园里种了大量菊花,品种多达 233 种,可谓盛极一时。

菊花为十大名花之一,非常招人喜爱,尤其是一些隐士,最著名的就是陶渊明的"采菊东篱下,悠然见南山"。菊花春生夏长,在重阳佳节前后开花,所以又有"节花"之称,其种类繁多,达 2000 多种。如果按照花的大小,菊花可分为大菊、中菊和小菊,按照颜色来分,可以说除了蓝色没有之外,其他颜色都有,菊花因品种的不同而呈现红、黄、紫、白、绿等色。此外,菊花还有很好的药用价值。

菊花味苦、甘、性平、无毒,《神农本草经》:"主风,头眩肿痛,目欲脱,泪出,皮肤死肌,恶风湿痹。久服利血气,轻身耐老延年。"《名医别录》:"除胸中烦热,安肠胃,利五脉,调四肢。"《随息居饮食谱》:"清利头目,养血息风,消囊肿。"菊花的主要成分是菊甙、腺嘌呤、氨基酸、胆碱、水苏碱、黄酮类等,还含有维生素 A、B 族。泡菊作饮料,可以消暑、降热祛风;入药具有清头目、利血脉、除湿痹、养肝明目、祛风解毒之功效,对久患头风头疼、眩晕,以及高血压、眼底出血者,均有明显疗效。

菊花入膳,味美可口,为各具特色的地方菜肴,名闻遐迩,如广州的腊肉菊花饼、菊花羹;杭州的菊花咕老肉、菊花烩三丝;北京的菊花鱼球、菊花肉等,都是脍炙人口的美食,令人馋涎欲滴。菊花入食,以鲜者为佳,现介绍几款菊花食疗药膳方,供选用。

1. **菊花粥**　菊花 10 克,大米 50 克,冰糖适量。将大米淘净,加清水适量煮粥,待熟时加入菊花、冰糖,再煮一二沸即可,每日 1 剂。可疏风散热、清肝明目,适用于肝经风热上冲所致的头晕耳鸣、视物昏花。

2. **菊花鸡汤**　鸡脯肉 300 克,菊花 5 朵,调料适量。将鸡脯肉洗净,切片,用淀粉拌匀备用。锅中加清水适量煮沸后,下调味品及鸡片,文火煮熟后,下菊花、味精适量,再煮一二沸即成,每日 1 剂。可疏肝清热、养阴明目,适用于高血压头晕目眩、视物模糊、眼目干涩、记忆力下降、失眠多梦、肢体麻木等。

3. **菊花酒**　菊花 30 克,干地黄、当归各 10 克,枸杞子 20 克,白酒 500 克。将诸药洗净,用纱布袋包紧,置白酒中,密封浸泡 1 周后饮服,每日中午、晚上睡前各饮用 1 小盅。可清利头目,适用于阴血不足、肝脉失养所致的头目晕眩、疲乏无力、夜寐多梦、睡眠不实等。

4. **菊花瘦肉猪肝汤**　菊花 50 克,猪瘦肉 100 克,猪肝 150 克,调料适量。

将菊花洗净备用。猪肉、猪肝洗净,切片,用湿淀粉拌匀。锅中加清水适量煮沸后,下猪肉、猪肝,煮沸后,去浮沫,转文火煮至熟,下菊花及调味品,再煮一二沸即成,每日 1 剂。可清热疏肝、养阴补肾,适用于肝肾阴虚所致的头目昏痛、记忆力下降、手足心热、胁肋疼痛、肢软乏力、口咽干燥等。

5.**菊花鱼片** 菊花 30 克,鲜鱼肉 150 克,调味品适量。将鱼肉洗净切片,锅中放素油适量烧至七成热后,下鱼片滑散,炒至熟时,下菊花及调味品,炒至熟即成,每日 1 剂。可清热养阴、明目益精,适用于肝肾阴虚所致的头目眩晕、耳鸣耳聋、视力下降、眼目干涩等。

(《健康之路》2006 年 12 期)

服用药膳讲究多

药膳在我国源远流长,历来有"药补不如食补"之说,其取材广泛,用料考究,制作严谨,品种丰富,风味独特。药膳选取入食的药材一般以植物性原料居多,经过前期加工,去除异味后方可使用。在配料时因人而异,根据就餐者不同的生理状况配以不同的药材,以达到健身强体、治病疗伤的功效。中药与食物相配,使药借食味,食助药性,变"良药苦口"为"良药可口"。所以说药膳是充分发挥中药效能的美味佳肴,特别能满足人们"厌于药,喜于食"的天性,且易于普及,取材广泛,可在家庭自制,是中药的一种特殊的、深受百姓喜爱的剂型,有助于防病、治病及疾病康复。

吃药膳有一个很重要的前提,就是有了疾病,通过饮食与药物配伍,达到辅助治疗作用。制作药膳,必须遵循药材本身的性质,尊重中医理论。同样的药材,放到水里煮和放到汤里煮,效果是不一样的。哪怕就是一根普普通通的胡萝卜,我们在给不同的病人食用时,也会注意每个人的病情、体质,采取不同的用量和做法,方能达到治疗效果。另外,现在的中药研究更加科学化、药理化,药膳也更讲究科学依据,比如虫草炖鸭,这是以前经常吃的一道药膳。过去人们认为虫草是仙丹妙药,而现代科学认为,虫草和香菇一样,同属菌类,在虫草炖鸭中放上两三根虫草,还不如多放些香菇。所以,现在看来,虫草炖鸭只是一道美餐,根本不属于药膳。

药膳要有针对性,针对不同疾病、疾病的不同阶段,采用不同的药膳,对症立方用膳。

1.**因证用膳** 中医讲究辨证施治,药膳应用也应在辨证的基础上选料配伍,如血虚的病人多选用补血的大枣、花生,阴虚的病人多使用枸杞子、百合、麦冬等。只有因证用料,才能发挥药膳的保健作用。

2. 因时而异　中医认为,人与日月相应,脏腑气血的运行和自然界的气候变化密切相关。“用寒远寒,用热远热”,意思是说在采用性质寒凉的药物时,应避开寒冷的冬天,而采用性质温热的药物时,应避开炎热的夏天。这一观点同样适用于药膳。

3. 因人用膳　人的体质、年龄不同,用药膳时也应有所差异,小儿体质娇嫩,选择原料不宜大寒大热;老人多肝肾不足,用药不宜温燥;孕妇恐动胎气,不宜用活血滑利之品。这都是在药膳中应注意的。

4. 因地而异　不同的地区,气候条件、生活习惯有一定差异,人体生理活动和病理变化亦有所不同,有的地处潮湿,饮食多温燥辛辣,有的地处寒冷,饮食多热而滋腻,而南方的广东饮食则多清凉甘淡,在应用药膳选料时也是同样的道理。

药膳不是普通食物。但是,现在很多老百姓就是自己按照对药材的一点了解,在不了解自身情况的条件下随意吃加入了药材的食物,认为这就是“药膳”,这种做法很不科学。所以,吃药膳前,一定要先弄清楚自己的毛病在哪里,不是什么病都能通过药膳来治疗的。就像勃起功能障碍,很多人希望通过药膳“补起来”,但其实这种病的原因很多,像有些病例是心理原因导致的,不是光吃药膳就能治好的。

“饮食有节”是中医重要的养生保健原则,药膳食疗同样应适量而有节制,短期内不宜进食过多,不可急于求成,应根据自身状况,经常小量服食,持之以恒,久之定能收效。

对于无病者可适当食用某些保健养生膳。对于体质虚弱或患病者还应当用药治疗,并配合药膳治疗。而在疾病康复期或对于某些慢性病患者,用药膳调治可能更为合适。值得注意的是,药膳虽有不少好处,但其针对性和治疗效果远不及药物,只有两者配合应用,相辅相成,才能取得更好的效果。

（《中国中医药报》2006 年 6 月 9 日）

吃粗粮也有原则

我们平时所说的膳食纤维,是碳水化合物中的一类非淀粉多糖,主要来源于植物的细胞壁。膳食纤维很难被人体消化吸收,而且大多口感粗糙,在早年的营养学中就被称为粗纤维。

粗纤维中营养含量较少,而且不易消化,因此很长时间以来,人们都认为它对健康没什么作用。但研究表明,多吃粗纤维食物有四大好处:一是改善胃肠道功能,能够防治便秘、预防肠癌;二是改善血糖生成反应,降低餐后血糖含量,帮助治疗糖尿病;三是降低血浆中的胆固醇含量,防治高脂血症和心血管疾病;四是控制体重,减少肥胖病的发生。

粗粮是相对平时吃的精米、白面等细粮而言的,主要包括谷类中的玉米、小米、紫米、高粱、燕麦、荞麦、麦麸以及各种干豆类,如黄豆、青豆、赤豆、绿豆等。粗粮中含有丰富的膳食纤维,但粗粮吃多了,同样会导致健康问题。

如果长期进食过"粗",会影响机体对蛋白质、无机盐以及一些微量元素的吸收,如果长期每天摄入的纤维素超过 50 克,会使人的蛋白质补充受阻、脂肪利用率降低,造成骨骼、心脏、血液等脏器功能的损害,降低人体免疫力。

对于胃肠功能较弱或患有消化系统疾病的人来说,过多的膳食纤维会对胃肠造成沉重负担,尤其是比较粗大的纤维甚至会引发胃肠出血。对于正在生长发育的青少年,尤其是青春期少女来说,过多地吃粗粮会使其他食物中的胆固醇随着纤维素一起排出体外,导致女性激素合成减少,影响子宫等生殖器官的发育。

以下是正确吃粗粮的三个方法:

1.吃粗粮及时多喝水 粗粮中的纤维素需要有充足的水分做后盾,才能保障肠道的正常工作。一般多吃 1 倍纤维素,就要多喝 1 倍水。

2.循序渐进吃粗粮 突然增加或减少粗粮的进食量,会引起肠道反应。对于平时以肉食为主的人来说,为了帮助肠道适应,在增加粗粮的进食量时,应该循序渐进,不可操之过急。

3.搭配荤菜吃粗粮 当我们每天制作食物时,除了顾及口味嗜好,还应该考虑荤素搭配,平衡膳食。每天粗粮的摄入量以 30～60 克为宜,但也应根据个人情况适当调整。

(《开卷有益求医问药》2010 年 5 期)

更年期女性最好补充植物雌激素

医学研究早就表明,雌激素是女性第二性征发育必不可少的重要物质,是女性青春活动的源泉,它能将一个个少女变得如花似玉、鲜活水灵,展现出靓丽的肌肤、饱满的胸部、健美的形体。可以说女人的一生都离不开雌激素，而生理性衰退，中老年女性许多疾病的发生，也都与雌激素缺乏有关，如高脂血症、心脑血管病、骨质疏松症等。

20世纪，日本医生发现一些更年期妇女采取多吃大豆的办法，来改善更年期种种不适的症状。经研究发现，这些妇女的血液中，雌激素水平明显降低，且出现了浓度较高的异黄酮，尿中异黄酮的排出也明显增加。又经深入研究发现，在麦麸、亚麻籽以及某些蔬菜和水果中都含有异黄酮，其功能与雌激素类似，于是被称为"植物雌激素"。

这一新发现立即引起了各国科学家的兴趣和重视。澳大利亚的专家们专门做了一项试验，让一批健康绝经的妇女吃15天大豆粉，15天后再加服红三叶草芽45天，结果发现这些妇女的阴道细胞出现了成熟性变化。接着又进行了另一项试验，把一批绝经后有潮热的妇女分为两组，一组吃一个半月的大豆粉，另一组作为对照，只吃小麦粉，结果吃大豆粉的妇女潮热症状明显改善。这说明大豆粉中的异黄酮成分确实能够发挥类似雌激素的作用。

美国研究人员也进行了类似试验，证实了这一结论，而且还发现异黄酮对骨质疏松、血脂过高都有治疗作用，能预防心血管疾病与骨质疏松症。研究人员指出，豆类食品没有雌激素类药物的一些副作用和弊端，人人都可食用，不必担心是否会引起癌症。因此，专家们认为：植物雌激素可以代替一般的雌激素疗法，至少也可作为其辅助手段。

心血管病是威胁中老年女性健康的杀手，研究表明，植物雌激素与心血管病存在负向因果关系，进食富含植物雌激素食物的非洲人，心血管病发病率远比进食西方饮食的人群低。因异黄酮有保护心脏的作用，大豆所含的植物雌激素，对冠状动脉的反应性能产生良好影响，诱导冠脉出现非内皮依赖性松弛，使动脉血管的弹性得到显著改善，还能抑制冠脉、髂动脉、颈总动脉的粥样硬化进程，并通过抑制血管重塑及新生内膜形成，起到保护心血管的作用，预防心血管病的发生和形成。

妇女的骨质疏松尤其与绝经期有关，因为雌激素的丧失加速了骨丢失。如果在临床绝经期前几年采用激素替代治疗，可防止骨丢失。迄今为止植物雌激素对骨质疏松的预防主要局限于动物模型，尤其是大鼠，已证实大豆蛋白质可增加骨形成，减少骨的重吸收。有一篇人体受试者的初步报道，也证实了大豆蛋白质在短期内能增加骨密度。

作为天然植物雌激素类物质，大豆异黄酮与药物性雌激素有所不同。它具有双向调节的平衡作用，一方面可以改善雌激素缺乏，尽管它不能完全代替药物雌激素；另一方面，它能对某些组织的雌激素活性产生一定的制约作用。有研究表明，服用大豆异黄酮可降低发生乳腺癌的风险。与药物雌激素相比，大

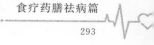

豆异黄酮的安全性较高,一般不需要检测体内雌激素水平就可以服用。研究表明,让女性分别口服 4 种剂量(2,4,8 和 16mg/kg 体重)的大豆异黄酮,即使剂量超过正常的食物吸收量很多倍,所观察到的临床毒性也非常微弱。因为大豆异黄酮会很快从血浆中排出,当剂量浓度为正常饮食日摄取量的 2～3 倍时,也会从尿液中排出,不会导致体内异黄酮的蓄积。

大豆异黄酮的每日补充剂量究竟多少比较合适呢?对此目前并没有统一的意见。据报道,中国和日本的成年人每日通过食物摄取的异黄酮含量分别为 39.4mg 和 47.4mg。研究显示,当大豆异黄酮的日添加量为 80～90mg 时,对骨丢失具有显著的保护作用。因此,适量补充大豆异黄酮这种植物雌激素类物质,对成年女性,尤其是更年期女性预防骨质疏松具有一定作用。

(《老人春秋》2007 年 12 期)

青壮年男性为何更要补锌

有点医学知识的人都知道,老人、孕妇由于进食不足、支出剧增,有可能患缺锌症。对于小孩如果太娇宠,一点粗粮、蔬菜都不吃,很可能由于缺锌而导致发育缓慢,严重的造成缺锌侏儒症。最近研究发现,由于男性青壮年正处于性生活旺盛时期,性生活比较频繁,更容易缺锌。

锌是人体必需的微量元素之一,人体含有 0.0033％的锌。一个体重 60 千克的成人,全身总共只有不到两克的锌,还不够做一枚小号干电池的壳皮。不过,这微不足道的锌却是人体多种蛋白质的核心组成部分。

近年来,有关研究表明,精液中含有丰富的锌元素。据测定,每毫升精液中锌含量达 150 微克,其含量之高是其他任何机体组织都不能比拟的。如果以每次性生活消耗 2～6 毫升精液计算,一次性生活即丧失锌元素 300～900 微克,需知一个 60 千克的男子体内锌元素的总量也只有 1.5 克左右。

锌与人体健康密切相关,大量研究表明,锌与多种酶的合成及活性有关,它是核酸代谢、蛋白质合成和细胞分裂过程中必不可少的元素,在体内生化过程及中枢神经传导中占有重要地位。锌除参与不少重要物质的合成外,在机体免疫功能防御反应方面也起重要作用,且有明显的免疫促进作用,能防止老年期 T 淋巴细胞功能及其增殖的衰减,增加 T 淋巴细胞膜的稳定性,促进 B 淋巴细胞的活性增值。锌缺乏时,脾和胸腺的重量减少,胸腺萎缩,末梢血淋巴细胞计数减少，以及免疫球蛋白降低，人的抗病能力自然就会下降，从而引发疾病。

已经有研究发现，缺锌可诱发癌症。近年发展的隔室封闭学说，从某种程度上解释了锌与癌症之间的分子生物学基础。锌对维生素 A 的代谢有重要影响，因为锌与肝脏及视网膜维生素 A 的合成及作用的发挥有关，它可以参与视黄醛的合成和变构，缺乏时导致转运蛋白合成受阻，肝内贮存的维生素不能动员和转运出来，造成不良性缺乏，引起暗适应失常。

锌更是维持性机能和性器官正常发育不可缺少的物质。锌的补充能使机能改善，促进男性睾酮的分泌及精子的生成，而且还可促进其他性腺的分泌。

锌普遍存在于食物中，只要不偏食，饮食里的锌的供应量一般是够的。青菜、豆荚、黄豆等绿色蔬菜里含锌较多，瘦肉、鱼类也含有不少的锌，即使我们的主食——米、面里的含锌量也较多。据分析，每 1000 克糙米含锌 17.2 毫克，全麦面含 22.8 毫克，白萝卜含 33.1 毫克，黄豆含 35.6 毫克，大白菜含 42.2 毫克，牡蛎含 1200 毫克。通常每天的饮食供 10 多毫克的锌一般没有问题。而对于处于性生活旺盛时期的男性青壮年来说，一定要多吃含锌丰富的食物。

（《东方食疗与保健》2011 年 7 期）

胆囊切除后的饮食调理

胆囊有病，经过药物治疗无效或反复加重，不少人就不得不选择手术切除。这就带来了一个误区：有人以为胆囊切除后就完事大吉。其实不然，胆囊切除术后需要注意的事项很多，尤其是在饮食方面。

胆囊切除术后不可避免地存在一些因切除胆囊及手术本身引起的不良症状，这种情况叫胆囊切除术后综合征。胆囊切除术后综合征的临床表现常见以下几种：

（1）上腹饱胀不适，食欲较差，嗳气，进食油脂食物后加重。这种情况很容易和功能性消化不良或慢性胃炎相混淆，但若按照功能性消化不良和慢性胃炎治疗，效果往往不好。

（2）上腹或右上腹反复胀痛，常于夜间、饱餐、进食油脂或海鲜食物，以及过分劳累或恼怒后发生或加重，某些患者为此有惧食现象。这种情况容易和急慢性胃炎或消化性溃疡相混淆，但若按照急慢性胃炎或消化性溃疡治疗，效果亦不好。

(3)有少部分胆囊切除术后患者,可因为胆管感染,或胆总管和肝内外胆管中再生结石而发病,出现上腹或右上腹剧痛,并伴黄疸、恶心呕吐或发热等症状。

(4)还有少部分胆囊切除术后患者,可反复出现腹痛、腹泻现象。

还有些胆石症患者虽然通过手术将结石去除,但没有改变产生结石的脂质代谢紊乱,而这种代谢紊乱还容易产生其他疾病,如高血压、动脉硬化、心脏病等。

为了预防及缓解胆囊切除术后综合征,以及纠正脂质代谢紊乱,患者在饮食上尤应注意术后第2～3天起的情况,可视情况给予流质饮食,如米汤、豆浆、藕粉、果汁等,随后再逐渐改为脱脂牛奶加甜面包、大米稀粥、豆腐羹、枣泥米糊以及面食类等。

在术后1个月内应减少脂肪类食物的摄入,禁食高脂肪类和煎炸食品,主要指不吃或尽量少吃肥肉、动物内脏、蛋黄及油炸食品,烹调尽量少用动物油,可适量增加植物油。菜肴应以清蒸、炖煮、凉拌为主,特别要忌食辛辣刺激性食物,并戒酒,这样就能减少对胆道的不良刺激。

术后3～6月内,每天以4餐为好。少吃多餐可减轻消化系统的负担,有利于手术后恢复健康;醋能增强胃的消化能力,还可调节肠道内的酸碱度,以利于胆汁发挥作用,促进对脂肪类食物的消化。此外,常饮茶、多吃蔬果也有助于食物消化和吸收。

另外,要注意的就是逐渐加强营养,胆囊切除1个月以后,饮食也不要过于追求清淡,每天应吃些瘦肉、水产品、鱼、豆类食品,如能饮1杯牛奶更好。如不习惯食奶类或鱼肉者,可多吃大豆制品及菌菇类,以弥补动物蛋白的不足。此外,多吃高纤维素与含维生素丰富的食物,对患者术后的恢复十分有益。

(《食品与健康》2010年4期)

胆囊炎患者的食疗

胆囊炎是由于感染、胆汁刺激、胰液向胆道反流,以及胆红素和类脂质代谢失调等所引起的胆囊炎性疾病。胆囊炎又可分为急性胆囊炎和慢性胆囊炎。急性胆囊炎的典型表现为急性发作的右上腹持续或阵发性绞痛,可向右肩放射,胆囊区压痛或反跳痛,肌紧张,发热,恶心呕吐,或有黄疸及血白细胞增高;

而慢性胆囊炎表现为反复发作且轻重不一的腹胀,右上腹及上腹不适或疼痛,常放射至右肩背,伴嗳气泛酸等消化不良症状,进食油腻食物症状加剧。

在治疗胆囊炎时,必须结合饮食治疗,才能起到事半功倍的作用。

(1)急性期:胆囊炎急性发作时应禁食,让胆囊得到充分休息以缓解疼痛。这时,可由静脉补充营养,多饮水,并在饮水时补充钠和钾盐。疼痛缓解后,可根据病情改善情况选择饮食,宜吃低脂肪、低胆固醇、高碳水化合物的清淡流质饮食,如米汤、藕粉、豆浆等。病情好转后可食用低脂半流质饮食或低脂少渣的软饭,如豆腐脑、软面条、面片、稠米粥等。

(2)慢性期:①不吃高脂肪、高胆固醇食物。严格限制脂肪的摄入量,每天应控制在 40 克以内。胆固醇摄入以每天低于 300 毫克为宜,高胆固醇血症者应控制在 200 毫克以内。香菇、木耳等食物有降低胆固醇的作用,可适当多吃。②摄入适量蛋白质。每天摄入量为 50～70 克,并应适量选择高生物价蛋白质,如豆制品、鱼虾、瘦肉、蛋清等。③多吃碳水化合物。应选择以复合碳水化合物为主的食物,适当限制单糖及双糖的摄入,如砂糖、葡萄糖。④补充维生素。维生素 A 有助于胆管上皮生长和保持完整性,帮助病变的胆道修复。维生素 C、E 和 B 族维生素等也应充分补充。⑤多吃高纤维食物。食物纤维高的有绿叶蔬菜、豆类、水果、粗粮、魔芋等。⑥大量饮水。每天的饮水量应大于 1500 毫升。⑦少量多餐。少量进食可减轻消化系统的负担,多餐能刺激胆道及时分泌胆汁,保持胆道畅通,有利于胆道内炎性物质引流。⑧忌吃四大类食物。一忌含脂肪多的食物,如肥肉、煎炸食品、油多的糕点、奶油、猪油以及熏烤食品。二忌含胆固醇高的食物,如动物的心、肝、脑、肠、肾等内脏,以及鱼子、蟹黄、蛋黄等。三忌刺激性食物和辛辣刺激调味品,如辣椒、花椒、咖喱、芥末,以及烟、酒、咖啡、茶等。四忌产气食物,如牛奶、洋葱、蒜苗、萝卜、黄豆等。

(3)下面是几则慢性胆囊炎的食疗方,在医生的指导下可以选用。

和中利胆汤　柴胡、苍术、枳实、甘草各 9 克,白芍 12 克,白蔻仁、郁金、猪胆汁各 6 克。水煎服,每日 1 剂,日服 2 次。治疗期间忌食油腻物。

牛胆散　鲜黑牛胆 1 枚,黑豆 100 克,郁金、半夏、枳壳、木香、白术各 30 克。将诸药装入牛胆内封口,待胆汁将药浸透后,置瓦上焙干,研末过筛,装入胶囊内备用。每次 2 粒,每日 3 次。1 料为 1 疗程。忌食油腥。

柴胡疏肝散　柴胡、白芍、青皮、陈皮各 20 克,枳壳、川芎、香附、甘草、郁金、元胡各 10 克,厚朴 6 克,金钱草 40 克,茵陈 30 克。水煎服,每次 300 毫升,每日 2 次,15 天为 1 疗程。

吃素食会不会影响健康

很多人都存在这样的疑问,不吃肉会不会影响大脑的营养供应,从而导致脑力衰退、记忆力下降等问题呢?

何谓素食? 素食应该是相对肉食而言,是指完全以植物类原料制作的食品,唐代颜师古《匡谬正俗》对素食的解释是:"谓但食菜果糗饵之属,无酒肉也。"其次,素食在世界上有悠久的历史。在北魏贾思勰的《齐民要术》中就已经提到了一些素食的制作方法。唐代就有花样素食,许多著名的作家、艺术家、哲学家、科学家与名人都是素食者或者是素食的力荐者。爱因斯坦说:"我认为素食者所产生性情上的改变和净化,对人类都有相当好的利益,所以素食对人类很吉祥的。"

研究发现,吃素不但不会影响脑力,还能使大脑细胞充分发挥作用。大脑细胞的养分主要是麸酸,其次为维生素 B 及氧气等,食物中以谷类及豆类等含麸酸、维生素 B 最多,肉类相比之其含量就微乎其微了。

以往人们总认为素食会导致饮食不均衡,这是一个普遍存在的误区。人体所必需的 4 种物质是奶类、蛋白质、谷类及蔬果类,它们都可以从素食中获得,只要懂得配搭,不偏食,即可以获得均衡的营养。当然,吃素也要讲究正确的方法,既要循序渐进又要合理搭配,同时要避免以下误区:

1.**为了减肥而吃素**　进食高蛋白、低脂肪、低热量的素食,当然比进食高脂肪的肉类更利于降低体重。但是,如果不注意膳食搭配很可能造成营养不良等问题,而且像坚果、巧克力等食物同样含有很高的热量,吃多了一样会发胖。

2.**素菜无味,烹调要放很多调味品**　天然素食颜色鲜艳,营养丰富,如何配搭则看你的技巧与本事。例如做汤可以加入大豆芽、西芹、番茄、陈皮、甘笋、冬菇等等,其味道就会可口,可以不添加任何调味料或味精。总之,运用多种不同的材料,尝试不同的配搭,就能品尝到不同的美味。

3.**生吃蔬菜不泡洗**　蔬菜的污染物一是农药,二是霉菌。进食蔬菜发生农药中毒事件屡见不鲜。此外,蔬菜还是霉菌的寄生体,它们大都不溶于水,甚至有的在沸水中也安然无恙,能进入蔬菜的表面几毫米深。因此,蔬菜必须用清水多泡多洗,特别是生吃时。

4.**盲目舍弃营养部分**　例如豆芽菜,有人在吃时只吃上面的芽儿而将豆子去掉。事实上,豆中含维生素 C 比芽儿的部分多 2～3 倍,

(《21 世纪药店》2005 年 8 月 8 日)

单纯吃素食能预防动脉硬化吗

　　吃素食有利于身体健康,对预防动脉硬化有一定的益处,这已为科学研究所证实。但专家们同时也指出,预防动脉硬化不能单吃素食。

　　素食中含有丰富的维生素,可以调节代谢功能,加强皮肤营养,并且能降低摄入的胆固醇和饱和脂肪酸的量,防止胆固醇进入血液,减少肥胖症、高胆固醇血症和冠心病等疾病的发生。但是,人如果长期吃素食,且食物种类过于单调,营养不均衡,反而易患心血管疾病。

　　素食指的是植物性食物,其营养比例并不完全适合人类。比如构成生命的基本物质是蛋白质,而蛋白质是由 20 种氨基酸构成的。其中 8 种不能由人体本身合成,只能来源于食物,称为必需氨基酸。动物所含的必需氨基酸丰富,且比例适当,极易被人体利用。另外,素食中脂类含量较少。脂类不仅是构成身体各组织器官的重要成分,而且是能量的重要来源。同等质量的脂肪比糖或蛋白质释放的能量要高一倍多。虽说动物性脂肪与动脉粥样硬化有关,但它毕竟是人体不可或缺的营养成分之一。

　　如果为了节食减肥而长期吃素食并限量,摄入的蛋白质不足,可使人体的蛋白质、碳水化合物、脂肪比例失衡,引起人体负氮平衡(蛋白质入不敷出),造成人体消瘦、贫血、消化不良、精神不振、性功能和抗感染功能降低、内分泌和代谢等功能发生障碍,易感染疾病,促使中老年人早衰和易患肿瘤。长期素食,人体中的蛋白质得不到充分的供给,其后果是记忆力下降,精神萎靡,反应迟钝。临床发现,蛋白质不足是引起消化道肿瘤和胃癌的一个重要原因。另外,人脑的形成发育所必需的大部分营养成分必须从动物性食品中摄取,如缺乏可导致人脑退化,患痴呆症。美国医学家指出,单纯素食无法得到只有从荤食中才能获得的维生素 B_{12},而机体缺乏维生素 B_{12},可导致精神和心理上的缺陷,记忆力下降,舌头肿痛,吞咽困难,易疲劳等。研究发现,血液中的"同型半胱氨酸"水平升高,是导致低密度脂蛋白氧化从而发生动脉硬化的独立因素。在同型半胱氨酸的代谢中需要叶酸的参与,而维生素 B_{12} 与叶酸代谢的关系密切,于是,当维生素 B_{12} 缺乏时,同型半胱氨酸代谢受阻,引起血清同型半胱氨酸水平升高,增加了动脉硬化发生的风险。这一机理也解释了为什么有些人不吃动物性食物反倒出现动脉硬化。

　　注重素食,但不要食全素。人体所需要的各种营养素,都要靠膳食来供应,除肉类食品外，还应食用乳类、蛋类等食物，如喝一杯牛奶，不但可以供给蛋白质，还可以供给 300 毫克的钙及大量维生素 B_2 和维生素 B_{12}。同时，利用各种植物性食物间的互补，获取各种足够的必需氨基酸。一般豆类和谷类、豆类和核果及种子（如芝麻、瓜子等）、蔬菜和豆类及核果、谷类与核果及种子之间都具有互补性，如八宝粥、红豆饭、包子、饺子及各种各样的混合菜肴等，并适当补充些菌类及海带等食物，使营养摄取全面、平衡，有利于身体健康。

（《医药星期三》2007 年 3 月 14 日）

盐与我们的健康有什么关系

记得曾在一篇文章中看到，里根在任美国总统时，有好事记者问他长寿秘诀，里根不假思索地说："少吃盐。"谁知这一"脱口秀"竟引来了当地盐商的反对，里根的"食盐风波"一时被闹得沸沸扬扬。

食盐是日常饮食中不可缺少的物质，其主要成分为氯化钠。钠为细胞外体液中主要的阳离子，主要功能是维持肌肉及神经的易受刺激性，包括心脏肌肉的活动、消化道蠕动、神经细胞之信息传递、调整与控制血压有关的激素分泌。氯离子是人体消化液的主要成分，并与钠、钾离子相互结合，调节维持体内水分及血液的酸碱平衡。在新陈代谢中，如果缺盐将引起肌肉痉挛、头痛、恶心、全身无力等症状，严重者还会心脏衰竭而死亡。可见，盐与人的健康非常紧密，也就是说人不可一日无盐，且无替代品。

人究竟应该吃多少盐好呢？这要视个体情况而定。从事剧烈运动、体力劳动的人，盐分消耗、流失较多，应该补充得多一些。生活中，我们无法准确控制食盐的摄入量，但人体内有一个平衡调节机构——肾脏，它是维持人体水电解质平衡的重要器官。它可以通过一系列神经、体液调节来维持渗透压的稳定，当人体需要钠时，肾脏便可通过肾小管的重吸收作用减少钠的排出；如果体内含钠量多，肾脏就会增加钠的排出。

当肾脏有病变的时候，就不能及时地将摄入体内过多的钠排出体外，血液中钠离子浓度升高，导致较多的水进入血管，极易造成水钠潴留。血液容量增加了，心脏负荷也就增加了。这时，心脏要加倍工作，将静脉内回流的较多血液"泵"到动脉中，从而导致血压升高。故有肾脏病变时，必须限制食盐的摄入量，严重的肾病患者还要用专用盐，且每日不可超过 2 克。

盐与高血压的关系最为密切。科学家对盐与高血压的关系已研究了 100 多年,发现高盐饮食可引起血压升高,低盐饮食可使血压降低。流行病学调查结果发现居住在北极的爱基斯摩人摄盐量较低,他们的血压也低,多在 140/90mmHg 以下。高血压患者限盐后血压降低。高盐能使血压升高与以下因素有关:

(1)高盐摄入能引起水钠潴留,导致血容量增加,同时细胞内外钠离子水平的增加可导致细胞水肿,血管平滑肌细胞肿胀,血管腔狭窄,外周血管阻力增大,引起血压升高。

(2)高盐摄入能使血管对儿茶酚胺类缩血管物质的敏感性增强,同时交感神经末梢释放去甲肾上腺素增加。此外,还能增加血管壁上的血管紧张素受体密度,导致血管过度收缩,外周血管阻力增加,血压升高。

(3)高盐摄入引起的水钠潴留能使细胞内的钠含量增加,抑制钠—钾—ATP 酶活性,使细胞外的钙流入细胞内的增加,同时细胞内钠的增加使细胞内外钠离子梯度消失,钠—钙交换受抑制使细胞中钙的排出减少,导致血管平滑肌细胞内钙离子浓度升高,引起血管平滑肌收缩,外周血管阻力增加,血压上升。

最近,西安医科大学的研究发现,部分盐敏感者存在钠泵基因的突变,这种基因突变呈显性遗传,也就是说存在这种钠泵基因突变的人在摄入较多的盐以后,血压会升高,摄入的盐越多,血压升得越高。这就可以解释为什么部分人的盐摄入的量多而血压不升高。因此,在高血压的防治中,可以根据这一发现进行人类盐敏感者的筛选,有的放矢地预防。但在未判定自己是否属于盐敏感者之前依然需要限制钠盐的摄入,每天宜控制在 4～6 克。

(《家庭医学上半月》2005 年第 16 期)

少吃脂肪≠健康

人体内的脂类,分为两部分,即脂肪与类脂。脂肪,又称为真脂、中性脂肪及甘油三酯,是由一分子的甘油和三分子的脂肪酸结合而成。脂肪又包括不饱和脂肪酸与饱和脂肪酸两种,动物脂肪以含饱和脂肪酸较多,在室温下成固态。相反,植物油则以含不饱和脂肪酸较多,在室温下成液态。类脂则是指胆固醇、脑磷脂、卵磷脂等。综合其功能有:①脂肪是体内贮存能量的仓库,主要提供热能;②保护内脏,维持体温;③协助脂溶性维生素吸收;④参与机体各方面的代谢活动。

尽管脂肪有多方面的功能和作用,但它在体内的含量是有一定限度的,过多则会影响机体的代谢活动,产生许多疾病。这也就是人们常说的"肥胖是疾病发生的温床"。那么,脂肪含量到底多少才算正常,超过多少就算肥胖呢? 总的来说,脂肪含量与肥胖程度成正比。当然,我们也观察到一些局部肥胖者(如腹型肥胖),脂肪含量在其总体重量中并不是特别高,但那些脂肪却足以使其"行动不便"。另一方面,发育成熟的女性在胸腹及臀部略微增厚的脂肪,又使她们变得丰腴迷人。因此,可以这样说,脂肪的增加并非就是一种可怕的现象。遗憾的是,过多的脂肪的确给肥胖者带来不少麻烦,诸如行动不便、怕热、影响体形、易产生疲劳、易患各种疾病等等。

很长一段时间以来,医学界一直有一种观点认为,食用低脂肪含量的食物可以降低人们罹患癌症和心脏病的风险。但实际情况果真如此吗? 美国多家媒体援引的一项新的研究结果显示,低脂肪食谱在帮助人们,特别是中老年人抵御癌症和心脏病侵袭方面,几乎起不到任何作用。

在这项最新研究中,有关人员前后历时 8 年,分别对年龄在 50~79 岁的4.9 万名绝经妇女进行跟踪调查。结果显示,专门食用低脂肪食物的一组妇女和另外一组可以随意食用高脂肪食品的妇女,她们的乳腺癌、结肠癌以及心脏病的发病率几乎完全一样。

对于这项研究结论,美国国内的部分医学专家给予了极高评价。美国洛克菲勒大学的名誉退休教授朱尔斯·希斯克说:"这项研究是革命性的,我们从此应该改变这样的思维方式,即我们要想更加健康,就必须彻底抛弃我们现在的饮食模式。"

美国哈佛大学布里汉姆妇女医院的预防医学专家、本次研究参与者乔安·曼森表示,这个结果多少让人有些失望。"我们原来以为对一个人的饮食进行干预可以对他的健康产生重大影响。"不过,曼森警告说,尽管高脂肪食物不会增加人们患病的风险,但这并不等于说,人们从此就可以放开胃口、肆无忌惮地大吃高脂肪食品,因为这么做对人们的健康还是会产生不利影响。

美国的研究人员表示,这个最新研究结论的出台让医生们今后不会再给患者灌输低脂肪食谱有助于降低癌症和心脏病发病率这样的观点。这样,医生和健康专家们可能开始寻找一种更为科学和合理的饮食模式。有专家指出,今后医生向病人推荐的最佳饮食方案应该是:少食饱和性脂肪和转化脂肪、多吃谷物类食品、多食水果和蔬菜。

（《祝您健康》2007 年 7 期）

冬虫夏草贵在适当

冬虫夏草究竟是一种什么药呢？过去有人说它冬天为"虫"，夏天为"草"。其实，它是麦角菌科真菌植物冬虫夏草菌寄生在蝙蝠蛾科昆虫幼虫的子座及幼虫尸体的复合体。早在 1757 年，《本草从新》中就有"冬虫夏草甘平保肺，益肾，补精髓，止血化痰，已劳咳，治膈症皆良"的记载。《中药大辞典》中提到，其味甘酸、性平、气香、入肺肾二经，可强壮、益肺肾、补虚损、益精气、解毒、止血化痰。中医认为，虫草入肺肾二经，既能补肺阴，又能补肾阳，主治肾虚、阳痿遗精、腰膝酸痛、病后虚弱、久咳虚弱、劳咳痰血、自汗盗汗等，是唯一的一种能同时平衡、调节阴阳的中药。因而有人把冬虫夏草与人参、鹿茸一起列为中国三大补药。

现代医学研究证明，冬虫夏草提取物有调节免疫系统的功能，还有直接抗肿瘤作用；它可以提高心脏耐缺氧能力，调节肝脏功能，扩张支气管、平喘、祛痰，可防治肺气肿；它还能减轻慢性病的肾脏病变，改善肾功能，减轻毒性物质对肾脏的损害；可以降低血液中的胆固醇和甘油三酯，提高对人体有利的高密度脂蛋白水平，减轻动脉粥样硬化等。

服用冬虫夏草补虚，要因人因病而异，或单药服用，或配合他药同用，可以煎水、炖汤、做成药膳服食，也可泡酒、泡茶等。例如有腰痛虚弱、梦遗滑精、阳痿早泄、耳鸣健忘及神思恍惚等症，可单用冬虫夏草每次 2 克，研末，空腹送服，每日早晚各 1 次；也可用冬虫夏草 5 克，配杜仲、川断等，煎汤饮服。属病后体虚，或平素体虚容易感冒、畏寒自汗者，可常用虫草与鸡、鸭、牛、猪、羊肉等炖服。如用冬虫夏草 5～10 只，老公鸭 1 只，去除肚杂，加少许黄酒，煮烂食用，可增强体质。或每天用虫草 4 枚，煎汤后空腹服用。对阳虚病人，用冬虫夏草 10 克与红枣或桂圆 10 枚一起熬粥，治疗效果比较明显。虫草对中枢神经系统能起镇静、抗惊厥、降温的作用；对心血管系统有降压、降低心肌耗氧量，改善心肌缺血，抗心律失常的作用；对呼吸系统能扩张支气管、祛痰平喘，另外对慢性肾炎、肾功能衰竭都有显著疗效。

大多数情况下，用虫草煮水当茶喝应当是调养身体的最佳方法，因为虫草煮水，营养利用率高出很多。喝虫草水应像喝工夫茶一样讲究。首先，要选用一个透明玻璃水壶，玻璃不会像紫砂那样吸收营养和味道，更不会像其他材质器皿一样容易产生化学反应,同时还可以观察壶中虫草水颜色的变化。一次放入 3～6 只虫草。通常,虫草一次要煮 6～10 分钟,注意要用文火,煮沸时间短,水开后要马上喝,边喝边添水,在虫草水颜色最深的时候是其营养最丰富的时候,这个时候的水一定不要浪费。通常虫草水会经历一个由淡到浓再转淡的过程,余味也很绵长。在虫草水变淡甚至呈现白色的时候就不要喝了,可以把虫草吃掉。一壶虫草茶至少能喝上半个小时,添水 4～6 次。

使用冬虫夏草贵在适当,盲目进补反而会起到相反的作用,如感冒引起的咳嗽或其他急性咳嗽,不适合用冬虫夏草,否则不但不能止咳,反而会使咳嗽加重,缠绵难愈,影响其他药物的止咳疗效。在治疗慢性支气管炎时,也只能在无痰或少痰时服用。另外,它的益肾功能也只限于轻微的肾功能不良,对于肾功能衰竭者没有效果。还要注意,冬虫夏草毕竟是补药,不适合所有人群,体质偏热者最好别吃。现代人饮食多油腻,常常大鱼大肉,不少人体内痰热,积蓄的代谢产物排不出去。由于工作压力大、感觉疲劳,他们经常会吃点冬虫夏草进补,但疲劳未必是体虚的表现。除病后、产后等原因明确的体虚者,其他人要吃冬虫夏草,最好先到医院咨询医生。如果盲目进补,可能上火,过量服用还会导致心慌气短、烦躁、面部红斑及四肢浮肿等症。冬虫夏草在临床使用中配合补药同用,其补药的效果将发挥得更充分和更显著,至于与何种药物配合服用,应由中医专家根据病情而定,不可随意配服,以免事与愿违。

(《大众健康》2011 年 2 期)

贪"色"无益健康

本文所说的"色"是指食物的色、香、味的"色",人们在饮食方面首先注重的就是食物的色,颜色好看食欲就会加倍。然而,近几年来,社会上一些不法商贩或商家为了多赚些钱,不择手段地采取不正当的措施,在食物的"色"上打主意,这些食物虽然好看了,但吃了这些食物对健康有害。

一些商店出售的面粉特别白,很可能是不法商贩在劣质面粉中加入了大量的增白剂,还添加化石粉以增加重量。这不仅会破坏面粉的营养成分,还会增加其过氧化苯甲酰的含量,长期食用会加重肝脏解毒的负担,危害健康,甚至致癌。还有一些不法商贩使用"吊白块"来增加米粉、面包等食品的白度和鲜度,以吸引消费者。"吊白块"是工业常用的还原剂和漂白剂,在食品中使用会造成甲醛残留。甲醛对人体毒性很大,能使细胞正常机能受到抑制,经常食用对肝肾有害。

　　瓜子本来是生活中较受人们喜爱的食品,但市场上漆亮黑瓜子虽然好卖,却很可能是"仿制品"。据调查,不法商贩将蜜糖、黑色素与非食用的滑石粉、明胶、明矾、甘油等搅拌,制成沥青般的"上光染黑剂",与瓜子混搅在电动滚筒中,便生产出这种"好卖瓜子"。有人对查出的有毒瓜子进行检验,将水倒入盛有毒瓜子的烧杯里,很快便分离出一层矿物油(液体石蜡),这是非食用油,人体肠道不能吸收,食用后可出现腹痛、腹泻,引起食物中毒。

　　一些银耳生产者将天然黄色银耳,用浓烈的硫黄放在塑料棚内熏染,使其变成雪白的颜色,以迎合人们的购买心理。但用硫黄熏染银耳不仅污染环境,使周围人畜发生严重的不适反应,经常食用还会导致各种慢性疾病的发生。

　　商场或路边商贩出售的部分水果色泽诱人,很惹人喜爱。但这些漂亮的水果往往使用了生长素、膨胀剂、催熟剂,经常食用对健康的危害极大。特别是儿童,由于用来催熟的药物中很多都含有雌激素,孩子吃后易导致性早熟或性发育异常。

　　在儿童食品的制作中,某些不法商家用工业色素代替食用色素牟取暴利,而工业色素杂质多,含有铅、砷、镉等有毒、有害物质,儿童食用后,易造成造血系统、神经系统损害,导致贫血、智力下降等。

　　由此可见,在选取食品时不能一味贪"色",对选择的食品要有安全意识,在选购时要尽可能掌握一些基本的鉴别方法,看清或分辨食品中颜色的真假,对那些颜色鲜艳亮泽,或过于逼真的食品尤其要警惕,以防食品中的"色"魔逞凶,对健康造成危害。

(《家庭医学》2002 年 9 期)

咖啡死人——从巴尔扎克之死谈起

　　法国著名现实主义作家巴尔扎克,一生创作了大量作品,给人类留下了几十部不朽之作。然而,他仅活了 50 岁,英年早逝,令人痛惜。专家们说,巴氏之死与他长年伏案,严重地损害身体健康有关,更与他的不良嗜好有关。据资料记载,巴尔扎克在写作感到精疲力竭时,就求助于咖啡,有人曾为他做过有趣的统计,说他一生共喝了 10 余万杯咖啡,即创作一部小说要消耗 5500 杯,咖啡最终成了巴尔扎克的催命鬼。

咖啡含有蛋白质、脂肪、粗纤维、咖啡因等成分。研究证明,咖啡对人体有益的方面,主要是醒脑提神、消除疲劳,促进思维,还能增进食欲、帮助消化。但是,咖啡并非人人皆宜,饮用不当,还会诱发或加重某些疾病。下面一些人不宜饮用咖啡。

小儿　小儿脏腑娇嫩,发育尚未完全,咖啡容易使其神经系统的发育受到影响,或出现神经系统紊乱的症状,如失眠、多动等。

新婚男子　美国哈佛大学医学院的科学家对含咖啡因的饮料进行杀伤精子试验,结果表明,新配方的含咖啡因的可乐饮料能杀死 58％的精子,而老配方的含咖啡因的可乐饮料能全部杀死精子。因此,新婚男子过量饮用咖啡会直接伤害精子,影响生育能力。

精神紧张者　有些人在工作压力大、精神紧张时喜欢喝咖啡来提神,殊不知这样会增加工作和学习的紧张感,导致血压升高、心率加快。

孕妇及乳母　孕妇饮用咖啡后,咖啡因可通过胎盘的血液循环进入胎儿体内,对胎儿产生不良影响;乳母饮用咖啡后,咖啡因可通过乳汁进入婴儿体内,对婴儿产生不良影响。

缺钙者　60 岁以上妇女中,约有 25％的人患骨质疏松,如果好饮咖啡,就会加剧体内缺钙,造成骨质疏松,容易发生骨折。

胃溃疡　咖啡因会刺激胃酸分泌,可能恶化消化性溃疡的病程。另外,空腹时不要喝咖啡,以免胃酸过多。

高血压、冠心病　长期或大量喝咖啡,能兴奋心血管调节中枢,使心血管病人出现心动过速、室性早搏、血压升高。所以,有心血管疾病的人显然不应喝咖啡。

高脂血症　研究表明,对 1007 名男子和 598 名女子进行试验后,发现每天饮 5 杯含咖啡因饮料的男子,其血浆胆固醇比不饮者高,尤其是与动脉粥样硬化有关的低密度脂蛋白胆固醇增多,它有促使动脉粥样硬化的作用;女性组中饮咖啡量较少,血浆胆固醇仅略高于正常人。因此,饮用含咖啡因的饮料过多,会导致血脂升高。

饮酒者　酒精与咖啡因都具有兴奋和抑制作用,使大脑由极度兴奋转入极度抑制,刺激血管扩张,加速血液循环,大大增加心脏负担。如此,双毒并入,对心脏、大脑的损害超过单纯饮酒的许多倍。所以,酒与咖啡不宜同饮。

(《康寿福音报》1995 年 3 月 7 日)

预防癌症从平衡膳食入手

进入寒冬，不少人为了御寒，就会调整饮食结构，多倾向于高脂肪、高热量的食品。而这些高脂肪膳食是某些癌症的"催化剂"，在调整饮食结构时，一定要警惕过量摄入高脂、高热食物。

现代医学认为：动物性脂肪或饱和脂肪水平高的膳食可能增加患肺癌、直肠癌、结肠癌、乳腺癌、子宫内膜癌、前列腺癌的危险性，胆固醇水平高的膳食可能增加肺癌和胰腺癌的危险性。以高热量、高脂肪膳食模式为主的西欧和北美地区，结肠癌的发病率较高；而在亚洲、非洲等膳食脂肪相对较低的地区，结肠癌的发病率较低。

过量饮酒与一些癌症的发生有密切关系。研究表明，过量饮酒者比非过量饮酒者口腔、咽喉部癌肿的发生率高出 2 倍以上，甲状腺癌发生率增加 30％～150％，皮肤癌发生率增加 20％～70％。妇女发生乳腺癌的机会增加 20％～60％。在食管癌患者中，过量饮酒者占 60％，而不饮酒者仅占 2％。乙型肝炎患者本来发生肝癌的危险性就较大，如果饮酒或过量饮酒，则肝癌发生率将大大增加。

预防癌症，平衡膳食很重要。何谓营养、何谓合理膳食？不少人在认识上存在误区。一些人简单地认为"高档、精美的食品就一定营养丰富""只要多吃鱼、肉、豆类、水果、蔬菜，就一定是科学的饮食"等。其实，这些都是片面的，某一种或某一类食物的营养成分和生物学特性，不可能完全符合人体对营养的全部需求，任何单调的饮食模式或偏食习惯都会造成一些营养素过剩和另一些营养素缺乏，导致人体营养失衡。这种失衡如果长期存在，就会导致癌症的发生和发展。因此，对多数人而言，防癌的前提在于树立正确的平衡膳食观念，并以此指导日常饮食。

良好的饮食习惯是预防癌症的重要因素。按照国际饮食防癌守则：①食物应以植物食品为中心，多样化摄入，切忌偏食。②豆类等粗粮每天摄入不少于60～80 克。③牛、羊、猪肉每天摄取 80 克以下，多吃鱼、鸡肉类。④控制动物脂肪的摄入量，适量摄取植物脂肪。⑤少吃高糖、高甜食品及含盐多的食品，对熏、烤、烧焦、腌制食品要有节制。⑥多吃新鲜食品，如绿色蔬菜、可食的野菜和含蛋白质丰富的食品，少吃罐头制品。⑦食品应冷冻、冷藏保存，但不可储藏太久。

总之,要改变饮食习惯,即使在寒冷的冬季,也不要过多摄入高脂肪、高热量食品,要合理膳食,控制饮酒,以有效避免肿瘤的发生。

(《开卷有益求医问药》2010 年 2 期)

必须让野生动物远离餐桌

时下,吃喝之风越来越盛行,一般的日常食品吃的不新鲜了,就吃山珍海味;山珍海味吃得还不过瘾,就吃野生动物。一时间各种野生动物充斥于餐桌,一些人甚至将野生动物作为招待客人的上等菜肴。不法分子看到野生动物作为食品能赚大钱,就不顾国家的有关政策法律,大肆捕杀或走私。2002 年以来,在我国流行的 SARS 向人们提出警告,为了身体健康,必须让野生动物从餐桌上消失。

SARS 的病原体是冠状病毒。冠状病毒从何而来? 目前尚没有定论,但专家们指出,冠状病毒很可能来自野生动物,因为有许多疾病来自动物。专家们推测,SARS 病毒本来就存在于大自然中,但仅寄生于动物体内,并能与宿主共存且相安无事,由于有些人有喜吃野生动物的恶习,在宰杀或生吃某种野生动物时,使原本仅寄生于动物身上的 SARS 病毒,传染到人身上。

蛇是一些人常食的野生动物。人们从蛇身上发现了多种对人体有害的寄生虫,这些寄生虫一旦进入人体,即可感染人的眼、口腔、皮下、脑及各脏器。鲜蛇胆里面虽含有促进消化的成分,但也含有许多由肝脏输出的有毒物质乃至寄生虫。盲目吞服鲜蛇胆,极易损害体内器官,诱发肝肾功能衰竭。

1998 年,有些国家暴发尼巴病毒。这种人畜共患病的病毒的寄主是狐蝠,而当时感染尼巴病毒的一些患者,也出现了非典型肺炎的症状。尼巴病毒传播速度快,健康家畜可能是通过直接接触病畜的分泌物或排泄物而感染,如尿、唾液、喉气管分泌物等。病畜的典型特征是高热、呼吸困难和神经系统症状,而患者均为畜场或屠宰场工人,表现为起病急、高热、头痛等,一些人出现类似非典型肺炎的症状。

2000 年 7 月,英国有超过 3.4 万个牧场的 17.6 万头牛患了疯牛病。疯牛病属于"可传播性海绵状脑病"中的一种,这种疾病为进行性神经海绵状病变,患有该病者无一存活。貂脑病、猫海绵状脑病、鹿和麝鹿的退行性病都属于该病范围。多年前,医学家就发现人也患有"可传播性海绵状脑病",从 1995 年到 2000 年 10 月,英国发现患此病者 80 多例,平均每年约发现 15 例患者。

目前在全世界流行的艾滋病,其病毒源自灵长目动物猩猩和猴子,自 1981
年在美国发现,艾滋病患者已遍布全世界,每年都会有 560 万人感染艾滋病,已
经有 4000 多万人感染,数百万患者死亡。在撒哈拉以南的非洲国家,1/5～1/4
的成年人为艾滋病患者。

由动物传播给人类的疾病实在是太多了,据记载,灵长类、啮齿类、兔形类、
有蹄类、鸟类等多种野生动物与人共患的疾病有 100 多种。普通的感冒最早是
从马传染来的,天花和肺结核来自牛,麻风病来自水牛,人们到现在还和狗有 65
种共患的疾病,和羊有 46 种,和猪有 42 种。

生活中,有些人误认为吃野生动物能够补养身体,从营养学方面来讲,野生
动物的营养价值并不比日常家禽高,它们在蛋白质、脂肪、碳水化合物方面与家
禽相差无几,有些还没有家禽的营养成分高。对健康人而言,过多地进补野生动
物反而容易破坏人体的平衡状态,导致疾病。况且,野生动物又自然地存在
着大量病菌,而很多野生动物是通过非法渠道进入流通领域的,没有经过卫生
检疫,吃这样的动物发生疾病就可想而知了。

贪食野味可能会染病,因此,必须树立正确的防病意识,让野生动物远离
餐桌。

(《东方食疗与保健》2004 年 4 期)

适量饮酒有益健康

谁都知道,过量饮酒对身体有害,而适量饮酒对身体有益。关于过量饮酒
有害已经有很多的研究证据,而适量饮酒对健康有益只是日常生活中的一种说
法,按照传统观点,适量饮酒可能会起到活血化瘀的作用。最近,对适量饮酒有
益健康这一说法有了证据。

适量饮酒人更聪明 英国《新科学家》发表的一份研究报告说,饮酒只要不
过量,酒精能够提高人的智商,而饮酒过量则会使大脑变得迟钝。日本爱知县
国立长寿科学研究所的研究小组对 2000 名年龄在 40～70 岁的人进行了智商
测试,他们发现,一天饮用不超过 540 毫升葡萄酒或者少量白酒的男性与滴酒
不沾的男性相比,智商平均要高 3.3 分;适量饮酒的女性与不喝酒的女性相比,
智商要高 2.5 分。研究还发现,酒的种类对测试结果没有影响,因为志愿者尝
试了啤酒、威士忌、葡萄酒和白酒等多种酒。

适量饮酒可降低心脏病发作的危险 美国麻省贝丝以色列医学中心的穆

卡莫研究了 1900 多个成年人,这些人都曾经因为心脏病发作而住过院。他发现,发病前一年中每周饮酒超过 7 杯的人,和禁酒者相比,患心脏病的危险要小32％,那些每周少于 7 杯的,在 4 年中危险也下降了 21％。该研究结果提示:完全禁酒的人,受到药物的侵袭也相对来说比较大——比如阿司匹林、抗凝剂和降胆固醇药物。另外一个研究发现,老年人每天至少喝 1.5 杯酒,可以比禁酒者减少 47％的心脏病发作危险。专家们强调,建议患者饮酒,是要建立在患者和医生之间的讨论之后,即在饮酒前要和自己的医生讨论酒精的危险和好处,不要盲目。2001 年 4 月 18 日的美国医学协会期刊发表文章说,已经证实酒精可以提高高密度脂蛋白(它对人体有益)胆固醇水平并可预防血液凝块的形成。

适量饮酒对男性高血压患者有益 美国马萨诸塞大学医院对 14125 例年龄在 40～84 岁的男性患者进行问卷调查,所有患者过去接受过或正在接受降压治疗,均无心梗、卒中、癌症或肝脏病史。在确认的患者中,83％的患者饮酒,在平均 5.4 年的随访期内,1018 例患者死亡,其中 579 例死于心血管病,在对多种因素校正后,发现每日或每周饮酒者因心梗或卒中所引起的死亡显著低于不饮酒或很少饮酒者。研究结果表明,适量饮酒的益处并不依赖于血压控制,少量饮酒可增加高密度脂蛋白胆固醇、减少血小板聚集及增加纤维蛋溶解,这些也同时有助于血压的控制。

(《美食》2004 年 6 期)

酸性体质不利于女性健康

很多女性朋友经常会无缘无故出现身体疲劳、记忆力减退、腰酸腿痛、头昏、失眠、便秘等症状,但是到了医院又检查不出什么毛病。其实,这可能是酸性体质在作怪。

什么是酸性体质? 简单地说是人体内的碱性物质不足。我们的身体处在健康状态时,血液的酸碱值(pH 值)大约在 7.35～7.45,呈微碱性。当大量摄取酸性食品时,在身体代谢后,其中的磷或硫可能在体内形成磷酸或硫酸,但人体内的各个系统都必须保持它原来的恒定,因此,身体会利用大量的碱性物质来中和酸性物质,而使得人体内的碱性物质不足,此时的血液 pH 值可能略小于 7.35,当偏向于 7.2 时,则会造成酸性体质。

人体细胞在酸性环境中寿命降低,功能减弱。这样,人体的新陈代谢会减慢,废物不易排出,肾脏、肝脏负担就会加大。因此,酸性体质者常会感到身体疲乏、记忆力减退、腰酸腿痛、四肢无力、头昏、耳鸣、失眠、腹泻、便秘等。如果不注意改善,酸性体质继续发展就会导致疾病。例如,强酸或酸性盐堆积在关节或器官内引起相应的炎症,导致动脉硬化、肾结石、关节炎、痛风等疾病;强酸与钙、镁等碱性矿物质结合成盐类,从而导致骨质疏松症等疾病;胃肠道酸性物质过多引起便秘、慢性腹泻、尿酸、四肢酸痛,而胃酸过多导致胃灼热、反酸、胃溃疡等;酸性废弃物堆积,使附近的毛细血管被堵,血液循环不畅,导致肾炎及各种癌症。据统计,85％的痛风、高血压、癌症、高脂血症患者,都是酸性体质。

为了保持碱性体质,应注意以下几个方面:

首先,要多运动。多做运动多出汗,可帮助排除体内多余的酸性物质。可是,以车代步现象愈来愈多,我们的运动量大大减少,长期如此便会导致酸性代谢物滞留在体内,导致体质酸性化。活动少的女性要注意多到室外活动,尤其是跑步、健身操、快步走、器械训练等有氧运动,对调整酸碱平衡大有帮助。

其次,要多吃"碱"性食物。酸性食品和碱性食品的划分,是根据食物在人体内最终的代谢产物来划分的,如果代谢产物内含钙、镁、钾、钠等阳离子多的,即为碱性食物;反之硫、磷较多的即为酸性食物。碱性食物有瓜果蔬菜、豆制品、乳制品等。鸡、鸭、鱼、米等则属于酸性食物。人们通常会认为酸的东西就是酸性食物,比如葡萄、草莓、柠檬等,其实这些东西是典型的碱性食物。

最后,要注意喝水的方法。我们总是习惯把水烧开的时候先不关火,让水再烧一会儿,这是对的,但要注意在水烧开后要把壶盖打开烧3分钟左右,让水中的酸性及有害物质随蒸气蒸发掉,而且烧开的水最好当天喝。

另外,想改善自己的酸性体质,除了要注意饮食、加强运动之外,还要保证足够的睡眠,特别要避免熬夜。

(《中国中医药报》2006 年 7 月 26 日)

有惊无险的胃结石

马师傅刚退休,就出现上腹部疼痛、食欲减退、体重下降等症状,服用助消化药治疗两个月,没有任何效果,经胃镜检查,诊断为胃窦癌,便做了胃癌根治手术,术后恢复较好。两年后,上述症状重新出现,上腹中部可摸到一包块,还出现血便、贫血,行上消化道钡餐造影检查,残胃内有大量潴留液,胃空肠吻合处有 4 厘米充盈缺损,吻合口梗阻,诊断残胃再发癌并吻合口梗阻。虽然马师傅被蒙在鼓里不知道,可吓坏了马师傅的老伴,一家人让马师傅赶快住进医院,再次做胃镜检查,结果发现马师傅不是胃癌复发,而是胃结石。

原来,两月前,马师傅一次吃下多个柿子,当时吃了以后感觉非常过瘾,吃过以后也没有任何不适,谁知两月后出现了症状,马上就联想到了胃癌复发,直到手术前,才知道患了胃结石。

医生建议在胃镜下治疗,胃镜下,可见柿子形成的结石占了整个胃部的1/2以上,医务人员利用活检钳等器械切碎结石,又用生理盐水将碎石冲出胃部,促使其进入十二指肠,以利于排泄,整个过程进行了一个多小时。马师傅虽然忍了一个多小时的剧痛,但总算一块石头落了地。

胃结石是由于食入的某种动植物成分、毛发或某些矿物质在胃内不被消化,凝结成块而形成,常见者多为柿子、枣、山楂等物。柿胃结石的成因一般认为是柿子含有丰富的鞣酸,在胃酸的作用下生成一些不溶于水的沉淀物,并与果胶、食物残渣在一起而形成团状凝块。山楂富含果胶,在适合的 pH 值下可发生胶凝,在胃内凝结成块而发生结石。进一步的研究证实,空腹吃生山楂后喝茶、饮酒及多进食增高胃液酸度的食物是山楂胃结石发生的主要因素。胃结石发生后,主要症状是上腹部疼痛不适、饱胀、食欲减退、恶心呕吐,部分患者并发幽门梗阻和上消化道出血。

相对于其他胃病来说,胃结石比较少见,因而发生后容易引起误诊,误诊为胃癌时更易造成紧张气氛,甚至做不必要的手术。其实,诊断胃结石也不难,关键在于患者就诊时,一定要仔细将病史向医生讲清楚,尤其是自己的饮食习惯和嗜好,前一段时间曾经吃过什么,病史讲清楚了,医生才会顺藤摸瓜,顺利诊断出胃结石。

胃结石的治疗,以往多采用外科手术,现在对于胃结石的治疗已经有了多种方法,完全可以避免手术,如近年来有用体外腹部按摩、挤压碎石,内镜下激光引爆碎石,机械碎石,口服中西药治疗等方法。目前,在胃镜下采取碎石的方法就可以治疗,对胃柿石进行激光爆破碎石或通过特制的器械将胃石绞碎,然后经幽门排出,这是主要的方法。

(《美食》2000 年 3 期)

荨麻疹患者的饮食宜忌

2007 年 4 月 5 日《生活报》以"患荨麻疹忌口,6 岁女孩半年没吃大米、白面"为题目刊登了一篇文章。主要内容如下:

　　哈尔滨市市民于伟 6 岁的女儿得了荨麻疹,需要忌口,可是忌的是大米、白面、鸡蛋、牛奶。

　　于伟说,2006 年 10 月下旬的一天,女儿突然感到身上奇痒,于伟发现孩子的身上起了很多红色的小疙瘩,立即带孩子去哈尔滨市儿童医院,医院诊断荨麻疹,告诉孩子要忌口。可是这一忌口孩子就不能吃饭了,于伟说,孩子不能吃大米、白面、鸡蛋、牛奶……这等于让正在长身体的孩子断了身体所需的各种营养源。从 2006 年 10 月底开始,孩子每天只能吃玉米面和小米。学前班里准备的“两点一餐”孩子都不敢吃,父母每天都要给孩子送去他们自己做的食物。耽误了于伟夫妇的工作不说,孩子也经常吵闹着要点“好吃的”。

　　2 日晚上,全家人吃大米饭,于伟看孩子眼巴巴地瞅着挺可怜的,就给她吃了一口,谁料吃完没几分钟,孩子身上的红疙瘩又起来了。

　　荨麻疹是一种皮肤病,有的孩子突然发生皮肤瘙痒,在搔抓部位很快出现红斑和淡红色的风团,并且迅速增大,融合成片,这就是医学上所说的荨麻疹。

　　荨麻疹可以发生在任何部位,持续几十分钟到几个小时不等,一般不会超过 24 小时,也有的荨麻疹一天发作好几次。

　　荨麻疹发生的原因很多,主要是感染和机体对某些物质产生过敏反应。相当一部分荨麻疹发生在感染性疾病的过程中,比如上呼吸道感染、肺炎、支气管炎等等。有一部分是因为身体对某种物质过敏而发生荨麻疹,这些东西可能是食物,也可能是某种昆虫叮咬所致,或者对某种花粉过敏,还有一些患者是因为有家族遗传史,也就是说他的父母或家族中其他长辈有过敏体质。

　　荨麻疹病因复杂,而且往往难以肯定,但可以肯定的是某些荨麻疹发病与饮食习惯有关,某些食物可能是激发本病的诱因,故而对荨麻疹患者来说注意饮食是有一定意义的。但不提倡“盲目地”忌口,因为过分强调忌口,也不一定能起到预防作用。对于那些怀疑由“食物”引起荨麻疹的患者,首先应当采用简单的饮食方法,一种肉:猪肉或火鸡;三种蔬菜:土豆、胡萝卜、卷心菜或豆芽;非小麦类谷物:一般为大米。若食用简单食物两周后,病情并无改善,应认为与“食物过敏”关系不大,而从其他方面寻找原因。

　　尽管如此,这些患者仍需注意多进食新鲜蔬菜、水果与易消化食物,避免鱼腥海鲜、罐装腌腊食品。养成良好的饮食习惯也十分重要,摄取有常,定时定量,避免过饥、过饱及偏食,尤其应切忌暴饮暴食。一次性进食过多蛋白质,同时饮酒或进食酸、辣等刺激性食物,会降低胃肠道消化功能,造成食物在胃肠道内停留时间过长,食物得不到充分消化,增加过敏发生的机会,应当小心。

(《医药与保健》2007 年 5 期)

心理自我调整篇

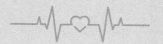

冲出自己的思维定式

　　1915年,在讨伐复辟帝制袁世凯的"护国战争"中,护卫军因寡不敌众,部队建制被打散。时任连长的刘伯承带着只剩下数十人的连队,冒着绵绵秋雨,踩着泥泞的道路,在敌人整整一个营兵力的穷追不舍下,艰难地开往大足县。行进中,刘伯承突然命令部队停止前进,到路旁小树林中休息。夜幕降临时,刘伯承下令,让部队将草鞋"倒穿在脚上",折回原路,继续前进,走上一小段路后,拐弯朝路旁的一座山上爬去。敌人循着脚印,在他们曾经休息过的小树林内搜索了一阵,毫无所获,在树林外,敌人仔细辨认他们留下的足迹,见脚印朝着大足县方向,于是沿着大路往他们前进的脚印方向追去。士兵们不约而同地将敬佩的眼光投向使他们化险为夷的刘伯承。

　　这招"倒穿草鞋"之计,突破思维定式,打破常规,造成敌人判断失误,使部队在严峻的形势下转危为安。这便是刘伯承超人的智谋。

　　在日常生活中,我们会经常重复一些同样或相似的思考过程和行为方式,产生思维上的惯性,即不由自主地依靠过去的经验,按固定思路去考虑问题,不愿意转个方向、换个角度想问题。比如说看魔术表演,不是魔术师有什么特别高明之处,而是我们的思维过于因袭习惯之势,想不开,想不通,所以上当。比如人从扎紧的袋里奇迹般地出来了,我们总习惯于想他怎么能从布袋扎紧的上端出来,而不会去想想布袋下面可以做文章,可以装拉链。

　　人的思维定式有三个特点:①它是由早先的心理活动所形成的,在人的思维活动中表现为一种容易以习惯的方式解决问题的倾向;②它是对先前经验的间接、概括性的反映,并影响人的后继心理活动趋势;③它具有相对的成熟性和稳定性。说它有积极的一面,是因为思维定式有助于人们进行类比思维,从而更加顺利和便捷地解决某些问题;但同时它也有消极的一面,那就是容易使人们盲目运用特定的经验和习惯的方法,结果浪费时间与精力,妨碍问题解决。

　　对于那些"轻车熟路"的问题,我们可以寻找捷径来缩短和简化解决的过程,但与此同时,经年累月地按照一种既定的模式思考问题,不仅容易使人厌倦,更容易"麻痹"人的思想,影响潜能的发挥。

　　现在,社会非常重视人的创造性的开发和培养。要想发挥人的创造性潜能,首先就要摒弃自己头脑中的思维定式。走出思维定式,可以看到许多别样的人生风景,在工作和生活中有所创造。那么我们如何突破思维定式呢?

（1）要挖掘自身的想象力，敢于大胆提出设想。当年英国科学家赫婿黎面对新发现的巨蜥龙化石，大胆地提出了鸟的起源可能与恐龙有关的假设，这在当时的确与一个笑话差不多。但如今，鸟是由小型兽脚类恐龙演化而来，这一学说经反复研究已得到科学界的普遍认可。

（2）要勤于思考，面对司空见惯的不起眼的事物也要深入思索。蜘蛛吐丝结网的现象太正常了，谁也没有在意。法国人卜翁却由此开始思考人类造丝的可能，经深入研究，人造纤维走入人们的生活。

（3）要努力打破固定的思维方式，采取逆向思维、横向思维、发散思维等多种方式思考问题。德国一家造纸厂出了一批废品，笔尖一接触纸墨水就化开，根本无法使用。一名职工经过逆向思维反其道而行之，利用其易渗水的特点来作吸墨水纸，申请了专利，取得良好效益。可见打破常规的方式思考往往可以产生新的发现与创造。

（《健康报》2008 年 7 月 4 日）

老婆为什么总是别人的好

男人聚在一起，会谈论有关女人的各种事情，其中有一个问题就是比较自己的老婆好还是别人的老婆好，这会产生两种截然不同的看法：一种是有些人总是认为别人的老婆比自己的老婆好，这种人占的比例很高；另一种是有些人认为自己的老婆比别人的老婆好。

在男人的眼里，老婆总是别人的好，这是为什么呢？有些人虽然嘴上没有说出来，但心里也会产生这种感觉。可对于有些女人来说，也会这样想，我为什么没有别人的老婆好呢？为什么自己的男人会把自己冷落在一边，去和别的女人纠缠在一起？为此，不少夫妻可没少吵架，但长期以来解决不了根本问题。

老婆总是别人的好，是一个实实在在的问题，但仔细想一想，这里边有很多原因。

原因之一：婚后发现老婆的不足之处

当一对恋人没有结婚处在恋爱阶段，为了博得对方的喜爱，会掩饰自己的缺点，对方为了某一方面的满足，也会舍弃这些缺点，比如，一个男子为了自己能够得到提升，女方虽然长相不美甚至有点丑，但女方父母是有能力的干部，这名男子可能会不管有没有共同语言，也不顾别人的劝阻而同意结婚。一旦结婚,生米做成熟饭,各种问题就会暴露出来,往日满足的不再重视,进而看到的是女方的不足之处。而男人们又总爱拿这些不足之处与别人老婆的长处去比较,进而得出自己的老婆不如别人的老婆的结论。

原因之二:距离产生美

人们对某人产生崇拜,是因为与他们之间有一定的距离,对他们的了解只是表面的、肤浅的。男人已婚后,与妻子朝夕相处,共同生活在一个圈内,耳鬓厮磨,时间一久,新鲜感也就渐渐消失,而看别的女人就与当初看自己的恋人一样,充满了好奇、新鲜,捕捉到的仅仅是浮光掠影的表面现象,而无法看到其实质性的东西。这朦胧能产生一种美。

美是需要依赖距离来塑造的。"一日不见,如隔三秋",时间的距离会培育美的感觉。"小别胜新婚"也说明适当的距离会使夫妻间的感情更好。如果朋友们天天在一起,那么他们之间就会因为各自没有留给对方和自己独自的距离,而产生一些不愉快的事情。所以,无论是夫妻还是铁哥们,都应该互相留下适当的距离,这样会使亲情或者友情更加牢固,也会留下美好的回忆。

原因之三:没有看到人的两面性

人是衣服马是鞍,人需要包装,包装就是人的一面,是人的表面。人人都有自己的表面,这个表面无论是什么形式,都会尽可能地展示出自己的精华,让领导、同事、同学、战友、朋友、亲戚以及周围的人甚至陌生人欣赏,给他们留下自己认为最美好、最为需要的印象。

有些男人往往会被这种表象所迷惑,比如说有些女人在家里整天看到的是自己老公的不足,和老公吵吵闹闹,到外面又会像换了一个人,说话柔声细语,柔情万分,装得极会体贴人。而妻子就不同了,在外面有应酬,也会装饰自己,一旦回到家里,就不会掩饰,也无须掩饰,甚至会把在外面受的气莫名其妙地撒在丈夫身上,再加上生活负担、家务琐事,磕磕碰碰地,难免发生口角。

原因之四:审美疲劳

自从电影《手机》上映以后,审美疲劳这一词语就在生活中传播开来。审美疲劳,用心理学的原理来解释,就是当刺激反复以同样的方式、强度和频率呈现的时候,反应就开始变弱。通俗点说,就是对于一种事物的反复欣赏所产生的一种厌倦心理。

夫妻做久了,便产生"久居兰室而不闻其香"的心理,这是一种心理饱和因素,对于自己妻子的优点习以为常。比方说,红烧肉的味道很美,但让你天天吃,相信你也会吃腻,最后甚至会倒胃口。这种心理上的感觉,造成你即便天天与西施相伴也难感其美。

注意：身在福中要知福

老婆总是别人的好，生活总是别人过得比自己幸福。实际上，这是好多男人"生在福中不知福"的表现，有些人就是看到了别人的老婆"好的方面"，没有看到自己老婆好的方面，盲目比较，结果是刚结婚没几年，为了找到一个"好的老婆"，就与自己的老婆离婚，再婚后反而没有感到幸福，很快又看到了另外一个在某个或某几个方面"好的"女人，再去追求，反反复复，几结几离。在别人看来，这男人真有本事，老婆越找越小或越找越漂亮、越年轻、越有钱等等，惹得别人羡慕，其实他内心非常痛苦。

什么时候才能觉得自己的老婆比别人的老婆好？什么时候才能看到自己老婆对自己的真爱？什么时候才能拿自己老婆身上的优点与别人的老婆比？只有当一个男人在生活中经受了各种挫折磨难，经历了人生中的各种打击，猛然醒悟，才会觉得自己的老婆好。

（《家庭医学》2009 年 6 期下）

做事不能总先做最坏的打算

生活中，我们常会见到这样一类人，他们在做任何事情之前，都要预设种种困难，把结果想象得非常糟糕，似乎他们所做的事情一定不会成功，失败才是正常的。而他们的这种心理设想，往往就真的变成了现实。然而总是做失败的心理准备，对于成功是没有积极意义的。

有一位年轻的妻子，丈夫是个企业家，在一次旅游途中，丈夫遇车祸受伤，伤不算太重，完全有恢复的希望。这位妻子却认为自己的丈夫不可能活了，任凭医生怎么解释也不听。她自己感觉太失望了，连走在路上都在想可怕的后果发生。结果，因为分心，她开车撞在一个土堆上。

瓦伦达是美国一个著名的高空走钢索表演者，在其最后一次重大的高空钢索表演中，不幸失足身亡。他的妻子事后说，我知道这一次一定会出事，因为他在上场前不停地说，这次太重要了，决不能失败。后来，人们就把专心致志于做事而不去管这件事的意义、不患得患失的心态，叫作"瓦伦达心态"。

美国斯坦福大学的一项研究也表明，人大脑里的某一图像会刺激人的神经系统。比如当一个高尔夫球手击球前一再告诉自己"不要把球打进水里"时，他的大脑里往往就会出现"球掉进水里"的情景,而结果往往事与愿违,这时候球大多会掉进水里。

我们做任何事情不可能总是一帆风顺,客观环境可能会给我们所要达到的目标带来麻烦。分清什么事情是你可以改变的,什么事情是你无能为力的。不要把你的时间浪费在那些无能为力的事情上,要把你所有的精力转移到那些你可以改变的事情上。因此,在做事前对困难做好充分的估计是有必要的。但是,在主观上,有些人过分夸大了困难的程度,事情还没开始做就已经被麻烦吓倒了,以至于不能积极地分析解决麻烦的途径与方法,只是一味地准备迎接失败的结局。还有些人过分低估了自己的能力,或者有过失败的经历。他们失败后,没有冷静地分析失败的原因,而盲目地认为失败是因为自己的能力差。这样就造成了不良心理,总是随时做好失败的准备。

由此可知,做事前如果盲目地做最坏的打算,就从单方面为自己提供了失败的心理暗示,导致自信心水平下降,人为地为成功设下了障碍。

(《健康报》2009 年 4 月 17 日)

重视外貌别偏激

刘芳生就一副漂亮的外貌,这使她大学毕业后干什么事都非常自信,每天早起先要梳妆打扮照镜子,把自己欣赏一番。前一段时间,刘芳出现全身无力、心慌的症状,到医院检查,诊断为贫血,于是每天看着自己苍白的脸就心里难受。不久后,贫血治好了,刘芳恢复了往日的容颜。但她却认为自己没有恢复到原来的状态,谁说的话也不信,仍然到处求医,一心想恢复过去的风采。然而长时间的心理压力,再次使刘芳病倒了。

心理学家通过研究发现,对自己的外貌不自信会对人的心理和生理健康产生严重影响,而积极的自我肯定和与他人的密切关系可以缓解这种心理带来的危害。

美国纽约布法罗大学的洛拉·帕克博士建立了 ARS 衡量标准,以评判人们对因自己的外貌而遭到别人拒绝的敏感焦虑程度。她对 242 名大学生进行了测试,发现 ARS 得分高的学生很可能把外貌作为其判断自身价值的基础。他们往往缺乏自尊心、神经过敏、沮丧、没有安全感,还有不健康的饮食习惯。相反,ARS 得分低的人在想到自己外表的缺点时不会受到消极影响。

专家分析说,注重外貌影响健康是由一系列原因造成的。比如,外貌好的人遇到的挫折相对较少,心理状态和健康状况就更好。人们注重自己的外貌同时有助于人们关注自己的健康状况。经常对自己的皮肤进行专业护理可以改善人的神经系统和胃肠系统功能,而这些系统功能的改善又首先体现在人的外表上,使人的外貌看起来更加健康美丽。使用化妆品可以帮助人们改变外貌,从而改善人的心情,提高自信心,也有利于人的心理健康。而对自己外貌不满的人则容易产生心理压力,不利于健康。

但是,专家们还强调,重视外貌是对的,但不可过于偏激,反之,会适得其反。

(《健康报》2009 年 8 月 14 日)

多赞美　少指责

1920 年,时任上尉的戴高乐,有次在巴黎舞会上邀请汪杜洛小姐跳舞。在优美的旋律中,戴高乐对这位小姐说:"我有幸认识你,小姐,非常荣幸,是一种莫名其妙的荣幸。"汪杜洛说:"上尉先生,我不知道还有什么比你的话更动听,比此时此刻的时光更美丽……"这种相互间的赞美不仅让两人的距离一下子拉近了很多,更使两人一见钟情,心心相印,很快便定下了终身。

韩国某大型公司的一个清洁工,本来是一个最被人忽视、最被人看不起的角色,但就是这样一个人,却在一天晚上公司的保险箱被窃时,与小偷进行了殊死搏斗。事后,有人为他请功并问他的动机时,他的答案却出人意料。他说:当公司的总经理从他身旁经过时,总会不时地赞美他"你扫地真干净"。

马斯洛的需求层次理论也指出,人在温饱之后,最希望得到的就是"自我实现"。可见,喜欢被赞美是人的天性。听到别人赞扬自己的优点,就会觉得自身价值得到了肯定。

在日常交往中,人人需要赞美,人人也喜欢被赞美。如果一个人经常听到真诚的赞美,就会明白自身的价值,有助于增强其自尊心和自信心。特别是当交际双方在认识上、立场上有分歧时,适当的赞美会发生神奇的力量,不仅能化解矛盾,克服差异,更能促进理解,加速沟通。所以,善交际者也大多善于赞美。

我们无法改变人性,但可以满足人性。没有人不爱奉承和赞美,如果她不喜欢,一定是我们没找到赞美他的"频道"。没有人不爱赞美,他不爱,必定是不爱你赞美的方法和技巧。指责别人错了,其实就是否认了他的智慧,否认了他的尊严,否认了他的人格,否认了他的自信。而赞美则避免了这一系列问题。

此外,被赞美时心理上会产生一种"行为塑造",我们会试图把自己塑造成具有某种优点的人。并且,这种塑造有心理强化作用,会不断鼓励自己向着某个好的方向发展,真正具备同事口中的某些优点。正是在这种自我塑造的过程中,产生了一种不断前行的力量,倦怠感也就自然而然地消失了。

(《健康报》2009 年 6 月 19 日)

该糊涂时要糊涂

公元 1751 年,郑板桥在潍县"衙斋无事,四壁空空,周围寂寂,仿佛方外,心中不觉怅然"。他想,"一生碌碌,半世萧萧,人生难道就是如此? 争名夺利,争胜好强,到头来又如何呢? 看来还是糊涂一些好,万事都作糊涂观,无所谓失,无所谓得,心灵也就安宁了"。于是,他挥毫写下"难得糊涂"。

"难得糊涂"是清代郑板桥的名言。按照现代人的解释,一般是指一个人在非原则问题上不计较,在细小问题上不纠缠;对不便回答的问题可装作不懂,以理智的"糊涂"平息可能发生的矛盾或不愉快事件,这在某种意义上说,可以解除许多心理压力,化干戈为玉帛。

在现实生活中,许多人往往不能控制自己的情绪,想"糊涂"却又难糊涂。当遇到高兴的事时就忘乎所以,对自己放任自流;遇到不顺心的事或各种各样的不幸和挫折时,有的借酒消愁,吸烟解闷,有的以牙还牙,反唇相讥,自找烦恼,自我加压。这些做法都有损身心健康。当我们身处顺境或逆境,面对成功或失败时,都应做到"宠辱不惊,闲看庭前花开花落;去留无意,漫观天外云卷云舒",使自己始终保持一个平静的心情。

怎样才能在该糊涂的时候做到糊涂呢?

首先,要学会理智用事。每当遇事沉不住气时,就反复提醒自己"不要发火嘛""不一定非要这么做的",以理智的语言来控制自己的感情。

其次,应学会苦中求乐。善于从生活中寻找乐趣,多参加一些自己感兴趣的文体活动,把生活安排得丰富多彩,把握现在,让自己的生活过得有意义。

再次,就是学会广交挚友。在人际交往中,既不咄咄逼人,也不懦弱迁就。学会适应环境,而不能要求环境适应自己。遇到烦恼事不妨找挚友谈谈心,或许能获益匪浅。

最后,是要学会对付逆境。人生的征途往往不会一帆风顺,我们要学会战胜困难和挫折,正确地对待成功与失败,巧妙地应付各种复杂多变的情况,以保持心理平衡。

(《中国中医药报》2009 年 2 月 20 日)

竞争也应有"度"

金庸先生的武侠名著《侠客行》中的梅芳姑,是一个才色双全的女子,但是她心仪的男子石清却喜欢"无才"女子闽柔。对此,梅芳姑百思不得其解。10多年后,遇到石清,她质问他:我的容貌与闽柔相比谁美?石清回答:自然是你美;她接着又问:武功是谁高强?石清回答:也是你高强;她又问:文学修养是谁好?石清回:自然比不上你。梅芳姑冷笑道:想来针线之巧,烹饪之精,我是不及这位闽家妹子了?石清答道:闽柔既不会补衣裁衫,也不善烹饪,连炒鸡蛋也炒不好。梅芳姑更不解了,厉声问道:既然如此,你为什么跟闽柔好呢?石清说:正是因为你样样都比闽柔强,比我也强,我和你在一起,自惭形秽,配不上你。梅芳姑终于明白石清疏远她的原因,于是惨叫一声,自杀而死。

梅芳姑的故事,表面上好像是说,能干的女子令男人感到自卑,反而得不到爱情,相较而言,男人更喜欢闽柔那样的女子。但是,深思之后,我觉得梅芳姑不被爱的原因并不是她的多才多艺,而是因为她过度竞争,自以为有了过硬的本领,就能够要什么有什么。其实,持这样的想法,无论男女都不会让人喜欢。

研究发现,过度竞争与动机和环境有关。人们的动机或源于内心的追求完美,或来自外部的刺激。内心的追求不太可能形成竞争性人格,外部动机则是导致一个人热衷于竞争的关键。美国明尼苏达州圣托马斯大学心理学教授约翰·陶尔认为,那些受外部动机控制的人觉得,自尊是由自己的成功决定的,当他们开始任何行动时,首先想的是"我要赢"。

过度竞争不仅给社会,也会给个人带来许多不良影响。哈佛大学公共领导力研究中心主任巴巴拉·凯勒曼认为,过度竞争对各方没有一点好处。他说,这么做即使不会形成社会危害,人们也不愿意与他们相处。事实上,这类人都有不同程度的人际交往障碍,很难交到朋友。一些美国心理专家认为,过度竞争是一种心理障碍,是一种融合了强迫、自恋、神经质、妄想和偏执症状的综合征。它不仅会影响自己的性情及与他人的关系,随着时间的推移,也会引起家庭矛盾,给工作带来麻烦。

的确,生活中除了竞争,还有许多事值得我们去做。对于那些热衷于竞争的人来说,首先要改变的是对成功的态度。因为生活中并不是每一件事情都需要争出强弱,分出胜负。适当地学会妥协,不仅有利于保持平和的心态,也会带来良好的人际关系。同时,也要宽容那些喜欢竞争的人,多提一些建设性意见,帮助他们渐渐地融入社会。

(《祝你健康》2008 年 6 期)

追求完美不可过分

有位渔夫从海里捞到一颗晶莹圆润的大珍珠,爱不释手,但是美中不足的是,珍珠的上面有个小黑点。渔夫想,如能将小黑点去掉,珍珠将变成无价之宝。可是渔夫剥掉一层,黑点仍在,再剥掉一层,黑点还在,一层层地剥到最后,黑点没有了,珍珠也不复存在了。

其实,有黑点的珍珠不过是白璧微瑕,正是其浑然天成不着痕迹的可贵之处,如同"清水出芙蓉,天然去雕饰",美在自然,美在朴实,美得真切。而渔夫想得到美的极致,在他消除所谓的不足的同时,美也消失在他过于追求完美的过程中。美真正的价值往往不在于它的完整,而在于那一点点的残缺,如同丧失双臂的维纳斯一样,给人无限遐想。

一个人,凡事尽职尽责、尽善尽美,这不是过错,而是有责任心、有理想的表现。在竞争激烈的社会,这往往是一个人成功的开始。

也许有人认为,追求尽善尽美是理所当然的,而从未想过,正是这种似乎无关紧要的生活态度,给他们的生活带来了巨大压力。想把每件事都做得完美的人,并不是一个强者,恰恰相反,这些追求完美者之所以期望毫无瑕疵,是因为想把自己保护起来,免受他人的指责和讥讽。心理学研究证明,试图达到完美境界的人与他们可能获得成功的机会恰恰成反比。因为追求完美会给人带来莫大的焦虑和压抑。追求完美的人往往以理想的模式选择、评价自己生活中的一切,容不得客观的任何一丝不足,听不得不同意见,常常为生活中的挫折而痛不欲生,从而形成孤僻、抑郁的性格。

面对"不够完美"的现实生活不断产生心理失落的感觉,失败感油然而生;常常因一件小事反复重做几遍,影响工作效率,导致慢性疲劳;甚至自己也明白,有些目标根本没有必要实现,但仍不能自控地不断重复,被这种强迫倾向折磨身心。这些是完美型强迫症患者的主要表现。究其原因,还是过分追求完美。

心理健康标准中,包括"制订合理目标和理想",合理的目标能激励人积极向上,而这个目标必须与个人能力、客观环境相符。形象地说,就是经过几番努力,跳起来能够得着的目标,才是一个合理而有积极意义的目标。而一个无论怎么努力,永远也够不着的目标,则会给自己带来不必要的压力。人生总会有遗憾,不必过分追求完美,才能快乐地生活。

宽容他人健康自己

有一年,清代大学士、礼部尚书张英的家人在故乡桐城修建府第,与邻居方家因地界发生争执,告到官府。在北京的张英悉讯后,立即写下一首诗寄回家中。诗云:"千里修书只为墙,让他三尺又何妨? 长城万里今犹在,不见当年秦始皇。"他的家人收到诗后,立即主动让出三尺土地;方家一见,顿觉惭愧,马上也让地三尺。这样,两家之间便形成了一条六尺宽的胡同。假若当年两家针锋相对、互不相让,很可能酿成悲剧,就不会留下这段宽以待人的千古佳话了。

美国科学家对 108 名大学生做调查研究,调查的内容包括:如果别人背叛了你,你的反应是什么? 在研究过程中,研究人员多次测试了这些大学生的血压、心跳等主要健康指标。研究发现:受试者的宽容程度与其血压状况相关,那些不太宽容的受试者通常血压较高,甚至在卧床的情况下,血压仍比较高。

研究还表明:在某一具体情况下,受试者表现出来的不宽容态度还能对身体产生影响。那些不太宽容的人,或对一些不愉快的事情总是耿耿于怀的人,容易刺激交感神经系统做出反应,从而使自身总是处在高度的紧张状态中,这种刺激结束后,恢复平静的过程很缓慢。由于这些人容易使自己处在高度紧张的反应中,所以容易患上一些慢性疾病,如心脏病、高血压和癌症等。而宽容则能使人自然而然地降低因人际关系问题而引起的紧张反应。

心态健康与身体健康有密切的关系,要想有一个健康的身体,必须学会宽容他人。

宽容是用平常心待人,包含冷静、忍耐、谅解;宽容就是忘记别人对自己的指责和谩骂,忘记昨日的是是非非;宽容就是不能事事斤斤计较,患得患失;宽容就是与人为善,不求回报,只求耕耘,不求收获,顺其自然。一个好心态是无价之宝,正确对待他人,正确对待社会,保持心态平稳、协调,定会身体健康,一生平安。

失态为哪般

2006 年 6 月 27 日凌晨,足球世界杯比赛正在进行中。中央电视台的体育主持人黄健翔在为观众解说,当最后时刻意大利队获得点球时变得近乎癫狂,随后更是扯着嗓子高呼"意大利万岁!",更令人震惊的是,在随后的慢镜头回放时,当着亿万观众的面,说出了"他妈的都滚蛋吧!"。许多人不理解,为什么黄健翔在亿万观众面前,如此地失态,如此地暴躁,并且当着亿万观众的面说出骂人的字眼。

2006 年 7 月 22 日,美国总统布什到俄罗斯圣彼得堡出席八国峰会时,在一间会议室里突然溜到德国总理默克尔的身后为她按摩,这段 5 秒钟的录像和一些照片在互联网上广为流传,布什的失态变成国际大笑话。

正常人在日常生活中可能会遇到各种各样的问题,而这些问题随时可能会给人带来不同的情绪反应。在情绪反应时,有些人能控制,有些人不能控制,不能控制就有可能出现失态。什么因素容易让人失态? 有人总结过下面几种因素:

1. 过度关注　过度关注与担心不仅是一种压力,还是一种不良心理暗示,它会让注意力指向担心与恐惧的地方,反而容易失去控制。

2. 沟通不良　愤怒情绪大多数是由于沟通不畅造成的。有时候并非环境本身使人生气,而是因为人和环境缺乏沟通,对环境缺乏了解,从而采取了一种愤怒的反应。

3. 自我保护　愤怒的最大原因,也许是感觉到有什么威胁着自己,对自己无礼,或是忽视了自己的存在以及伤害到自尊。生气,是一种保护性的情绪,在气愤当中人容易变得更强壮、野蛮,更有破坏力。

4. 仇恨与偏见　偏见比仇恨更容易造成人与人之间的隔阂。偏见是由一种封闭心境造成的。这种类型的人,会希望借着攻击他人,来理平混乱的思绪。

出现问题,导致情绪反应是不可避免的,但如何保证不失态呢? 要养成良好的生活习惯,加强自我修养,尤其是培养良好的心理素质。当遇到突发事件时,要镇定不要情绪化,要先静下心来想一想这件事情产生的原因和结果,自己参与到其中对自己、对他人又有什么影响。一般来讲,通过一段时间的思考,多数人会平静下来。如果实在不能平静,不能控制自己的情绪,可以暂时脱离这个环境,离开引起情绪反应的环境,自然会平静下来。另外,也可向朋友说说,听听朋友的看法,朋友的建议会起到意想不到的作用。

(《家庭科技》2009 年 7 期)

适度紧张有益健康

随着生活节奏的加快和竞争的激烈,人们普遍有一种紧迫感、危机感,心理压力加大,容易出现精神紧张。其实,紧张并非都是有害无益的。适度的紧张不仅能增添生活情趣,提高工作和学习效率,还有利于健康。

经验告诉我们,人要想积极进取就必须有健全饱满的情绪和适度的紧张感。适度的紧张情绪,能增强大脑的兴奋过程,提高大脑的活动功能,使人思维迅速,反应敏捷。如在高考时,在适度紧张的情况下,有些平时成绩一般的学生却得到了超水平发挥,这种情况在目前的招聘应试中也经常见到。

以美国莱斯大学助理教授丹尼斯·陈为首的科学家,收集了 7 位志愿者(4 男 3 女)的汗液来做研究,方法是在看电影时,在他们的腋下夹着一块纱布垫,先让她们观看恐怖电影,看完后再取下纱布垫,再换上中性电影,看完后取下。之后,研究人员又找来 68 位女性,让她们分成 3 组,来闻这些纱布垫。第 1 组闻看完恐怖电影后收集到的纱布垫,第 2 组闻看完中性电影后留下的纱布垫,第 3 组闻没有汗液的纱布垫。同时,让她们做一种智力游戏,比如观看连续出现的写着字的幻灯片,并说出挨着的两个幻灯片之间是否有联系,比如臂和腿有联系,臂和风无联系,等等。结果发现,在没有减慢答题速度的前提下,闻了恐怖电影汗液垫的女性答题的准确性明显比其余两组高。

早前的另外一项发现也证明,女性可以从容应对紧张。德国学者通过对一群经历过紧张的大学生进行记忆测试发现,男女应对紧张的表现不同。血液中可的松(一种因紧张而产生的激素,含量越高说明越紧张)含量较高的男性,记忆成绩比紧张度低的男性差,而女性中不存在这种差异。因此,年轻女性应对紧张的能力比年轻男性强,她们在紧张氛围下,思维受到的影响较小。

美国心理学家的调查结果表明,处于紧张状态下的公司经理,其生病的机会比工作轻松的同事要少得多。而相反,一些退休后整天无所事事的人,却可能精神抑郁,病象丛生。

适度紧张能增强大脑的兴奋程度,提高大脑的生理功能,使人思维敏捷,反应迅速,减缓衰老。另外,一个人处于适度的紧张生活和工作时,心脏往往要通过加强收缩以排出更多的血液来供给全身各器官组织的需要,而血管的舒张、收缩功能也随之改善,这对改善心血管系统功能,减少心血管疾病发生,提高抗病能力,防止过早衰老有益。

(《家庭医学》2006 年 8 期)

心理暗示不可小视

三国时期,曹操率领部队去讨伐张绣。时值七八月间,骄阳似火,万里无云,士兵们口渴难忍,行军速度明显变慢,有几个体弱的士兵竟然体力不支晕倒在路旁。曹操见状,非常着急,心想如果再这样下去,部队根本不能如期到达目的地,战斗力也会大大削弱。于是他叫来向导,询问附近可有水源?向导说最近的水源在山谷的另一边,还有不短的路程。曹操沉思一阵之后,一夹马肚子,快速赶到队伍前面,然后很高兴地转过马头对士兵说:"诸位将士,前边有一大片梅林,那里的梅子红红的,肯定很好吃,我们加快脚步,过了这个山丘就到梅林了!"士兵们一听,不禁口舌生津,精神大振,步伐加快了许多。

曹操这位历史上出色的军事家和政治家,有意无意间利用了心理学中十分重要的一种心理现象——暗示。

心理暗示是一个十分重要的概念。一个人会在自己的意念支配下发生生理变化,这就是心理暗示。它可以让人毫无疑问地相信别人所说的一切,或者毫不怀疑地相信自己所感到的一切。它是一种特殊的信息传递方式,是日常生活中最常见的特殊心理现象。心理暗示的作用是强大的,因为人是十分情绪化的动物。一般来讲,情绪化、好幻想、以自我为中心、女性、儿童与文化程度低的易接受暗示,心境困惑或健康情况不佳时易接受暗示。越高度信仰或崇拜某人,那么就越能接受他的暗示,所谓"诚则灵"就是这个道理。心理暗示,是一把"双刃剑"。

研究发现,好多人生病总是在节假日。一些人在节假日与平时工作相比,心理放松了,病却表现了出来,这是因为生病的人很可能平时就不健康,他们在休息时,从主角色中走出来,回归家庭、回归自我,支撑自己的力量无形中就减弱了。这种心理就会导致人体免疫力下降,也容易把注意力集中到身体上,察觉到身体不适。当察觉到身体不适之后,病就容易加重。我们都知道,许多癌症患者在被确诊之前能够正常生活,但一旦检查出来,病情就会发展得很快,很多患者很快就去世了。这是因为他们接受了消极的心理暗示,心理支柱被摧毁,产生紧张、焦虑心理。这种心理与疾病相互影响,影响内分泌系统并导致免疫力下降,正常的心理和身体防御系统失去平衡,使病情进一步加重。

不止曹操,生活在社会中的每一个人,都会进行暗示活动。积极善意的心态,往往会给出积极的暗示,使他人得到战胜困难、不断进取的力量;反之,消极恶劣的心态,则会使他人受到消极暗示的影响,变得冷淡、泄气、退缩、萎靡不振等等。俗话说"好言一句三冬暖,恶语伤人六月寒",说的就是这个道理。因此,当我们发现他人有可能受到自己的暗示时,也要注意暗示的方式和度,尽量使他人接受积极的、适度的暗示。

（《中国中医药报》2006 年 6 月 15 日）

心理平衡能长寿

当今社会,越来越多的人注重养生保健,寻求各种各样的保健养生方法。但是,您真的知道如何正确保持身体健康,享受生活的快乐吗?

世界卫生组织(WHO)对人类健康与长寿因素进行系统的分析后宣布:每个人的健康与长寿,60%取决于自己,15%取决于遗传因素,10%取决于社会因素,8%取决于医疗条件,7%取决于气候环境的影响。WHO 的分析结果说明,影响人类健康与长寿最主要的因素就是个人因素(占 60%)。换句话说,每个人的心理健康、生活方式和行为习惯都是影响健康长寿的重要因素。

医学研究表明,除了饮食起居外,情绪好坏与人的健康密切相关。当人遇到精神压力而处于紧张、愤怒、焦虑等不良的心理状态时,都会引起生理上的异常改变,若时间较长,反复发生,便可能由功能性改变逐渐演变成器质性损害。有专家对千余例中风患者调查发现,75%是由于心理因素而诱发,尤以愤怒位居首位。

心理学认为,愤怒是一种不良情绪,是消极的心境,它会使人闷闷不乐,低沉阴郁,进而阻碍情感交流,导致内疚与沮丧。有关医学资料认为,愤怒会导致高血压、溃疡、失眠等。情绪低落、容易生气的人患癌症和神经衰弱的可能性要比正常人大。同病毒一样,愤怒是人体中的一种心理病毒,会使人重病缠身,一蹶不振。

心理平衡的作用超过一切保健措施的总和,控制自己的愤怒情绪就是锻炼自己心理平衡的能力,培养自己的忍耐力和毅力。当你认识到愤怒不是人的本性时,你便会精神愉快,而不是愤怒。下面是老年人应该掌握保持心理平衡的五个要点:

(1)保持乐观精神,培养健康的心理。老年人对生活要充满信心,尽量做到性情豪爽、心胸开阔、情绪乐观,尽量发挥自己在知识、经验、技能、智力及特长上的优势,寻找新的生活乐趣。

(2)拓展丰富多彩的生活空间。老年人应当根据身体条件和兴趣爱好,把生活内容安排得充实些,如练书法、学绘画、种花草、养禽鸟、读书报、看影视剧等。这样既可舒展心灵,又能珍惜时光、学习新知识,使生活更有意义。

(3)善于摆脱烦恼,保持清心寡欲。面对生活中的烦恼事不必心绪不安,更不要处于郁闷状态,而要通过各种途径把坏情绪及时释放出来。对于外界名利之事要善于超脱,对家务事不要操劳过度,让自己保持一份好心情。

(4)注意饮食营养,加强体育锻炼。一个人拥有健康的身体更能保证心理的健康。老年人平时要多摄取优质蛋白质,多食用富含维生素、低脂肪的食物,如瘦肉、奶类、蛋类、豆制品及莲子、桂圆等。老年人还应选择适宜的运动项目,如散步、慢跑、打拳、做操等,强度以感觉舒适为宜。

(5)重视人际关系和心理交流。老年人既要注意联系老朋友,又要善交新朋友,要经常和好友聊天谈心,交流思想感情,做到生活上互相关心体贴,思想上沟通交流,在集体活动和人际交往中取长补短,汲取生活营养,使自己心情舒畅、生活愉快。

(《中国中医药报》2005 年 12 月 14 日)

老年人心理健康六忌

老年人的心理健康由许多因素决定,大致说来有四个方面。一是生理因素:人到老年,大脑和其他生理机能开始退化,如果大脑衰老过快或者个人不能很好地调适自己,有可能导致心理失常。二是环境因素:心理健康与否,与环境有直接关系。如果生活在一个良好和谐的环境中,心理健康就有一个外部的良好环境。三是生活因素:良好的生活习惯有益于心理健康,若参与一些不良活动,如赌博、酗酒等就会损害心理健康。四是文化因素:一个人能正确处理人生道路上遇到的挫折和不幸,而不会因意外情况的发生而导致心理失常。要做到长寿,老年人必须要对自己负责,多做心理保健。下面是老年人心理保健方面的六条禁忌。

一忌:倚老卖老　一个人如果能够活到老年,必会经历各种磨难或酸甜苦辣,因而经验丰富,见多识广。但是,见识或经验再多,也不能够体会到天下所有的见识,并且自己的经验有限,有些也不一定就对,自己一厢情愿地认为有用,是不会取信于人的。因此,说话要客观公正,不要说大话,更不要倚老卖老,非要别人听取自己的意见。

二忌:思想僵化　世界每天都在不断变化,新生事物层出不穷,因而要用辩证的思想看问题,一些旧观念也要随着改变,决不能思想僵化,停滞不前,更不能人为的思想僵化。人为的思想僵化,多半是一种逆反心理在作祟。

三忌:无所事事　人到了一定年龄,会退休或离休,不再工作。其实,所谓不再工作是指不再在原单位作为一个正式人员来工作,并不是到了退休年龄就不工作。尤其是专业技术人员,专业不同,身体条件也不相同,是否能做到老有所为,完全取决于自己。一般说来,社会科学的研究不靠天才火花一时的迸发,而靠长期积累。一个人到 60 岁左右,往往正是知识积累和资料积累达到炉火纯青的时候。有进取心、有干劲者,可能还会继续干下去。因而不可无所事事,尽量干自己能干的事情。

四忌:提当年勇　争胜好强是人类的一种本能。但随着年龄的增长,会争胜有心,好强无力,便难免产生一种自卑情结,可又不甘心自卑,于是只有自夸当年勇,聊以自慰。但是,人老是一个过程,在年轻的时候虽能够做出惊天动地的事情,可那毕竟是过去,回首往事,当然要为自己的过去感到骄傲。但在与同龄人或知道事情经过的同事中就不要把"当年勇"常挂在嘴边了。

五忌:自我封闭　自我封闭是一种心理防御机制,当遇到丧偶、丧子、重大灾难或疾病等突然打击时,老年人很容易产生孤独、自卑、沮丧等消极情绪,进而不愿与人交往,回避亲友及社会,以此来降低挫折感。一旦出现此种情况,老年人须及早进行心理调适,多与亲友交流沟通,还可用精神转移法如游泳、唱歌、绘画等方式,尽快忘却烦恼和忧愁,调理好自己的情绪,回归家庭,回归社会,回归大自然。

六忌:老想到死　人到了老年,特别是耄耋之年,常想到死是自然的。关键是想到以后,自己抱什么态度,惶惶不可终日,甚至饮恨吞声,是要不得的,最正确的态度是顺其自然,泰然处之。

(《保健医苑》2009 年 11 期)

没有好心态不能炒股票

《信息时报》报道:2007 年 6 月 25 日上午,股市一开市大盘疯狂暴跌,沪指迅速跌破 4000 点大关,众多股民的心情滑落谷底。在这样的大背景下,上午 10 时,一名拥有 10 余年股龄的七旬老汉突然猝死在位于东风中路的国泰君安证券营业部楼道内。

面对股价暴跌,一些股民内心极度痛苦,有的甚至产生严重失眠、心慌、无名焦虑、厌食及自主神经系统功能紊乱等症状,造成机体抵抗力下降,从而使各种疾病乘虚而入。心理素质较差的人,还会在极度抑郁的心境状态下自寻短见。1987 年 10 月 19 日,是美国股市的"黑色星期一"。这天,美国股票投资者损失了 5600 亿美元。于是,银行家贝特曼从 32 层楼上跳下;建筑企业家兰伯特在旅馆打开了煤气;投机商凯恩开枪打死前来讨债的证券公司副总裁和经纪人,又把枪口对准了自己的脑袋……几十万股民也是忧心如焚,到各大医院心理咨询机构就医者骤增,精神病院一时人满为患。美国《纽约时报》幽默地写道:"黑色星期一"使美国人多消费了几吨药。

心理学家认为,人的性格、能力、兴趣、爱好等心理特征各不相同,并非人人都能投入"风险莫测"的股市中。据研究,以下几种性格的人不宜炒股。

(1)环型性格。表现为情绪极不稳定,大起大落,情绪自控能力差,极易受环境影响,赢利时兴高采烈,忘乎所以,不知风险将至,输钱时灰心丧气,一蹶不振,怨天尤人。

(2)偏执性格。表现为个性偏激,自我评价过高,刚愎自用,在买进股票时常坚信自己的片面判断,听不进任何忠告,甚至股民的警告也当耳边风,当遇到挫折或失败时,则用心理投射机制迁怒别人。

(3)懦弱性格。表现为随大流,人云亦云,缺乏自信。往往选好的股票改来改去而与好股票擦肩而过,后悔不迭。

(4)追求完美性格。即目标过高,做什么事都追求十全十美,稍有不足,即耿耿于怀,自怨自责,其表现为随意性、投机性、赌注性等方面多头全面出击,但机缘巧合的机会毕竟少,于是不能释怀。

另外,患有高血压、冠心病、晕厥等病的人,特别是老人不宜炒股。老年人不仅身体上要保持健康,精神上也要保持健康才能延年益寿。除了要有正确的起居饮食之外,老年人还要保持心境平和。而股市风云起伏跌宕,暴涨暴跌,常常对股民的心理造成冲击,这些高危人群一旦心理压力过大,易发生意外。

老年人或是那些血压本来就高的人,炒股时最好每天量血压,如果血压升高,则要及时吃降压药,出门时也要随身携带一些救心丸之类的急救药。另外,长时间坐着不动和紧盯股票行情显示屏,也易引发下肢静脉血栓和眼睛充血等疾病。

(《医药与保健》2007 年 10 期)

根治心理疾病重在治心

不久前,一位患者到医院看病,医生对其进行了检查,之后并没有给他开药,而是建议他找心理医生做进一步治疗。谁知患者的儿子听后不高兴地说:"我父亲患病三四年了,找了七八个医生,在当地花了 1 万多元没治好,我们跑了几百里,就是想把病彻底治愈,你却看了病不给开药,让我父亲做心理治疗,自古以来有病就要吃药,不吃药怎么能治病?"

类似上面这位患者的儿子错误地认为"有病就要吃药"的情况在生活中相当多,这也不必感到奇怪,因为过去的医学模式属于生物医学模式。随着传统生物医学模式向生物—心理—社会医学模式转化,身心问题已成为社会关心的首要问题。

躯体疾病是有形的,如肝炎、糖尿病、脑出血、风湿性心脏病等,都有具体的症状、体征或病理经过及诊断标准,因此容易被人们所理解和接受。心理疾病则不同,看不见、摸不着,病态和非病态之间的界线很模糊,不同年龄阶段、不同职业群体、不同社会阶层、不同社会职能与地位的人均体验到不同的社会心理应激因素。如个人的不幸遭遇、恋爱或晋级晋职受挫、家庭关系不和、亲人病丧等,均可作为不良刺激使人焦虑、郁闷、压抑、烦躁,但大多数人能很快接受,正确对待,少数人却长期不能自拔,久之发生心理疾病。

也有一些躯体疾病与心理因素有关,如心理因素不但可诱发哮喘,还能使哮喘缓解。国外报道的一组 40 例中度和 25 例严重哮喘患者中,22 例有焦虑性疾病,占 34%,其中 11% 为恐惧症。强烈的情绪可促使或抑制哮喘发作,如一位好胜心强、成绩优秀的女学生,为取得好成绩,期末考试时极度紧张,导致哮喘发作;一位患有哮喘的演员在演出时,哮喘可被抑制不发作。

生活模式的改变,社会环境的变化,使心理疾病的发病率不断增加。因此,自己患了疾病后需要及时就医,但一定要对治疗有一个正确的了解,有病不一定非要用药物治疗,不适当的药物治疗可能适得其反。如果是心理疾病,就要大胆地走进心理诊所，找心理医生进行咨询和治疗，以解除问题，排除心理烦恼。

（《中国营养保健》2000 年 7 期）

从黛玉之死谈起

《红楼梦》里塑造的众多栩栩如生的人物中，林黛玉给人们留下颇深的印象。林黛玉与贾宝玉青梅竹马，感情笃深，但爱情的前景却一直茫然难测。大观园的落花飞絮，都引起她的伤感，以致病魔缠身。特别是当她听到宝玉与宝钗订婚的消息后，更失去了希望，愤懑涌塞心头，从此身体日衰，终于"耗尽心气，泪枯夭亡"。

黛玉之死，是封建社会的悲剧，但从现代医学的角度来看，黛玉可能死于心因性抑郁症。

抑郁症属于一种变态的心理反应，随着人们生活节奏的加快，意外事件的增多，抑郁症的发病率有增多的趋势。抑郁症的基本症状表现为"三低"，即：

情绪低落：患者变得消沉，紧锁双眉，没有笑脸，甚至悲观厌世而企图自杀。

思维迟钝：思想内容贫乏，自感脑子不如从前灵活，理解问题迟缓，或认为自己有罪连累了家人，对不起任何人，并引起妄想，认为周围人看不起自己，议论自己的错误或罪恶，从而产生自杀念头。

运动性抑制：轻者出现动作缓慢，精神不振，对经常性工作完成较吃力，重者动作明显减少，常低头独坐或卧床不起，甚至不动、不语、不食、大小便潴留。某些抑郁症患者，还可伴有躯体症状，显得目光呆滞、憔悴苍老，出现头痛、头晕、胸闷、气短、食欲不振、疲乏、阳痿等，甚至将抑郁症状掩盖。

抑郁症可分为三大类，即：内源性抑郁症、症状性抑郁症及心因性抑郁症。

内源性抑郁症：是由躯体"内部"因素所引起的抑郁症，带有明显的生物学特点，如遗传成分比较突出，是抑郁症的一种常见类型。根据其病程特点可分为双相障碍和单相障碍。双相障碍具有躁狂和抑郁两种发作期。躁狂发作期患者表现为情感高涨、轻松、愉快、自我感觉良好、精力充沛、思维敏捷，往往过高评价自己的才能、地位，自命不凡，可出现夸大观念。单相抑郁是指病史中只有抑郁发作期，没有任何躁狂和躁狂发作史。

症状性抑郁症：即继发于躯体、大脑疾病的抑郁症，如脑动脉硬化引起的精神障碍，脑瘤、脑炎、早老或老年性痴呆均可表现为抑郁状态。

心因性抑郁症：与内源性抑郁症的发病机制不同，主要是受到外界的不良刺激或者内心矛盾冲突所致，如工作或生活中的挫折、就业困难、婚恋失败、人际关系紧张、夫妻不和、未能晋升、亲友病故等。这些患者本身往往也存在一定的心理或性格缺陷（素质因素），使其适应能力不良，对患病起促进作用。心因性抑郁症不能依赖药物治疗，抗抑郁药只能起辅助作用，主要是给予心理治疗以及离开创伤性环境。通过心理治疗，使患者认识到自己的心理缺陷，改善适应社会的方式，纠正某些错误观念，正确自我评价，克服自卑感，树立积极、乐观的生活态度，才能收到极好的效果。

（《中国保健》1995 年第 6 期）

从许多名人死于抑郁症谈起

张纯如是美国著名的华裔女作家、历史学家和自由撰稿人，1995 年出版第一部著作《中国导弹之父——钱学森之谜》，1997 年出版《南京大屠杀》，2003 年又出版专著《华裔美国人》。但张纯如在为其第 4 部著作做研究的期间患了严重的抑郁症，2004 年 11 月 9 日被人发现在自己的汽车内自杀身亡。

作家张纯如死于抑郁症并非个例，演员张国荣、作家三毛、诗人顾城等，也都死于抑郁症，可见心理障碍已成为现代人的常见疾病。

据统计，约 13％～20％的人一生曾有过一次抑郁体验，其终生患病率为6.1％～9.5％；各类焦虑性情绪障碍患者估计占整个人群的 2％～5％，在城市中尤为突出。世界卫生组织指出，在今后 20 年里，心理疾病尤其是抑郁症会造成更多人丧失劳动力，它所造成的危害比癌症、艾滋病和心脏病还严重。

当人们遇到心理问题时，最常想到的处理或者排解方法依次是"闷在心里""找朋友倾诉"和"尽情地玩"。出于要面子或者对心理问题重视不够等原因，很多人喜欢把郁闷和苦闷全都埋在心里，并坚信靠自己的自我调节能够度过所谓的低潮期。这种自我调节的方法可能会使情绪好转，但这必然会延长本人痛苦的时间。随着时间延长，心理的影响很容易"顺其自然"地发展成一生的痛苦，不但伤害自己，也会令周围的人无法接受。此外，很多人在遇到不快或者挫折的时候喜欢找朋友倾诉，尤其是女性，常常会约上几个闺中密友，大吐苦水并寻求帮助。

患有心理疾病的人应该认识到，并不是每个人都能通过自我调节或朋友的帮助化解心理疾病，完全没必要讳疾忌医，应该主动向心理医生寻求帮助。如果你在感情或人际关系方面有下列问题，通常可以从心理治疗中得到帮助：

（1）感到孤独和寂寞，希望得到别人的关怀，却难以和他人建立亲密关系。

（2）对生活中的重大事情无法决定，总是怀疑、犹豫，如结婚、生子等。

（3）失败接踵而至，如离婚、自杀倾向、亲友间的暴力等，自己无法应付。

（4）至爱亲朋的远离和过世，形成自我怨恨或罪恶症结，难以解脱。

如果已在工作中出现下列问题，便是心理治疗最适当的时候：

（1）总是找不到自己想要做的"如意"工作。

（2）感觉陷入被动工作状态，每天上班总是不快乐。若放弃现在的工作，又不知如何是好。

（3）在单位自己的能力不被重视，自己的困难无法表达，对自己深感失望和气馁。

（4）在工作中时常和领导产生矛盾，动辄与同事发生纠纷。

（5）工作压力较大，由于工作差错或身体状况，常常不能完成任务。明知工作过度，却不知怎么调节。

如果你或你的孩子在生活或学习方面有下列问题，通常是问津心理治疗的适当时机：

（1）功课明显退步，讨厌学校课程，不肯上学或经常逃学。

（2）经常发脾气，与别人争吵打架，很难控制自己的脾气或容易冲动。

（3）显示出失眠、沮丧的行为，常常哭泣懊恼，抱怨自己的生活不快乐、人生无意义。

（4）缺乏自信心，容易紧张、焦虑和害羞，担心的事情较多，以致影响生活和人际交往。

（5）出现与年龄不相称的困扰行为，如高度警觉、咬指甲、不专心、尿床、口吃等问题。

心理治疗不一定要等到精神上已有重大压力时，每一个人从小到大，总会遇到或大或小的打击、挫折和失败。每当困扰的感受超过了个人可独立解决的程度，便要找心理医生寻求帮助。

（《医药星期三》2010 年 3 月 3 日）

抑郁症患者容易自杀

古今中外，有不少名人和抑郁症有过零距离接触，他们那充满艰辛和成就的一生，其实也就是竭力把抑郁症隐藏在后面的痛苦一生。盛名背后的孤独往往是生命不能承受之重，而他们的伤逝更是一种永远的遗憾。

　　以中篇小说《老人与海》而荣获 1954 年诺贝尔文学奖的美国著名作家海明威，为了挣脱焦虑与忧郁情绪，曾不断寻求女人与烈酒的刺激，结过许多次婚，搬过很多次家；所饮的酒从红葡萄酒到威士忌，最后到伏特加，但都无济于事。在 1961 年夏日的一天，他用子弹结束了顽强拼搏的一生。

　　在 19 世纪的伟大画家中，梵高的价值在那个时代被人们低估了。生活潦倒、情感挫折、命运不公，这一切都让梵高越来越郁郁寡欢，他时常选择用一些自残的方式来折磨自己。事实上，他当时的抑郁症已经很严重。1889 年 2 月，梵高因耳伤出院才过了 1 个月，当他正走在医院的一个出口处时，突然拿起了装满松节油的瓶罐，喝下了 1 升多松节油，这是他第一次企图自杀。终于，到了 1890 年 7 月 27 日，不负心理重荷的梵高拿着手枪朝自己的下腹部开了一枪。

　　自古至今，患抑郁症的名人非常多，下面就是曾患抑郁症或患了抑郁症后自杀的名人：凯瑟琳·伊丽莎白（希茜公主、奥地利皇后，）、亚伯拉罕·林肯（美国第 16 任总统）、川端康成（日本著名小说家）、阮玲玉（中国 20 世纪 30 年代电影明星）、徐迟（著名作家）、乔治·布什（美国前总统）、玛丽莲·梦露（美国影星）、三毛（中国台湾作家）、顾城（诗人）、张国荣（中国香港著名歌星）、张纯如（华裔作家）、米歇尔·永贝里（前摔跤世界冠军）、陈宝莲（中国香港影视明星）。

　　当前世界 10 大疾病中，抑郁症名列第 5 位，预计到 2020 年将跃升到第 2 位，约 13%～20% 的人一生中曾有过一次抑郁体验。在全世界范围内，有 3.4 亿抑郁症患者，每年有 1000 万～2000 万人有自杀的倾向，而有自杀行为者中大约 70% 患有抑郁症。

　　然而这样一种高患病率、高致残率的疾病，我们并没有对它有充分的认识。人们常常把抑郁症看作是性格的弱点、意志薄弱的表现，或是过多地强调抑郁症是精神压力或精神刺激的结果，片面地以为解决了现实问题，抑郁症就自然消失了，无须寻医问药；又由于抑郁症常常与各种身体上的不适感合并，患者被疑为患了各种躯体疾病，做了多种化验检查却发现不了什么异常，故而得不到适当治疗。

　　根据中华医学会精神科分会 2001 年制定的中国精神障碍诊断与分类标准第三版（CCMD3），当一个人受一定环境因素影响或无任何原因地出现以下症状，持续 2 周以上不能自行缓解，影响到个人的社会功能如工作能力和学习能力，就应当考虑是否患了抑郁症。抑郁症的常见症状如下：

　　（1）兴趣丧失、无愉快。

　　（2）精力减退或有疲乏感。

　　（3）精神运动性迟滞或激越。

　　（4）自我评价过低、自责，或有内疚感。

　　（5）联想困难或自觉思考能力下降。

（6）反复出现想死的念头或有自杀、自伤行为。

（7）睡眠障碍，如失眠、早醒，或睡眠过多。

（8）食欲降低或体重明显减轻。

（9）性欲减退。

以上9项症状中存在4项即可做出诊断。

那么，哪些抑郁症患者容易自杀呢？

1. 过去曾有过自杀未遂行为　此种患者往往容易出现再次自杀行为，如作家三毛，曾有过自杀未遂的病史，最终自杀成功，离开人世。

2. 近期发生过重大生活事件　如近期丧失亲人、配偶，近期失去工作，丧失自尊，这些往往明显加重抑郁症，使患者觉得难以面对，从而引发自杀，了却人生。

3. 家庭中有自杀遗传史　研究发现，自杀也是一种遗传现象，与某种遗传基因突变有关，如美国著名作家欧内斯特·海明威的家族中，已连续发生自杀。

大约20％的抑郁症患者的自杀难以预测，80％的抑郁症患者在自杀前往往会有所流露，主要线索有：

1. 公开谈论或表示要自杀　在自杀前，有的患者常常会在与人谈话或自言自语中流露出"生不如死""一死了之"的念头，如会对家属说"你们决不会因为我而烦恼了"。而有的患者会打听与死有关的事情或可供自杀用的药物等。

2. 出现异乎寻常的行为　如与朋友过深地倾诉、将自己珍爱的物品赠人或将财产送人等。在自杀前，有的患者还会小剂量试服一些药物，或开始收藏与自己有关的物品，有的患者则着意整理自己的物品、清理自己的账务等。

3. 出现异乎寻常的态度　如出现突发的悲泣、忿忿或异乎寻常的平静。有的患者在自杀前抑郁或焦虑症状明显加重。

当出现上述抑郁症的症状或自杀征兆时，家人一定要及时陪伴患者去正规医院找有经验的精神科医生进行诊治。绝大多数抑郁症患者经过及时治疗，是可以完全治愈的。

（《保健医苑》2006 年 7 期）

男性也患产后抑郁症

美国《儿科学杂志》2006 年 8 月 7 日的刊文指出，产后抑郁症并非女性专利，男性也容易在孩子出生后患上"产后抑郁症"，且这一比例高达10％，仅比女性低4％。

为全面研究婴儿早期成长状况，美国东弗吉尼亚医学院儿科副教授詹姆斯·保尔森领导的课题组对新生儿父母患"产后抑郁症"的情况进行了调查。

接受调查的 5089 对夫妇来自美国各地,他们均育有一名 9 个月大的婴儿。结果显示,夫妻双方在孩子出生后均容易患"产后抑郁症"。女性患病比例为14%,与之前研究数据基本持平;男性患病比例为 10%。

英国科学家也发现,父亲同样也会陷入产后抑郁症的泥潭中,并且会影响到孩子的早期行为。这项研究成果发表在最近一期《柳叶刀》杂志上。通常而言,产后抑郁症是指妇女单方面的问题,但这些研究显示,产后抑郁症正在不断扩散到男性身上。

经济的增长,社会的发展,高科技的日新月异,难免对一些低技术、低收入的人造成冲击,也在不知不觉中导致男性产生产后抑郁症。此外,还有一些不为人所注意的变化,导致男性产后抑郁症。一般而言,女性产后或多或少都会把相当一部分的精力花费在婴儿身上,精神依托也会由丈夫转移到婴儿,从而分薄了对丈夫的亲切和柔情。这样的变化对于女性来说或许是无可厚非的,但对于男性却是一种打击。一些感情破裂的个案有时并非因为婚外性、第三者所造成,而是因为产后抑郁症所引发。

男性患上产后抑郁,多数表现出困顿不堪、精神恍惚、食欲减退等症状。他们中有的人脾气暴躁,有的人不想上班,对任何事情没有积极性,严重的可能造成夫妻关系破裂。当不良心境无法疏导时,还会使人误入歧途,染上酗酒、赌博等不良嗜好,甚至发生伤害亲人的惨剧。

那么如何有效解决男性产后抑郁症呢?

对于男性产后抑郁症,只有从其产生的原因寻找缺口才能彻底解决。首先,要做足心理准备,一方面在孩子出生前,从书本上学些育儿知识;另一方面,孩子刚出生后的一段时间里,要注意自身心理调节,明白一时有困难是必然的,不必烦恼。其次,多与亲人、朋友沟通,把自己的苦恼向别人倾诉,寻求帮助。最后,主动找心理医生寻找帮助,找出症结所在,必要时可以辅助药物治疗。

(《大众健康》2009 年 3 期)

抑郁症患者应用正规药物治疗

抑郁症是一种可以治疗的疾病,包括药物治疗、物理治疗和心理治疗。

药物治疗是目前治疗抑郁症最主要的方式,也是比较便捷易行的方式。抗抑郁药虽然种类繁多,但作用机制不尽相同,且每一种药物大约只对 2/3 的患者有效,对部分患者是无效的。抗抑郁药的起效时间通常在 2～4 周,因此,选择一种药物治疗后至少使用 4 周以上再判定无效,试着换用作用机制不同的另一种药又有可能有效。有些人吃了一两周药,觉得不见效就不吃了,或跑来找医生要求换药,这种做法是错误的。

服用抗抑郁药物,还要注意"足量治疗、足够剂量、足够疗程"的原则。一般经过 4～6 周的治疗,急性抑郁症会获得缓解。同时,需要进一步维持治疗。维持治疗时间越持久,复发率越低。抑郁症容易反复和复发,一个有效的药物治疗在 3 个月后通常已经达到症状消失,社会功能恢复,即临床痊愈了。但是此时停药,许多患者的症状可以反复。达到临床痊愈的首发抑郁症患者应当继续巩固期治疗 4～9 个月,而复发的患者还应当进行维持期治疗 1 年以上。

有些患者对抗抑郁剂的耐受性较差,对药物特别敏感,容易出现副反应,因此开始要采取小剂量治疗,然后逐渐加量。患者对药物的副反应,也要有一定思想准备,一旦出现副反应也要忍耐,坚持服用,千万不要半途而废,尤其是在开始服药阶段,患者很可能因为疗效不明显,又产生了副作用而自行停药。有不少人治疗失败,就是由于服用了几天觉得不舒服,就擅自停药了,又换别的医生诊治,换来换去,结果疗效全无。

两种以上作用机制的药物足疗程治疗仍然无效的抑郁症称为难治性抑郁症,这样的患者可以试着合并药物治疗,包括两种抗抑郁药合用、抗抑郁药与情感稳定剂合用、抗抑郁药与非典型抗精神病药物合用。

如果抑郁是因为其他疾病引起的,应该治疗原发病。原发疾病治愈或者好转了,患者的心情自然会好起来。原发病不好,吃多少抗抑郁药也没用。

(《家庭医生报》2005 年 9 月 12 日)

空巢老人更需要精神赡养

空巢家庭是指无子女共处,只剩下老年人独自生活的家庭。在传统的多子女家庭中,空巢期多在夫妻晚年,而今城市独生子女家庭,子女离家的时间越来越早,比过去提前了五六年。三口之家,孩子是维系家庭的重要因素,而孩子的分离,使许多夫妻难以适应,容易引发夫妻的情感危机。因此,空巢家庭会出现多种多样的问题,空巢心理显得尤为突出。

空巢家庭里的人普遍都有一种"空巢感"。空巢感也就是孤独感,但这种孤独感里又增添了思念、自怜和无助等复杂的情感体验。有空巢感的老人,大都心情抑郁,惆怅孤寂,行为退缩。他们中许多人深居简出,很少与社会交往。究其原因,一是对离退休后的生活变化不适应,从工作岗位上退下来后感到冷清、寂寞;二是对子女情感依赖性强,有"养儿防老"的传统思想,及至老年正需要儿女做依靠的时候,儿女却不在身边,不由得心头涌起孤苦伶仃、自悲、自怜等消极情感;三是心情抑郁,行为退缩,这些老人可能由于本身性格方面的缺陷,对生活兴趣索然,缺乏独立自主、振奋精神,难以重新建立晚年美好生活的信心和勇气。

还有就是疾病的医护问题。空巢家庭老人,特别是单身老人,生病后特别感到无助。单身老人病死在床上,待人们发现时已成一堆白骨的事例,近年来也屡见不鲜。就是那些相依为命的老夫妇家庭,也同样面临这一问题:当一个老人生病时另一个尚可陪同就医;但当夫妇俩人都因病而躺在床上时,怎么办?

要避免"空巢"产生的心理危机,父母首先要对子女与自己的关系有一个正确的认识:无论是父母还是子女都应该是独立的个体,二者不是附属关系。子女就像鸟儿一样,幼时依偎父母,羽翼丰满后自然要离巢飞去,子女离家是他成熟和独立的标志。在子女离家前,父母就应该调整自己的生活重心和生活节奏,而不是一切围着孩子转。

无事可干是诱发心理问题的一大因素。经常和朋友一起串串门、聊聊天,倾诉一下内心的压抑与不快是中老年人放松身心的最佳良药,要注意培养自己的兴趣爱好,如种花、书法、美术、音乐及适度的体育锻炼等。有条件的人还可以参加老年大学的活动,广交朋友,与社会多交流是开阔胸襟、排解不良情绪的最好方法。

子女们也要充分地认识到空巢老人在生理上可能遭遇的危机,做到心中有数,才能够有的放矢地为父母的身体健康做一些实事。有专家强调,和父母住同一城镇的子女,与父母房子的距离最好不要太远。在这一点上,日本人提倡"一碗汤"距离,即子女与老人居住的距离不要太远,以送过去一碗汤而不会凉为标准。对于身在异地,与父母天各一方的子女,除了托人照顾父母外,要更加注重对父母的精神赡养。子女要了解空巢老人容易产生不良情绪,经常与父母通过电话进行感情和思想的交流,更要常回家看看。

(《家庭医生报》2006 年 9 月 25 日)

走出暮年丧偶阴影

暮年丧偶,可谓老年人的不幸,绝大多数人都会经历。俗话说:"少年夫妻老来伴。"经过几十年的沟沟坎坎和磕磕绊绊,两个人正心手相携,安度幸福晚年的时候,倘若有一方"先走一步",必定会给另一方在精神上造成巨大创伤,甚

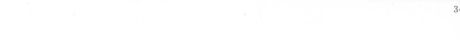

至会丧失继续生活下去的信心和勇气。

心理学认为，丧偶老人的心理问题，关键是看能否战胜孤独感和重新获得感情上的支持。这就涉及两个方面，一是适应角色变化，二是发展与朋友或孩子的友谊。总的来说，失去伴侣的老年人的心理特点是消极，因此，我们应该尽可能地设法缩短这段时间，使其尽快恢复正常的心理活动。丧偶者可从下列几方面实现其心理适应：

（1）采取宣泄法。欲使自己尽快地从悲痛的氛围中解脱出来，不妨通过各种方式尽情地宣泄一番，如在亲人挚友面前号啕大哭一场，也可将自己的眷恋怀念之情，用诗文、书信或日记等形式写出来，以抒发胸怀并作为永久纪念。

（2）追求积极的生活方式。老伴过世后，丧偶者难免有孤独凄凉的感觉，积极的生活方式可减轻这种孤独感。老人要积极地走出去，到社会上参加一些有意义的社会活动，或是到所在的社区跳跳舞、打打牌等。

（3）运用性价比法。失去几十年朝夕相处的老伴是令人心碎的悲伤事件，但又无可挽回。因此，不妨这样提醒自己：老伴的去世是一种自然规律，如果老是这样悲伤下去，对自己是一种伤害，对子女也是一种伤害，要想到子女已经失去一个老人，不能再失去另一个老人。

（4）采取自我激励法。要多想想自己过去成功的事例，培养自信心；还可以找一个和自己有相同经历的榜样，不断来激励自己，战胜无助感和孤独感。

（5）转移注意力。经常看到老伴的遗物会不断强化思念之情，加重精神上的折磨。因此，不妨把有些遗物暂时收藏起来或扔掉，把注意力转移到现在和未来的生活中去。

近年来，随着人们思想观念的转变，丧偶老年人再婚率在不断提高，而阻碍丧偶老人再婚的重要心理障碍：一是受封建思想影响和所谓"道德"的自我禁锢。二是来自家庭的反对，三是老年人再婚择偶条件苛刻，四是受财产继承的制约。鼓励老年人再婚有助于身心健康和社会进步。这种观念在逐步被更多的老年人及其子女们所接受。

（《健康报》2008 年 2 月 1 日）

怎样消除社交恐怖症

社交是现代生活中不可缺少的活动，但是，许多性格内向的人，尤其是年轻女性，会在人际交往中感到惶恐不安，并出现脸红、出汗、心跳加快、说话结巴和手足无措等现象,这一现象称之为社交恐怖症。

社交恐怖症主要可以分为以下两类:

1. 一般社交恐怖症　患了一般社交恐怖症,往往在任何地方、任何情境中,都会害怕自己成为别人注意的中心,害怕被介绍给陌生人,甚至害怕在公共场所进餐、喝饮料,会尽可能回避去商场和餐馆,更不敢和老板、同事或任何人进行争论。

2. 特殊社交恐怖症　患了特殊社交恐怖症,会对某些特殊情境或场合特别恐惧。比如,害怕当众发言、表演。他们与别人的一般交往并没有什么异常,可是当他们需要上台表演,或者当众演讲时,会感到极度的恐惧,常常变得结结巴巴,甚至因无法进行下去而终止。

社交恐怖症的发生大多源于儿童时期。儿童时期由于父母关系紧张而缺乏安全感,从小就孤僻,不怎么善于与人打交道。临床发现,这类患者本身有一定的性格基础,再加上与人交往的能力差,导致社交恐惧障碍。

也有心理专家认为,社交恐怖症不是患者的错,它多半只是一种环境病。在社恐者的性格中,多半有胆小、依赖、被动、软弱、过于仔细、缺乏社会锻炼等特征,追查其成长环境,多数都有长辈严厉、被过度保护、从小缺少独立的缺点。因此,在成长过程中多有不自由感,被长辈压制等,缺乏主动的人格成长环境。

社交障碍的患者要改变自己的认知,不要拘泥于自我小天地,多与人沟通,多交朋友,尤其多和精力充沛、充满活力的人相处。这些洋溢着生命活力的人会无形中感染到患者,使其更多地感受到与人交往的乐趣所在。

专家建议,首先可以用抗抑郁药物缓解焦虑、恐惧症状,其次,通过心理治疗——认知行为训练来调整患者的心理(这种方法是目前对社交恐惧障碍疗效较为确切的治疗方法)。以下三种方法可根据患者的具体情况进行选用:

暴露疗法:包括默想暴露和现场暴露两个阶段。一般先进行默想暴露,即由他人用言语诱导或自我想象的方式,患者在头脑中浮现出进入所恐惧的社交场合。随着反复多次的默想,待焦虑情绪逐渐减轻后再进入现场暴露(实景暴露),即鼓励患者重新进入他所恐惧的场所,使之逐渐适应这种环境,而不再感到恐惧或焦虑。

认知重建:即重新认识所恐惧的场合,要认识到在社会上就要接触这些环境,要消除这种恐惧心理,坚定信念,不断暗示自己"这有什么可怕的""别人能够正常对待,我为什么不行"等。对那些特别害怕别人负面评价自己的患者,将这种方法与暴露疗法合并使用,效果会更好。

社交技能训练:根据所恐惧的内容和场所,采用模仿、扮演等方式反复进行模拟训练。同时,还可在他人的帮助下,学习别人的长处,完善自己的社交行为,逐渐减轻在社交场合的焦虑。

(《医药星期三》2009 年 3 月 25 日)

球星患了强迫症

英格兰著名球星贝克汉姆日前接受《星期日镜报》采访时,自曝患有强迫症,坦承自己经常重复一些行为,如反复将家里的东西整齐地排放好,反复做清洁,追求完美,等等,他的老婆维多利亚也感到受不了,说他是个怪人。

强迫症是一种心理疾病,以反复出现强迫观念和强迫动行为基本特征的一类神经症性障碍。该病多在 30 岁以前发病,男多于女,以脑力劳动者较为常见。某些强烈的精神因素是该病的诱因,强而不均衡型的人易患本病。大部分患者其性格主观、任性、急躁、好胜、自制能力差,少数患者具有精神薄弱的性格,自幼胆小怕事,怕犯错误,对自己的能力缺乏信心,遇事十分谨慎,反复思考,事后不断嘀咕并多次检查,总希望达到尽善尽美。此外,患者在众人面前十分拘谨,容易发窘,对自己过分克制,要求严格,生活习惯较为呆板,墨守成规,兴趣和爱好不多,对现实生活中的具体事物注意不够,但对可能发生的事情特别关注,甚至早就为之担忧,工作认真负责,但主动性往往不足。

强迫症的临床表现主要是在思维、情绪、意向和行为等方面表现出强迫症状。

1. **强迫观念** 患者明知某些想法和表现,如强迫疑虑、强迫对立观念和穷思竭虑的出现是不恰当和不必要的,却紧张不安和痛苦,但又无法摆脱。

2. **强迫情绪** 患者出现某些难以控制的不必要担心,如担心自己丧失自制会做出违法、不道德行为或精神失常等。

3. **强迫意向** 患者感到内心有某种强烈的内在驱使力或立即行动的冲动感,但从不表现为行为,却深感紧张、担心和痛苦。

4. **强迫动作** 患者屈从或对抗强迫观念而表现出来的重复进行的动作或仪式行为。

目前,常用的治疗方法有行为治疗、认知治疗和药物治疗。

(1)行为治疗可帮助那些伴有焦虑症状的强迫症患者控制不自主行为。患者主动参与治疗过程,并且在治疗结束后继续使用已学会的应对措施。

许多患者可以从暴露疗法或仪式动作预防疗法中获益。治疗中患者被逐步地暴露于引起他们强迫行为的环境中。例如,强迫洗手的患者可能被迫去接触一些他们所害怕的脏东西,然后数小时内不允许洗手。通过这种治疗,患者认识到不舒服感可以不借助于仪式动作而逐步消失,他们所害怕的灾难也不会出现。

　　(2)认知治疗通过帮助患者分析自己的感受,区分不现实的想法,从而改变患者的思维模式。许多治疗者都将行为治疗与认知治疗联合应用。最近的研究表明,那些只有强迫意向而没有强迫行为的患者对认知治疗有较好疗效。

　　(3)多种药物可以治疗强迫症。最早使用的药物是氯丙咪嗪,同样有效且使用较方便的是选择性5-羟色胺再摄取抑制剂(SS-RI类)。行为治疗合并药物治疗是最有效的方法。

(《大众卫生报》2006年8月1日)

经常争吵增加疾病风险

　　情绪与人的健康息息相关,良好的情绪是健康的正能量,不良情绪是健康的负能量,情绪不稳定可以带来各种疾病,包括躯体疾病和身心疾病。最近研究还发现,经常与人争吵导致死亡尤其是早死的风险增加。

　　丹麦哥本哈根大学研究人员自2000年开始,调查了9875名36～52岁丹麦人的社会关系状况和早死风险,调查内容涉及他们与家人、朋友等发生争吵的频率,以及在社会关系中感受到的压力程度等。11年后,接受调查者中共有196名女性和226名男性死亡,死因主要是癌症、心脏病、肝病及自杀等。

　　研究结果发现,在社会关系中经常感受到压力,或者配偶、子女经常提出各类要求,患者的死亡风险会增加50%～100%;经常与他人发生争吵者,其死亡风险增加2～3倍,男性、无业者所受影响更为明显。

　　还有一项研究发现,丈夫随和的性格和健康的体格,在防止夫妻吵架以及保持婚姻长久方面发挥关键作用。这项研究是美国针对953对异性夫妻或同居异性伴侣调查的基础上做出的。调查参与者的年龄为63～90岁,夫妻时间平均长达39年。研究人员对接受调查的丈夫们的性格特征和健康状况进行记录,并由妻子评价他们的婚姻关系,例如吵架次数、性生活、亲密度等。结果发现,如果丈夫健康状况差,夫妻之间的争吵更多。研究还发现,如果丈夫描述自己是神经质或性格外向,那么他们的妻子很可能就会抱怨婚姻质量不高。

　　较早的一项研究指出,夫妻吵架不仅会伤害彼此感情,还会影响双方身体健康。美国犹他州杨百翰大学的医学研究表明,比起经常吵架的夫妻,不吵架的夫妻双方身体更健康、寿命更长久。研究人员对1700名已婚成年人进行了长达20年的跟踪调查,结果表明,夫妻双方吵架次数越多,健康情况就越差,也就是说,幸福的婚姻是长寿的关键因素。事实上,之前也有研究表明,不幸福的婚姻与沮丧、焦虑和吸烟等恶劣习惯存在关联。此外,夫妻失和还会导致人体血压不稳、免疫力下降等问题出现。

可见,良好的人际关系是身心健康的基础,在生活和工作中一定要学会与人相处,更多地为别人考虑,不要动不动就争吵,等吵过了之后又后悔莫及。总之,一定要正确释放自己的心理压力。

(《健康报》2016 年 8 月 26 日)

不幸为何接连发生

张宁高中毕业不到两年,父亲在一次出差途中因车祸丧生。半年之后,母亲也因患脑出血医治无效去世。紧接着,张宁的奶奶也因吞咽困难到医院检查,证实患了胃癌。

无独有偶,和张宁同班且关系非常好的同学李钢,在短短几年内家里也在发生一连串不幸事件,先是父亲被检查患有肝癌,去世后,心力交瘁的母亲也被发现患了乳腺癌,虽然手术证实没有癌细胞转移,但母亲还是情绪低沉,忧心忡忡,很快得了抑郁症,自杀身亡。李钢也因高考落榜而失去上大学的机会。

张宁和李钢相遇,分别道出了自己的不幸,真是同病相怜。两人怨恨自己不幸的同时,都一致认为倒霉,生活对自己不公平。不久前,两人一块去看了心理医生,才知道这是怎么回事。

在日常生活中,人们经常可以发现这样的事例,好好的一个家庭,却在不长的时间内接连发生各种意外;一个人一旦遇到某种挫折,其他麻烦也不断光临,这就是人们通常所说的祸不单行。祸不单行是怎样发生的呢? 不少人认为这是巧合。其实,巧合确实存在,但更重要的是与人们的心理状态有关。

心理学上,将人们对客观事物所持的态度或人接触客观事物后所产生的体验叫情绪,出乎意料的紧张情况所引起的情绪状态叫应激。可以这样说,一有应激情况发生,人们很快就会做出情绪方面的反应。遇到一件好的事情,人们会心情乐观,情绪稳定,神经、内分泌功能协调一致,机体的各种器官功能也会在正常的统一调节下进行。而如果遇到负性应激,就会引起不良情绪变化,这种变化几乎是迅速的,没有选择余地的。由于机体受到惊动,它会很快改变机体的激活水平,心率、血压、肌肉紧张度、中枢神经的调节功能都会发生显著变化,引起情绪的高度应激化和行动的积极化。这种不良刺激常常使人认识狭隘,容易做出不适当反应,加之自己不善于调整,就会处于心理危机状态。如悲伤时引起的郁闷会削弱人的活动能力,悲哀时对别人的欢笑感到难以忍受,愤怒时觉得事事不顺眼,如果再遇上什么不愉快,便会火上加油,大发雷霆。如果心理危机不能及时解除,便会形成恶性循环,引起连锁反应,致使出现各种意外、事故、差错。另外,心身医学研究表明,心理危机引起的不良情绪反应是高血压、冠心病、中风、消化性溃疡、偏头痛、支气管哮喘、癌症等的直接诱因,如果原来体内潜伏有某种疾病,在免疫力下降时会很快表现出来。

祸不单行并非不可避免。避免心理因素引起的祸不单行,关键是平时加强心理素质的训练,培养良好的情绪和心境,对生活中发生的意外事件有足够的心理准备,在灾难及挫折面前沉着冷静,临变不惊,认真地思考应对的措施,切莫自认倒霉,怨天尤人,惊惶失措,消极低沉,甚至顾此失彼,再次引诱出各种不幸事件。

（《祝您健康》1996 年 2 期）

名人为何患癌多

资料表明,世界上有许多名人也患癌症,且有增多趋势,如我们敬爱的周恩来总理死于膀胱癌,少林寺海灯法师死于胰腺癌,美国前总统里根曾经患直肠癌,新加坡首任民选总统王鼎昌患了淋巴癌,末代皇帝爱新觉罗·溥仪死于肾癌,美国前总统肯尼迪的遗孀死于颈部及腋下淋巴癌。此外,英国诗人柯勒律治、美国影星威恩·麦克劳伦、画家斟恩、巴斯奎亚、阿根廷球星迭戈·马拉多纳等,都受过癌症之苦。

名人患癌已经引起人们的极大兴趣,为何名人易患癌呢? 专家们认为,主要是情绪与癌症关系极大,而大多数名人属于 A 型性格,A 型性格者更易患癌。

根据心理学的分类,人的性格行为分为 A、B 型和不典型三种类型。A 型性格的表现是:①有力求达到预定目标的强烈愿望,有较大但不切实际的抱负,因此常有时间紧迫感;②走路、骑车速度快,若当驾驶员则喜欢高速行驶和超车;③生活节奏快,整天忙碌不停,从不闲着;④好胜心强,热衷于在竞争中获胜;⑤希望得到他人重视,企望有表现自己的机会;⑥有同时做几件事的习惯;⑦喜欢参与时间限制的复杂活动,并希望自己做得比他人好;⑧参与体力或脑力劳动时,喜欢速战速决;⑨擅长思维、反应敏捷;⑩常焦虑,易激动,容易生气发怒,懊恼后悔。B 型性格的特征是不好争强,从容不迫,悠闲自得,生活、工作有节奏,没有急切紧迫感,不易与人发生冲突,偏于内向型性格。不典型者介于

A、B 两型之间或两者兼备。

研究人员对 120 例癌症患者进行了性格测试,包括胃癌、食管癌、肝癌、肺癌、肠癌、乳腺癌、白血病等,同时有 100 例健康人做对照研究,经临床结构会谈测定 A 型性格者癌症组为 72％,正常人组为 38％,自我问卷方式测定 A 型性格者癌症组为 70.83％,正常组为 43％。两种方法检查均显示癌症组 A 型性格明显高于正常人组。也就是说,A 型性格者更易患癌。

可见,A 型性格者应进行心理调整,合理安排工作及生活,做到有张有弛,劳逸结合;不要过于欣赏自己的能力,无端抨击别人的短处;要学会善于协调人际关系,懂得尊重别人,多培养宽容的态度,不要斤斤计较,不在小事上无端发火;少忧伤、少发愁,遇烦恼之事,可找知心朋友或亲人倾诉,以求得解脱;要掌握及时转移注意力的方法,如读书、看报、下棋等;制订奋斗目标要切合实际,正确对待个人理想。

(《康寿福音报》1997 年 4 月 3 日)

乐观者为何长寿

近年的报刊上,常常刊登一些有关长寿的文章,不知道爱看报刊的读者注意到没有,在采访到的长寿老人或长寿名人中,谈到他们的长寿秘诀,大多数人不约而同地谈到乐观。也就是说,乐观是长寿的基本因素之一。如英国首相丘吉尔,是"二战"时反法西斯阵营的三巨头之一,是曾两任英国首相的著名政治家,也是现代政治家中的长寿者,享年 91 岁。丘吉尔意志顽强且宽宏大度。他的政治生涯经历了五起五落的曲折,但不论在何时,他总是开朗乐观、诙谐幽默。他被英国人称为"快乐的首相",不论在公开场合还是与家人在一起,说话都谐趣盎然。甚至在生命垂危时,有人问他怕死吗?他还打趣地说:"当酒吧关门的时候,我就要走了,拜拜,朋友。"

乐观者真的容易长寿吗?答案是肯定的,现代医学研究证明,这是有科学道理的,因为乐观者的机体免疫力即抗病能力要更强一些。

乐观能增强人体免疫力和适应性,较为乐观的人健康状况会有所提高已经被认为是事实。美国布莱根妇女医院医生、哈佛大学医学院副教授罗莎琳德·怀特表示,"那些具有积极人生观的人,似乎对环境更具适应性免疫反应"。怀特相信,积极乐观的人生态度可以调节因压力而分泌的皮质醇和肾上腺素等激素的水平,同时增强机体免疫力。

　　美国匹兹堡大学的研究人员日前公布了一项研究报告。他们从 1994 年开始,跟踪调查了 10 万名 50 岁以上的妇女,以了解她们的生活态度,并对其死亡率和身体状况进行了分析对比。跟踪调查 8 年后的数据显示,与悲观者相比,乐观者因各种原因死亡的概率要低 14%。乐观者患高血压、糖尿病以及染上烟瘾的概率也比悲观者低。

　　乐观能得到更多认同。在日常生活中,乐观的人更容易用自己积极的情绪感染人,他们的言语和行为更易得到认同,因此,成功的概率也会相应增加,这会增加他们的健康程度。而悲观主义者似乎在生活中面对身体不健康、工作不顺利和情感不如意等,感到悲凉和绝望,看不到前途,因此,不会被人们所认同。

(《长寿》2015 年 9 期)

闭目养神健身益寿

　　现代人保健养生的方法很多,却苦于工作压力大,没有多少时间实施。然而工作再忙也要抽出一点时间用于养生,闭目养神就是简单易行的好方法。

　　我国古代很多医学家都把调养精神作为防治疾病、保持健康、延年益寿的良策,主张"养生贵在养神"。古医书《内经》中也说:"精神内守,病安从来。"现代医学认为,人在闭目养神时,能减少大脑接触外界 80% 的信息,避免不良的外界干扰;脑电图的脑电波处于平静状态,有利于大脑的兴奋和抑制功能保持平衡,使大脑得到最好的休息,让身体的各个组织器官处于最佳状态,于是生命力增强,疾病难以侵袭。有人将 1000 只小白鼠分成两组喂养,第一组在安静状态下生活,第二组不停地接受外界不良刺激,在其他条件均相同的情况下,第一组小白鼠患癌率为 5.8%,第二组患癌率为 79.6%。

　　不同于带有很强意念性的冥想,闭目养神要求排除一切外界干扰,放松心情,使大脑处于静止状态,无所思念,无所顾虑。日常闭目养神的方法有以下几种:

　　饭后闭目护肝消食:吃完饭后,身体内的血液都集中到消化道内参与食物的消化活动,如果再行走、运动,会有一部分血液流向四肢、肝脏等内脏器官,则会出现供血量不足的情况,正常的新陈代谢活动就会受到影响。因此,饭后闭目养神 20 分钟,能保养肝脏、促进消化。

　　闭目降火:暴躁时,要迅速离开是非之地,闭目思量。同时用双手食指端轻轻压在眼睑上,微微揉摩,至眼珠发热、发胀,便觉胸膛闷塞顿开,肝火下降。

　　闭目养气:有些老年人常感到气不够用,特别是呼吸道感染和哮喘患者,因此闭目静养以培补元气,对于他们来说十分有必要。

闭目解乏:劳逸结合特别重要,读书、看报、写字疲乏时,不妨微微合上眼睛休息一会儿,会使人快速"充电",消除疲劳,恢复精神。

闭目强记:记忆力日渐衰退的人,常会忘事。此时闭目静养几分钟,待全身放松,心平气和,或许会灵光一现,豁然开朗。

世界卫生组织说,每年约有1200万人过早地被心脑血管疾病夺去生命,而刚刚醒来的一刹那又是最危险的时刻。专家建议,有高血压、心脏病以及中老年人,醒后不要突然起床,不妨先躺在床上闭目养神三分钟,让头脑完全清醒,血液和氧气正常供应后再起身。专家估计,仅此小小的调整,可使全世界300万人幸免于难。

闭目养神无时间、无地点的限制,随时随地可做,但乘车时尽量不要做。因为汽车在行驶过程中启动、刹车、加速十分频繁,万一出现意外,处于闭目养神或昏昏欲睡状态则无异于坐以待毙。此外,乘车时车身的震动长时间地作用于人体,会使脑部血管强烈地痉挛收缩,产生头痛、目眩、恶心、耳鸣等症状。而人们在清醒时,大脑会处于兴奋状态,加上不断地接受窗外景物的刺激,血液循环速度自然会加快,这样,上述震动造成的影响就不会太大。

(《家庭医学》2010 年 1 期)

多做善事益健康

2009 年 1 月 14 日《都市快报》报道:1 月 11 日下午,84 岁高龄的离休干部陈煜轩,乘公交车赶到市"春风行动"捐款办公室,捐了 1 万元。捐款后,老人很开心,说了三点捐款理由,其中一条是:多做好事、善事有益健康。"每做了一件好事、善事,我心里就十分愉悦,这对身体健康很有好处。"10 年前,陈煜轩老人曾被评为杭州市 10 位健康老人之一。

研究发现,善解人意可以降低压力。同时还发现,助人为乐还会产生积极的连锁反应,受益者自己也变得更愿意帮助别人。美国哈佛大学的一项研究表明,帮助别人,其实也是在帮助自己,不仅能使人在心理上越来越坚强,而且体魄也更强健。

科学研究发现,一个乐于助人且和他人相处融洽的人,其预期寿命显著延长,这在男性中尤其如此。相反,心怀恶意,损人利己,和他人相处不融洽的人其死亡率比正常人高出 1.5～2 倍。现实生活中不难发现,那些常存善念、助人为乐、清心寡欲、淡泊宁静的人，即使终日劳作、粗茶淡饭，也活得自由自在、健康长寿。特别是把自己毕生精力奉献给社会慈善事业的人，更得到祛病延年的回报。被誉为"护理学之祖"的南丁格尔女士，抛弃优越的家庭生活，自愿当一名战士到战火飞崩的前线去为伤病员服务，从无私奉献中感受到美好的人生，最终享年 102 岁。

从事慈善事业和做其他好事（如帮助邻居种花、种草）的人，情绪更稳定，压力更小，同时生活态度更积极、更自信。科学家认为：乐善好施有助于增强机体免疫力。以善为本的人，情绪愉悦，大脑中枢神经和内分泌系统调节正常，"生物钟"运转有条不紊，各脏器充分发挥生理功能，新陈代谢稳定。

（《老人春秋》2012 年 1 期上）

他为何偷窃成癖

《大河报》2004 年 12 月 6 日报道，吉林省白山市某县畜牧局行政执法干部王某，自 2002 年 8 月始，从盗窃家用电器和现金、首饰，继而发展为蒙面入室抢劫、强奸。婚姻接连遭受打击的他对此竟津津乐道，用他的话说一天晚上不出去干点儿坏事，浑身就不自在，睡不着。至 2004 年 11 月份，王某强奸、猥亵 19 起，入室盗窃、抢劫 101 起，两年多来共作案 120 起，盗抢物品总价值 15 万余元。

王某身为国家干部，在行政部门工作多年，明知偷盗是犯罪，为何还要反复偷盗，而且以此为乐呢？从医学心理学的观点来看，王某有心理障碍。在精神疾病分类中，这种情况叫偷窃癖。

有偷窃癖的人不一定是穷人，他们很可能经济条件非常好，并不缺物、缺钱。这类人的偷窃是一种没有预谋的行为，其盗窃的物品本身不一定有什么价值，如零食、鞋袜等，或者偷进家里往地上一扔就算了，并不使用，只是以偷东西来缓解自己的一种情绪，还有的把偷来的钱物送给别人用，有的甚至只是为了炫耀，只有去偷才会觉得心里舒服，才会觉得是一种解脱。一般来说，这类人的人格不是很健全，易冲动、易情绪化、易焦虑。为了缓解这种焦虑和压力，他不知道该怎么办，偶尔一次，他发现偷拿别人的东西可以使自己平静和安慰，之后就以"偷"这种行为来缓解自身不能发泄的情绪，并且会反复使用这种方法。

对于偷窃癖，有一定的诊断标准：①有一种偷的冲动，而且反复地、不能控制地偷；②偷窃时可能有紧张症状，而且这种症状会随着偷窃次数增多而加重；③偷窃成功后会产生一种快感；④不是为了报复，只是一种发泄。偷窃癖这种心理异常现象并不是一时地、偶然地，而是一种心理成长过程，可能与遗传、个性、后天影响等社会、心理多方面因素都有关系。

对于有偷窃癖的人，不能完全用"道德标准"来衡量，不应盲目地对其进行批评，可以让他到心理咨询中心做全面检查，特别是大脑方面，看看是不是大脑功能在某方面出了问题。对于有偷窃癖的人，更需要社会、单位和家人的理解，帮助其克服这种坏毛病。当有偷窃的念头时，患者要转移自己的思想和注意力，比如外出打球、找人下象棋等，以缓解自己的情绪，不要搞极端活动。如果难以改掉自己的毛病，一定要及时找心理医生进行治疗。

（《大众卫生报》2005 年 3 月 1 日）

窥阴癖的矫治

2008 年 3 月 20 日《江南都市报》报道，19 日下午 3 时许，一名男子溜进省城半步街一公共厕所偷窥两名正在如厕的女子。

"我开始还以为是抢手机的，谁知竟是来偷窥的！"一名女子惊魂未定地说。男子见被发现，先是让两名女子别出声，但两人仍不停地呼喊，吓得男子转身冲出厕所。此时，民警恰巧巡逻至此，一把抓住这名男子。据这名男子称，因为患有"窥阴癖"，他无法控制住自己，并掏出一张医院证明。

窥阴癖以偷窥异性的生殖器或相关器官（如女性乳房、臀部）甚至全裸身体为性满足的手段，同时还可能伴随着手淫。窥阴手段隐秘，如在墙上挖一个小洞，从门缝里偷看，或于夜间站在高处（阳台、树枝等）偷看。有的借助于反光镜、望远镜，也有的装扮成女子深入女浴室或女厕所。这和一般的流氓行为不同，具有习惯性，屡教不改。患者一般能意识到此类行为的错误及风险，但无法自控，处于一种欲罢不能、屡改屡犯的痛苦处境，但对异性没有进一步的性接触或性侵犯。

本病病因尚未完全阐明。年轻人因为好奇而偷看异性裸露的身体或窥视他人性行为，并非罕事，但这种行为往往能被自己的性经历所替代，所以并非此症。窥阴者与女性在一起时往往感到怕羞、笨拙，所以才窥视，或正常的性行为遇到障碍，所以才有这种行为。一般认为导致窥阴癖的原因与以下几个方面有关：①幼年时受到不良视觉性诱惑影响或不良的性经历，使性心理发育过程受阻。典型情况是患者幼年时看到母亲的裸体，或在青春期见到异性裸体、黄色照片。②偶然的窥阴行为与手淫相结合的不良影响，以后通过手淫的反复加强而固定下来。

③色情文化的影响。④智力缺陷或者性方面的压抑亦可导致窥阴癖。

窥阴癖是心理疾病,患者一般能意识到此类行为的错误及风险,但无法自控。治疗窥阴癖以心理治疗为主,一般可采用心理矫正、行为治疗及药物对症综合治疗方法。

认知治疗:首先应使病人树立正确的性道德和性观念,树立战胜疾病的信心。此外,还要加强法制教育,加强自控能力,克服变态心理。

行为治疗:使用厌恶条件反射治疗法,也可配合精神厌恶刺激形成厌恶条件反射。

药物疗法:由于性变态患者常有强迫冲动,目前较理想的药物是氯丙咪嗪,但应在医生指导下应用。

转移兴趣:积极参加文体活动和适当的劳动锻炼,诱导回忆个人幼年性心理发展过程中所遇到的问题,进行现实的反省,从而纠正变态的心理。此外,鼓励性变态患者把变态的性兴趣转移到正常的活动中去。

(《健康周报》2009 年 4 月 21 日)

不该这样批评孩子

孩子有了错误、过失,要帮助孩子改正。然而,有些家长却不知道批评的方法也很重要,如果批评方式不当,不仅孩子认识不到自己的错误,还会产生不良后果。下面是几种常见的批评孩子的错误方式:

打骂惩罚　孩子有了错误,动不动就火冒三丈,拳打脚踢,或者把孩子一个人锁在屋子里,让孩子干家务以示惩罚,这种错误方式许多人都习惯使用。其实,孩子有过失,应心平气和地进行说服教育。欲速则不达,打骂很难使孩子听话,而且会使孩子恐惧、怯懦,有时则不敢告诉父母,养成隐瞒撒谎的习惯。再则,一旦拳脚过重,还会打出外伤甚至致残。

常翻旧账　孩子如一棵小树,在成长过程中必须不断修剪才能长好。这就是说,孩子有了过失就要及时批评、指正。但有些父母在批评孩子时爱把孩子的一些错误一块说出进行批评,经常翻过去的老皇历,算旧账。这样会使孩子错误地以为自己的错误太多,已无法改正,产生自暴自弃的心理。

不分对错　孩子还小,思想认识与成年人有很多不同的地方,因而父母不能完全以自己的看法决定是非对错。有些事孩子按自己的想法做了,父母应该冷静地分析一下孩子是否真的错了,如果孩子没有做错,父母也要按自己的看法进行批评纠正,有可能使孩子从小就对某些事产生不正确的认识,影响判断力和是非观。

与人比较　有些父母批评孩子时,总爱与邻居、同事的孩子在某一方面对比批评,甚至夸大其他孩子的聪明才智,有意无意地贬低自己的孩子,甚至看不到自己孩子的任何一点长处。这种不恰当的横向对比批评方式,会使孩子产生己不如人的思想,伤害自尊心,产生自卑心理,情绪不振,孤僻冷漠,不愿与其他孩子交往。

轮番批评　孩子有了过失应适当批评一下,把错误改掉就行了,可有些家庭成员多,父母批评完了爷爷奶奶接着批评,小题大做,轮番进行,把孩子弄得晕头转向,时间长了会使孩子反应迟缓,对批评无所谓,且情绪不稳定,没有自尊心,对人疏远,长大后做事也会优柔寡断,缺乏主见。

挖苦讽刺　有些家长,批评孩子冷嘲热讽,肆意挖苦,使孩子处于尴尬难堪的境地,甚至不分场合。家里来客越多批评得越厉害,这种方式更难使孩子接受,使其产生对立情绪及逆反心理,极少数孩子还会针锋相对,不尊敬父母。

形式主义　有些父母在批评孩子时往往过于简单,只是说哪些事情做错了,应该改正。孩子说了"我错了"就算没事了,不具体指出错误的根源,孩子认识不到错误的原因,就会一错再错。所以说这种流于形式主义的批评往往收不到好的效果。正确的方法是不仅指出错误的原因,还要提出改正的方法,避免在以后的活动中再犯类似的错误。

(《心理与健康》1994 年 5 期)

不可忽视的儿童群体性癔病

2005 年 4 月 29 日《南方日报》报道:4 月 27 日下午 3 时 40 分,龙川县附城镇月落塘小学 134 名学生在接种流脑疫苗结束后,52 人相继出现头痛、头晕和发热、皮疹等反应。据该县疾控中心初步调查,这是接种流脑疫苗后出现的群体性癔病。

群体性癔病,是指某种精神紧张相关因素在许多人之间相互影响而引起的一种心理或精神障碍。该病的主要特点是人群之间产生相互影响,如在学校、教堂、寺院或公共场所,一些人目睹一个人发病,由于对疾病不了解,也跟着产生恐惧、紧张的心理反应,并出现相同症状。

群体性癔病多发生在偏远农村,那里位置偏僻,人们的文化素质低,迷信思想严重,加之对医学常识不了解,加重了学生、家长及教师的恐慌,促使症状迅速扩散。不过从近年来的报道来看,群体性癔病在城市也有增多趋势。

儿童癔病的临床表现多种多样,且易变化,具有高度的暗示性,以个性因素占主导地位,一般临床分为:癔病性情感暴发、意识障碍、感觉和运动障碍、癔病性器官及内脏功能障碍四种类型,而群体性癔病是一组流行性、发作性轻型的精神障碍,与环境因素密切相关。由于儿童心理结构不稳定,心理发育不成熟,从而出现精神、感觉及运动异常。不良暗示或自我暗示在群体性癔病发作中起重要的作用。群体性癔病的症状有呕吐、紧张、恐惧、发作性哭闹或精神萎靡不振、四肢乏力、行走困难、手脚麻木等。但患者此时的意识是清晰的,经暗示后可缓解,恢复正常。患者进行化验及影像学检查,诸如脑脊液、脑电图、头颅 CT 等,都无明显异常。

其实这种病并不可怕,通过心理干预是完全可以治愈的。具体措施如下:①心理治疗。主要是疏泄、解释和暗示,这要求所有参加治疗或护理的成员步调一致,力争在与患者接触的情况下,建立良好的医患关系,与患者详细交谈,分析发病经过,进行解释,指导患者认清自己的症状并非躯体疾病所致,而是心理因素使然。必要时,还应说服患者家属和亲友积极配合治疗,他们的态度对疾病的演变起重要作用。惊慌失措、大惊小怪、百依百顺、讨好迁就的态度和做法,往往会加剧病情。②药物治疗。多数患者并不需要药物,对焦虑、心烦不安者可短时间内选用镇静催眠和抗焦虑药物。

(《大众卫生报》2005 年 11 月 15 日)

贾宝玉是个恋物癖

贾宝玉是我国古典文学名著《红楼梦》的重要人物之一,是一个较典型的性心理变态——恋物癖患者。

长期在"淑女"氛围中生活,使得贾宝玉的心理或多或少地具有了变异的"女性"心理特征,而整日在"粉香"中生活,导致贾宝玉的心理异化并发展成病态,从喜欢和"淑女"们玩,延至喜欢"淑女"用的物品。第 21 回写道:湘云洗了脸,翠缕便拿残水要泼,宝玉道:"站着,我就势儿洗了就完了。"紫娟递过香肥皂去,宝玉道:"不用了,这盆里就不少了。"又洗了两把,翠缕撇嘴笑道:"还是这个毛病儿。"你以为这公子勤俭吗?非也,姑娘洗过的水里面,有姑娘的遗香、凝脂,贾宝玉当然是爱之不舍的。然而,对于宝玉来说,洗一洗已经解不了他爱恋

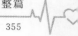

女物的痴癖了。在第 24 回中,对宝玉的心态有了更深刻的描写:宝玉坐在床沿上,回头见鸳鸯穿着水红绫子袄儿。宝玉便把脸凑在脖颈上,闻那香气,不停地用手摩挲,其白腻不在袭人之下,便猴上身去,涎着脸笑道:"好姐姐,把你嘴上的胭脂赏我吃了吧!"在这里一个"吃"字,说明宝玉的恋物癖是近乎疯狂得严重了。其实,早在第 19 回里,袭人就曾劝宝玉"再不许弄花儿,弄粉儿,偷着吃人嘴上擦的胭脂和那个爱红的毛病了"。

生活中,有少数人的性行为或性心理或多或少地偏离了合理的性行为基本模式和规范,这就是人们常说的性变态。性变态的表现五花八门,恋物癖是其中之一。所谓恋物癖,就是指性活动的对象为异性的某种物品或身体的一部分,并且显示出了特殊的强化和固定,完全取代了正常的性目的,而对异性本身及性器官兴趣不大。恋物癖者把异性(主要是男对女)的东西如内衣、内裤、乳罩、假发等千方百计地偷来、买来,然后穿上或者拿着这些物品玩弄,同时进行性幻想,从而产生强烈的性兴奋,并且借助手淫达到性高潮或性满足,但对正常男女之间的性生活无兴趣甚至非常厌恶。

对恋物癖患者,一般通过科学的性教育和性知识普及有助于消除大多数恋物癖的发生。目前治疗恋物癖患者,通常先采用心理疏导的方法,消除其病因,并建立其正常的异性交往心理模式,然后用厌恶疗法逐渐克服其恋物行为。另外,涉及犯罪的恋物癖患者,如偷窃恋物、剪取发辫等,应及早予以处罚,必要时可考虑行为限制或行为纠正治疗,不过惩罚不宜过重。

(《健康导报》1998 年 6 月 15 日)

常焦虑　易中风

一位工程师在年度例行体检中发现患有膀胱肿瘤,医生担心是恶性的,建议及时手术切除。这位工程师闻言非常紧张,焦虑不安,回到家就上网查看有关膀胱肿瘤的文章,越看心理越紧张,再看有关书籍,更是担忧。在家人的劝说下,工程师反复考虑,最终决定住院详细检查,准备手术。各项检查结果出来后,鉴于仍不能排除恶性,医生征得他和家人的同意后,决定手术探查。但就在手术的前一天晚上,他突然发生了瘫痪,经检查,诊断为脑梗死,手术没做成,便先住进了神经内科病房。

还有一位年轻的母亲,在孩子快要高考的前半年,就出现了紧张和不安,一会儿考虑孩子考不上大学怎么办,作为母亲无脸见人,更怕孩子有压力,再复习一年能否考得更好,能否考上大学;一会儿又考虑孩子有能力考上,该选哪所学校哪个专业好。总之,想得很复杂。结果整日吃不香,睡不好,夜里梦多,白天头昏脑涨,无精打采。在孩子要考试的前 3 天,其母亲发生脑出血,经抢救虽然保住了生命,却落下了瘫痪和不会说话的后遗症。

上述两例患者发病并非偶然。现代医学研究表明,情绪不稳定可导致很多疾病的发生,长时间焦虑的人更易发生中风。

美国匹兹堡大学医学院精神医学系心血管行为医学的研究者进行的一项长期研究表明,焦虑会增加中风风险,焦虑感越强,中风风险就越大。与焦虑感最轻的人相比,焦虑感最强的人患中风的风险会高出 33%。焦虑会对心脑血管产生负面影响。

在现实生活中经常会看到,许多中风患者的发病都与情绪激动有关,尤其是经常生气、吵架、恐惧、焦虑、兴奋、紧张、悲伤、嫉妒等负性情绪的患者,往往在负性情绪剧烈发作时或之后出现中风。医学研究证实:负性情绪的经常刺激,能够引起大脑皮质和丘脑下部兴奋,促使去甲肾上腺素、肾上腺素及儿茶酚胺等血管活性物质分泌增加,导致全身血管收缩、心率加快、血压上升,使脑血管内压力增大,容易在已经硬化、失去弹性、形成微动脉瘤的部位破裂,发生出血性中风。

焦虑是高血压发生、发展的独立危险因素,不仅可导致原无高血压的人血压升高,也能使高血压患者的血压急剧上升。焦虑同时影响高血压的预后和转归,有研究者对 2149 名男性心血管病患者随访 10~20 年,发现 42% 的高血压患者处于高水平的焦虑状态,而且 5 年、10 年、20 年内高水平焦虑状态与一般水平焦虑状态的患者相比,其相对危险度分别为 6.0、5.0 和 1.4。研究者认为,持续高水平的焦虑状态,是促使男性心脑血管疾病发生的高危险因素。另外,焦虑也会影响降压药物疗效。

焦虑、依赖、情绪不稳定等性格,还可能促使人吸烟喝酒,借此缓解内心的不安。这种性格的人还常常会有饮食不规律、睡眠障碍等问题。这种性格虽然不是中风的独立危险因素,但会协同增大中风的风险。

生活中,适当的焦虑并无害处,但过分焦虑会危害健康。因此,预防焦虑主要在于心理修养,遇到事情不要过度紧张,要从容看待,一人或一时解决不了的事情,不要独自苦思冥想,可以和信得过的人商量解决;要相信自己,掌握正确处理各种应急事件的方法,增强心理防御能力;培养广泛的兴趣和爱好,使心情豁达开朗。

如果焦虑持久存在,要在医生指导下学会调节情绪和自我控制,如心理松弛,转移注意力,排除杂念,以达到顺其自然、泰然处之的境界。

(《家庭医学》2014 年 6 期上)

"妻管严"有医学依据

有这样一个笑话,有一个县官上任,听说辖下的男人都是"妻管严",很是奇怪,升堂时,便命差役去县衙外面随便抓几个过往的男人。县太爷道:"你们没有犯罪,不要害怕。听说县里的男人都是'妻管严',是吗?"男人们都跪在地上,一声不吭。县太爷想了想说:"这样吧!你们全都站起来,是'妻管严'的,都站到我的左边,不是'妻管严'的,就站到右边。"只听呼啦一声,人们陆续挤到左边去了,只有一个站在右边。县太爷一看,乐了,于是问他:"方才我说的话,你听明白了吗?""听明白了。""你站在右边,一定不是'妻管严'啰?""不!草民出门的时候,老婆告诉我说,别往人多的地方跑。"可见"妻管严"的流行由来已久。

对于"妻管严"的原因,各有各的说法,但是最近研究发现,"妻管严"的发生也有一定的生理学原因。

研究表明,睾丸激素水平较高的男性,多半会拒绝与睾丸激素水平较低的人合作,也就是说体内的雄性荷尔蒙水平决定着个性。一般来说,已婚男性的荷尔蒙水平会有所降低,这也是为什么婚后男人变得不那么"男子汉"的原因。

伯纳姆招募了 26 名男士参加了一个叫"最后通牒"的游戏。每一组都获得 40 美元的游戏金额,规定可以提供 5 美元或 25 美元给另一方。伯纳姆还提取了参与者的唾液样本,检测他们的睾丸激素水平。研究者发现,在睾丸激素浓度较高时,游戏者拒绝较低收入分配方案的可能性大大增加。伯纳姆表示,睾丸激素水平较高的人,更不能容忍他们认为的不公平对待,这或许是因为激素影响了大脑功能。伯纳姆推测说,睾丸激素可以让人对不公平待遇产生较为强烈的厌恶感,因为激素水平和寻求主导地位的行为联系在一起。换句话说,睾丸激素浓度较高的男子会拒绝接受不公平交易,因为这会让他们处于从属地位。伯纳姆指出,当睾丸激素浓度较高的人扮演分配一方的角色时,会更倾向于给对方 25 美元的分配方案,这说明睾丸激素浓度较高的雄性,喜欢扮演宽宏大量和维持和平的角色。

如果以上理论真的成立,再说到谁患有"妻管严",就不要再盲目地取笑人家了。

(《大众卫生报》2009 年 4 月 9 日)

怎样在早期发现精神分裂症

《联合晚报》2006 年 7 月 21 日报道,在心理卫生学院留医 28 天的许美静,经医生诊断患了精神分裂症。

唱红《城里的月光》的许美静,在 6 月 22 日大闹丽嘉登酒店,跟着酒店房客上楼,并对他高喊"Call me god(叫我上帝)",疯狂举止令游客饱受惊吓。情绪失控的许美静当场遭警方逮捕,并被送入心理卫生学院检查。

精神分裂症是以基本个性改变,思维、情感、行为的分裂,精神活动与环境的不协调为主要特征的一类最常见的精神病。对 100 例首次发作符合中国精神疾病分类与诊断标准 CCMD－3 的精神分裂症患者发病前持续 6 个月的相关早期症状进行统计分析。结果发现,患者在发病前多有一些早期症状,发生率＞50％的早期症状有睡眠障碍、敏感多疑、学习与工作能力下降、情绪不稳、责任心下降、生活懒散、情感淡漠、注意力障碍。

精神分裂症常有一些早期症状,主要有以下方面:

类神经衰弱状态　头痛、失眠、多梦易醒,做事丢三落四,注意力不集中,遗精,月经紊乱,倦怠乏力。虽有诸多不适,但无痛苦体验,且不主动就医。

性格改变　一向温和沉静的人,突然变得蛮不讲理,为一点微不足道的小事发脾气。或疑心重重,认为周围的人都跟他过不去。见到有人讲话,就怀疑在议论自己,甚至别人咳嗽也怀疑是针对自己。

情绪反常　无故发笑,对亲人和朋友变得淡漠,疏远不理。既不关心别人,也不理会别人对他的关心。或无缘无故地紧张、焦虑、害怕。

意志减退　一反原来积极、热情、好学上进的状态,变得工作马虎、不负责任,甚至旷工。学习成绩下降,不专心听讲,不交作业,甚至逃学。或生活变得懒散,不修边幅,没有进取心。常得过且过,日上三竿而拥被不起。

行为动作异常　一反往日热情乐观的神情而沉默不语,动作迟疑,面无表情。或呆立、呆坐、呆视,独处不爱交往,或对空叫骂,喃喃自语,或做些莫明其妙的动作,令人费解。

如果发现有以上异常迹象,而又无合情合理的解释,且有过近期精神异常史,应及时找精神科医生检查,及早治疗。

(《医药星期三》2008 年 7 月 30 日)

精神病患者用药四注意

药物选择 各种抗精神病药总体临床效果相似,但各类药物的作用不尽相同,副反应也有较大差别。因此,如何选择药物,力求做到合理用药是关键。医生应熟悉和掌握各种药物的性质、药理作用、可能的副作用和临床应用特点,针对靶症状选择用药,这种用药方式成为目前较为实用的方法。

剂量和用法 抗精神病药的使用一般应从小剂量开始,若无不良反应,可在短时间内(一般1周左右)逐步增加至有效剂量。由于不同个体对药物的吸收和代谢情况不尽相同,对药物的敏感性和耐受性也有差别,因此有效剂量因人而异,临床上常用的方法是尝试加量,在常规剂量范围内根据患者的反应调整剂量,以出现轻度锥体外系症状或过度镇静而又能耐受为度。若无任何副反应,症状也无好转,虽剂量已在有效范围内,却提示血药浓度没达到该患者的有效水平,应适当增加剂量。一旦症状出现好转,一般不再继续增加剂量。

单一用药与合并用药 应该尽可能地单一用药。将一种药用足剂量,用足疗程,如果效果不好,再换另一种药。几种药用过之后,如果仍不见效,再考虑合并用药。这种用药方式的优点,在于医生时刻掌握着治疗的主动权。由于影响因素单一,加大药物剂量时就比较有把握,并可以有针对性地观察药物副作用,根据情况及时调整药物的品种和剂量。从长远来看,这种用药方式也有利于判断此患者对何种药物敏感,对何种药物不敏感,以便病情痊愈之后有的放矢地维持治疗。

坚持服药 精神疾病不同于其他疾病,不坚持服药易导致复发。而治疗精神病的药物副反应多,服药时间长,大多数患者难以坚持。因此,要告诉患者坚持服药的必要性,并告知药物副反应的表现以及处理方法。

(《大众卫生报》2009年5月7日)